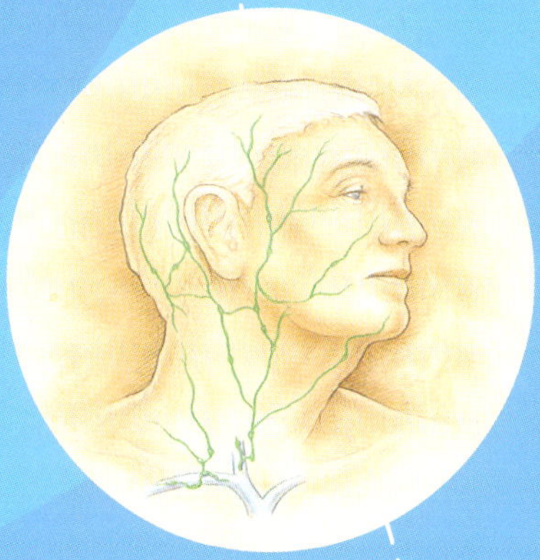

인체 해부학 실습

김구환
도성탁
공저

ANATOMY to Study

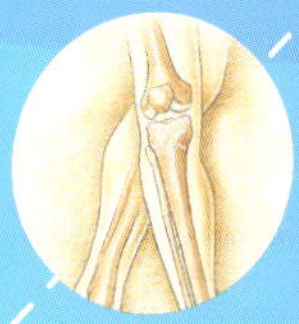

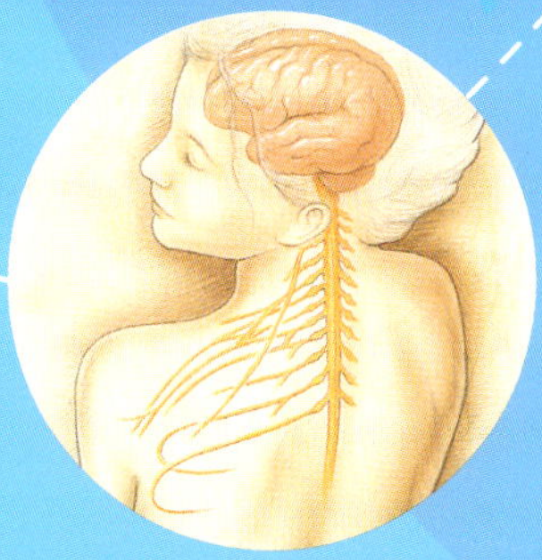

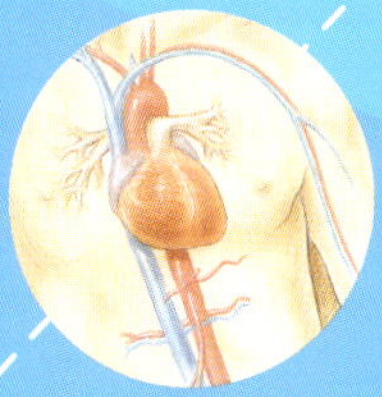

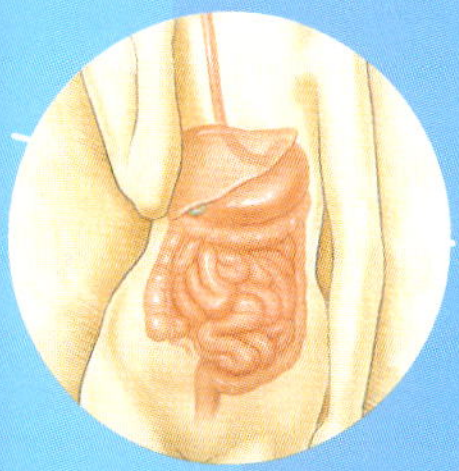

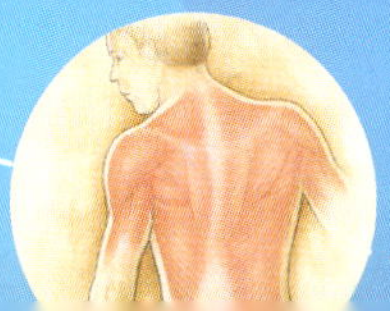

JMK

머리말

배우고 때때로 익히면 또한 기쁘지 아니한가.

- 논어 -

인체를 공부하는 학생들에게 사람의 외부와 내부 구조를 이해하는 해부학은 가장 기본적인 학문입니다. 형태와 구조를 배우는 해부학의 바탕 위에 생리학, 조직학, 병리학 등의 학문이 이어집니다. 인체의 구조를 이해하는 데는 이론과 실기를 병행하여 공부하는 것이 효과적입니다. 이론서를 중심으로 수강하고 실습을 통하여 수강 내용을 몸으로 습득하는 것이 해부학을 공부하는 학생에게 꼭 필요한 일입니다. 그러나 현실적인 여건은 실습을 하기 위하여 사체를 직접 해부하여 체득하는 데는 많은 제약이 따릅니다.

본 「인체해부학 실습」은 인체해부학을 공부하는 보건 계열, 간호학과, 생명과학 계열 등의 학생들을 위하여 만들어진 책입니다. 십여 년간 해부학 강의를 하면서 생소한 용어로 인하여 흥미를 잃는 학생들을 다수 목도하였습니다. 이름을 안다는 것은 큰 의미입니다. 그것은 관심의 직접적인 증거이며 그 내부로 들어가는 입구이기 때문입니다.

대부분의 이론 교재에는 많은 그림과 사진이 있지만 그 구조의 명칭을 체득하는 데 어려움이 있습니다. 이에 학생이 직접 그림과 사진의 부위별 명칭을 확인하면서 배우고 익히는 것이 효과적인 학습방법이라고 판단되어 본 실습서에는 명칭 기입에 중점을 두었습니다. 아울러 인체해부학에서 기본적으로 알아야 할 내용을 계통별로 수록하였으며, 용어는 대한해부학회의 우리말 해부학용어를 사용하였고 구용어도 병행하였습니다.

이 실습서를 활용하여 해부학적 지식을 넓히게 될 학생들의 성실한 노력과 앎의 기쁨을 기대합니다. 또한 실습서의 부족한 부분에 관한 여러분들의 아낌없는 격려와 조언을 바랍니다. 책을 위해서 함께 노력해주신 JMK 김재민 사장과 편집부 여러분들께 감사를 드립니다.

2014년 1월

김 구 환 씀

CONTENTS 차례

01 서론
Introduction ▶1

02 외피계통
Integumentary System ▶11

03 뼈대계통
Skeletal System ▶17

04 관절계통 Articular System ▶61

05 근육계통 Muscular System ▶77

06 신경계통 Nervous System ▶101

10 호흡계통 Respiratory System ▶177

11 소화계통 Alimentary System ▶185

12 비뇨계통 Urinary System ▶203

13 생식계통 Genital Systems ▶211

제1장 서론
Introduction

CHAPTER 01

01 인체의 기준면(Plane)

인체는 3개의 기본적인 기준면(sagittal plane, coronal plane, transverse plane)에 따라 나누고 도식화한다.

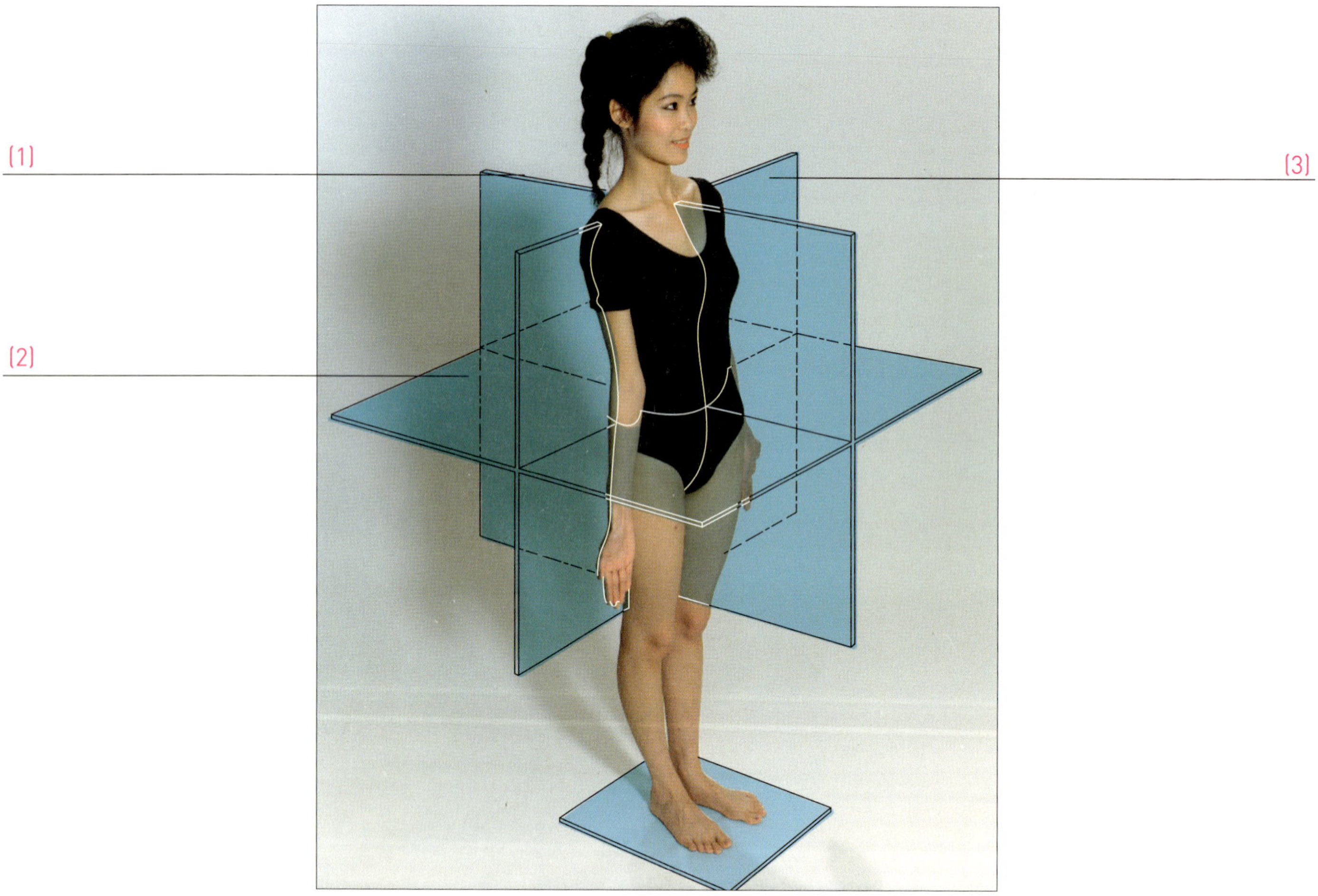

(1) 시상면 Sagittal plane (2) 가로면(횡단면) Transverse plane (3) 관상면(이마면) Coronal plane

02 인체의 부위(앞, Front)

인체는 표면에서 확인할 수 있는 부위와 세부적인 국소적 구역으로 나뉜다. 각각의 부위는 내부 기관을 포함하며 해부학적으로나 임상적으로 중요하다.

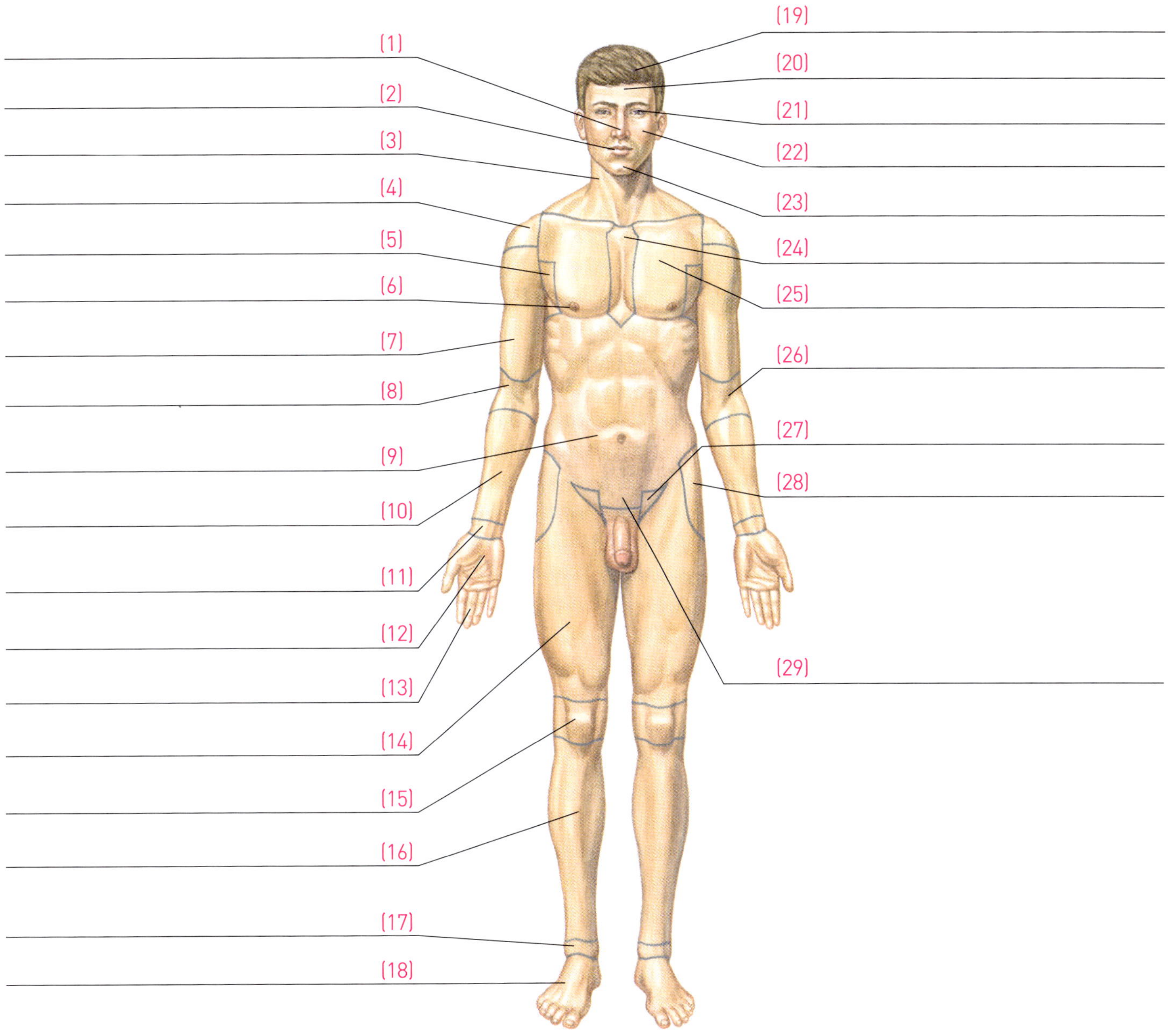

앞면

[1] 코부위(비부) Nasal region
[2] 입부위(구부) Ora region
[3] 목부위(경부) Cervical region
[4] 어깨부위(견부) Shoulder region
[5] 겨드랑부위(액와부) Axillary region
[6] 젖부위(유방부) Mammary region
[7] 위팔부위(상완부) Brachial region
[8] 앞팔꿈치부위(전주부) Antecubital region
[9] 배부위(복부) Abdominal region
[10] 아래팔부위(전완부) Antebrachial region
[11] 손목부위(수근부) Carpal region
[12] 손바닥(수장) Palmar region
[13] 손가락(수지) Digital region
[14] 넓적다리부위(대퇴부) Femoral region
[15] 무릎부위(슬부) Knee region
[16] 앞종아리부위(전하퇴부) Anterior crural region
[17] 발목부위(족근부) Tarsal region
[18] 발등(족배) Dorsum of the foot
[19] 머리부위(두부) Cephalic region
[20] 이마부위(전두부) Frontal region
[21] 눈확부위(안와부) Orbital region
[22] 볼부위(협부) Buccal region
[23] 턱끝부위(이부) Mental region
[24] 복장부위(흉골부) Sternal region
[25] 가슴부위(흉부) Pectoral region
[26] 팔오금(주와) Anterior cubital region
[27] 샅굴(서혜부) Inguinal region
[28] 엉덩이부위(고관절부) Coxal region
[29] 두덩부위(치골부) Pubic region region

03 인체의 부위(뒤, Back)

인체의 부위를 지시하는 용어를 먼저 익힌 후 그 부위에 있는 구조물의 명칭을 익히는 것이 효과적이다.

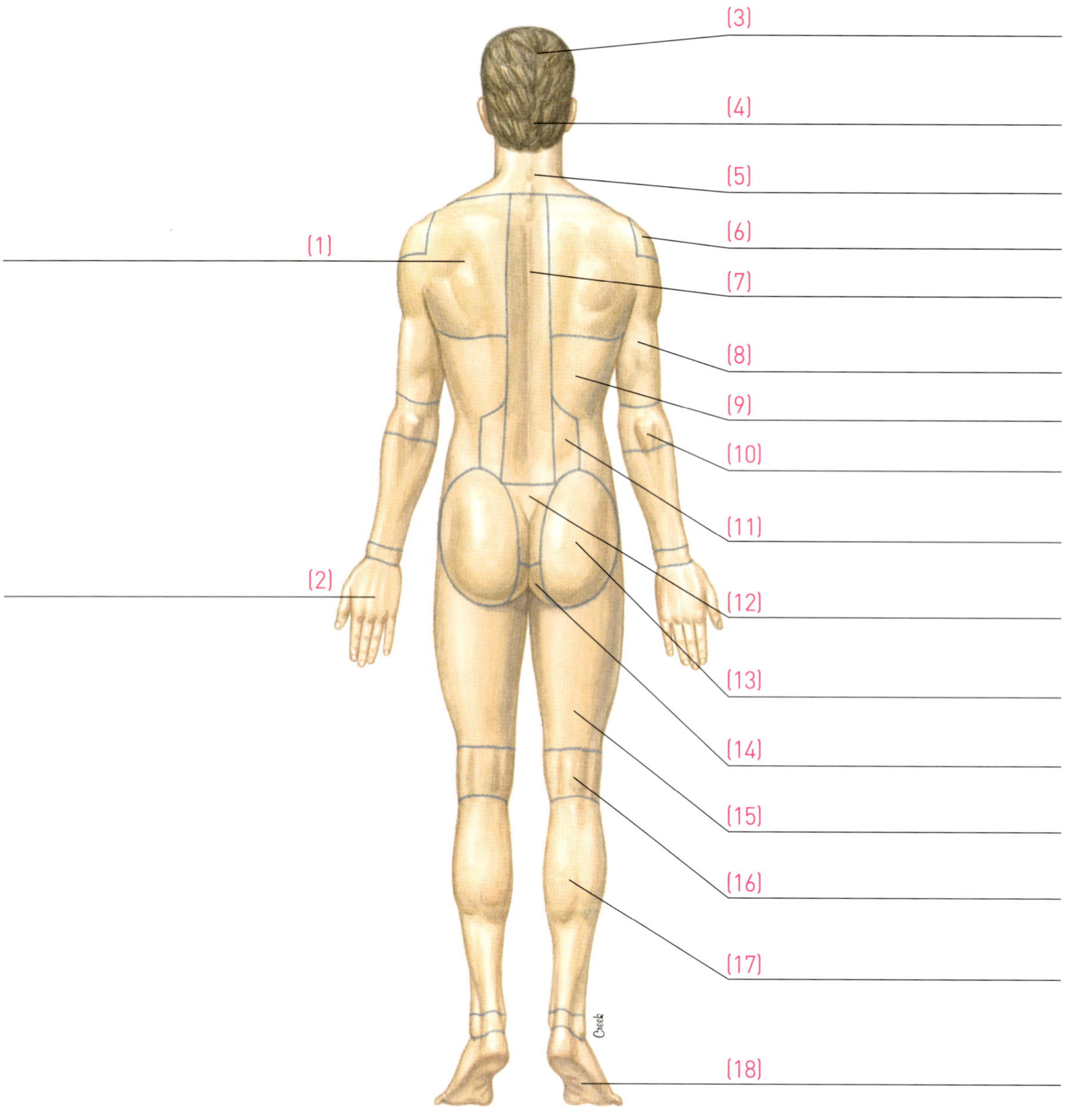

뒷면

(1) 뒤가슴부위(후흉부) Posterior thoracic region
(2) 손등(수배) Dorsum of the hand
(3) 뇌머리부위(뇌두개부) Cranial region
(4) 뒤통수부위(후두부) Occipital region
(5) 뒷목부위(후경부) Posterior neck region
(6) 어깨부위(견부) Shoulder region
(7) 척주부위 Vertebral region
(8) 위팔부위(상완부) Brachial region
(9) 배부위(복부) Abdominal region
(10) 뒤팔꿈치부위(후주부) Posterior cubital region
(11) 허리부위(요부) Lumbar region
(12) 엉치부위(천골부) Sacral region
(13) 볼기부위(둔부) Gluteal region
(14) 샅부위(회음부) Perineal region
(15) 넓적다리부위(대퇴부) Femoral region
(16) 다리오금부위(슬와부) Popliteal fossa region
(17) 뒤종아리부위(후하퇴부) Posterior crural region
(18) 발바닥부위(족저부) Plantar region

04 배부위(Abdomen)

가슴 아래에 위치하는 부위로 배 앞면 중심에 위치한 배꼽(umbilicus)을 중심으로 9개 구역으로 세분한다.

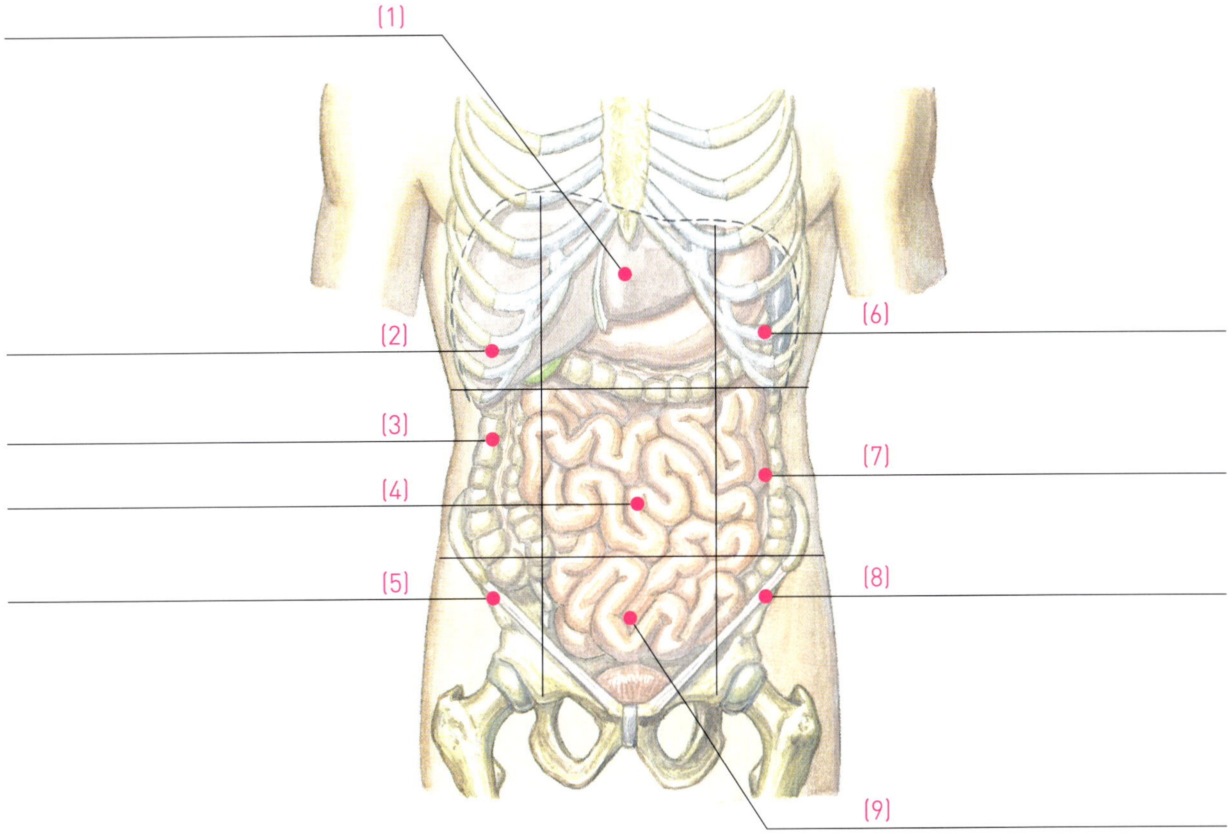

(1) 명치부위(상복부) Epigastric region
(2) 오른갈비밑부위(우하늑부) Right hypochondriac region
(3) 오른허리부위 (우요부) Right lumbar region
(4) 배꼽부위(제부) Umbilical region
(5) 오른샅굴부위(우서혜부) Right inguinal region
(6) 왼갈비밑부위(좌하늑부) Left hypochondriac region
(7) 왼허리부위(좌요부) Left lumbar region
(8) 왼샅굴부위(좌서혜부) Left inguinal region
(9) 아래배부위 (하복부) Hypogastric region

05 몸공간(Body cavity)

몸 안의 제한된 공간으로, 연관된 막에 의해 구획화되며 보호, 지지되는 장기를 포함하고 있다.

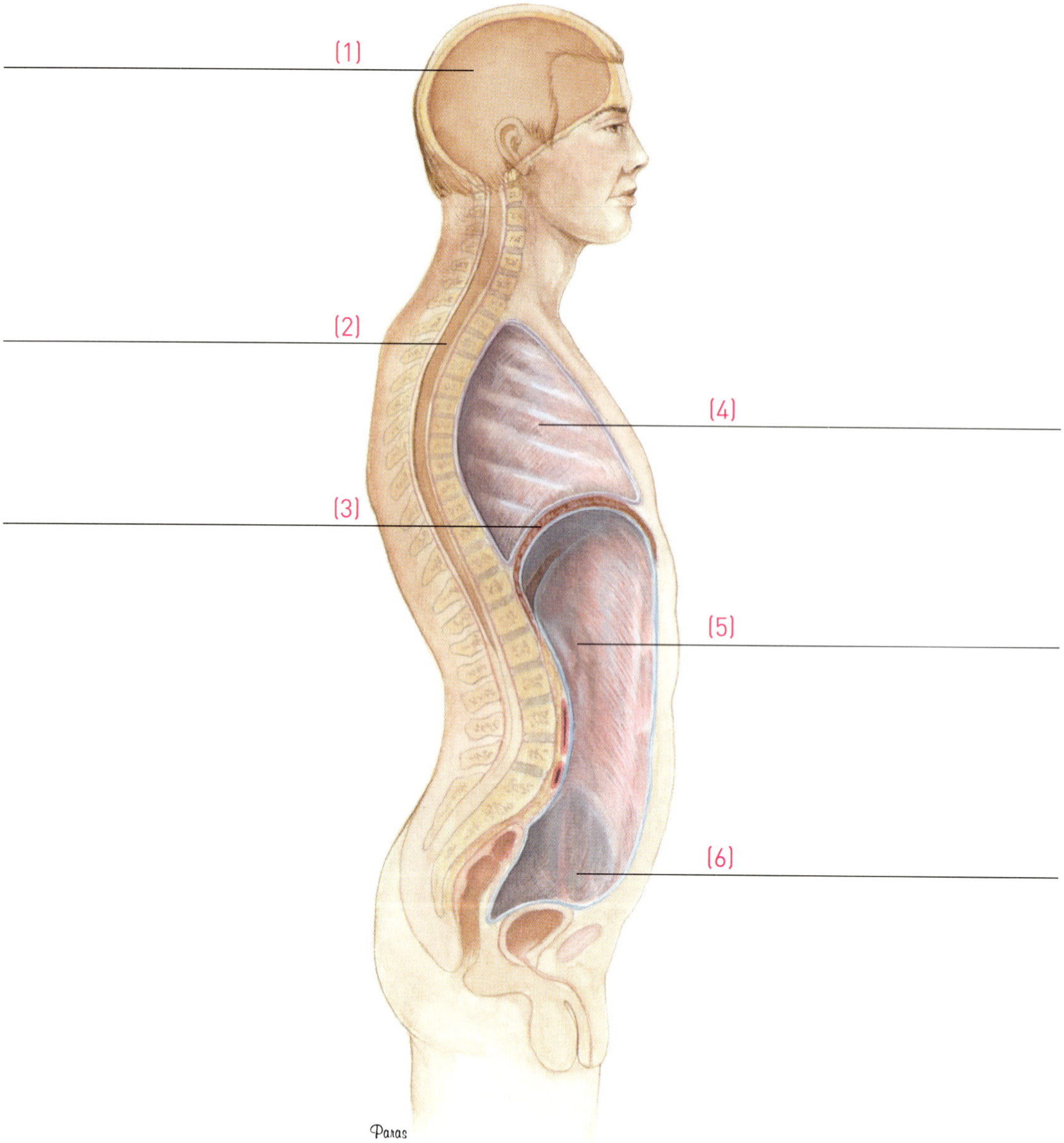

(1) 머리뼈안(두개강) Cranial cavity
(2) 척추안(척추강) Vertebral cavity
(3) 가로막(횡격막) Diaphragm
(4) 가슴안(흉강) Thoracic cavity
(5) 배안(복강) Abdominal cavity
(6) 골반안(골반강) Pelvic cavity

06 앞면 몸공간(Ventral cavity)

해부학적 구조는 관찰하는 위치에 따라 형태가 다르게 보인다. 앞에서 보는 몸공간(배쪽공간)은 크게 가슴안과 배골반안으로 구분된다.

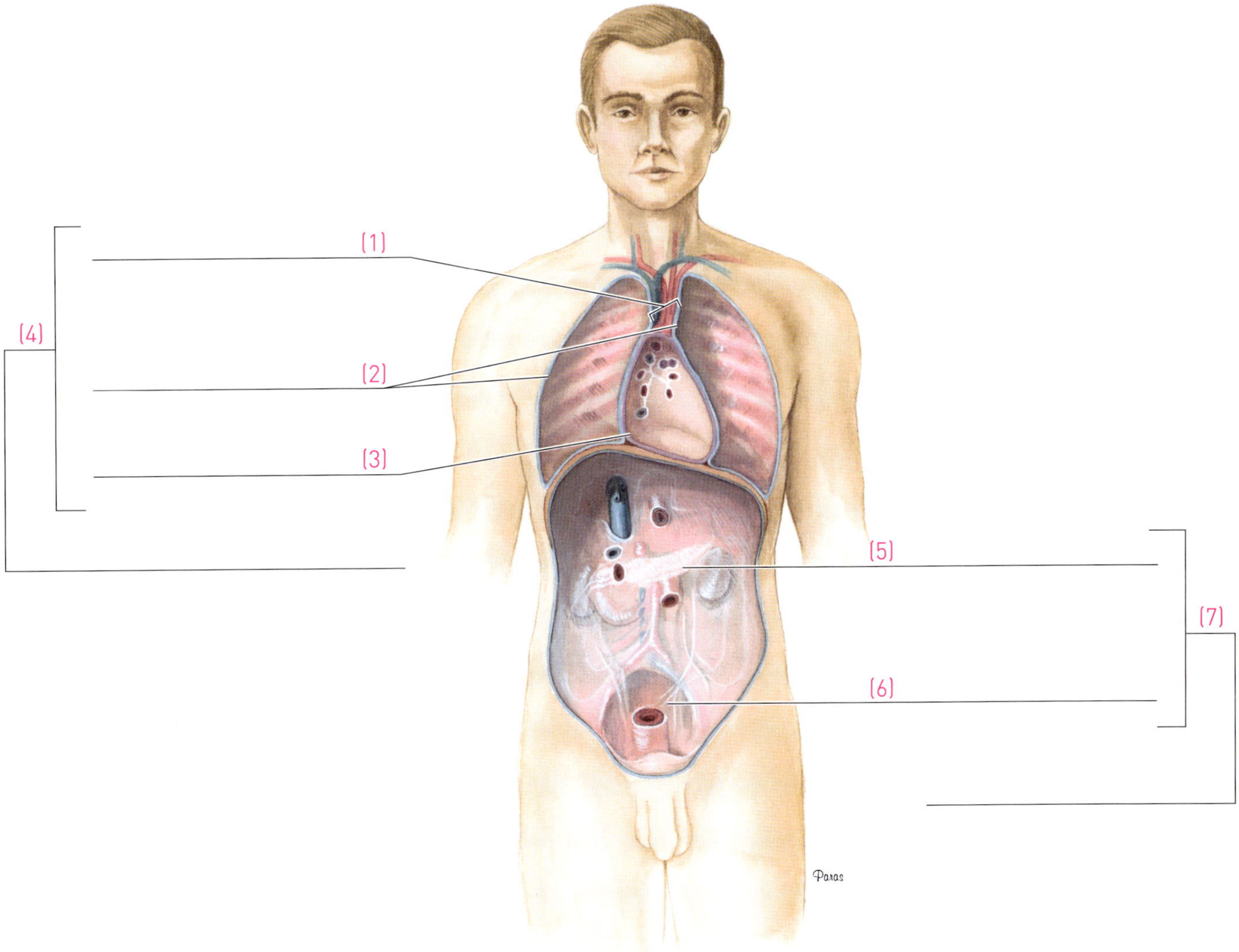

(1) 가슴세로칸(종격) Mediastinum
(2) 가슴막안(흉막강) Pleural cavities
(3) 심장막안(심막강) Pericardial cavity
(4) 가슴안(흉강) Thoracic cavity
(5) 배안(복강) Abdominal cavity
(6) 골반안(골반강) Pelvic cavity
(7) 배골반안(복골반강) Abdominopelvic cavity

07 배골반안의 장막(Serous membrane)

배골반안을 싸고 그 내장 기관을 덮으며 장액이라는 윤활물질을 분비하며 복막(peritoneal membrane)이라고 명명된다.

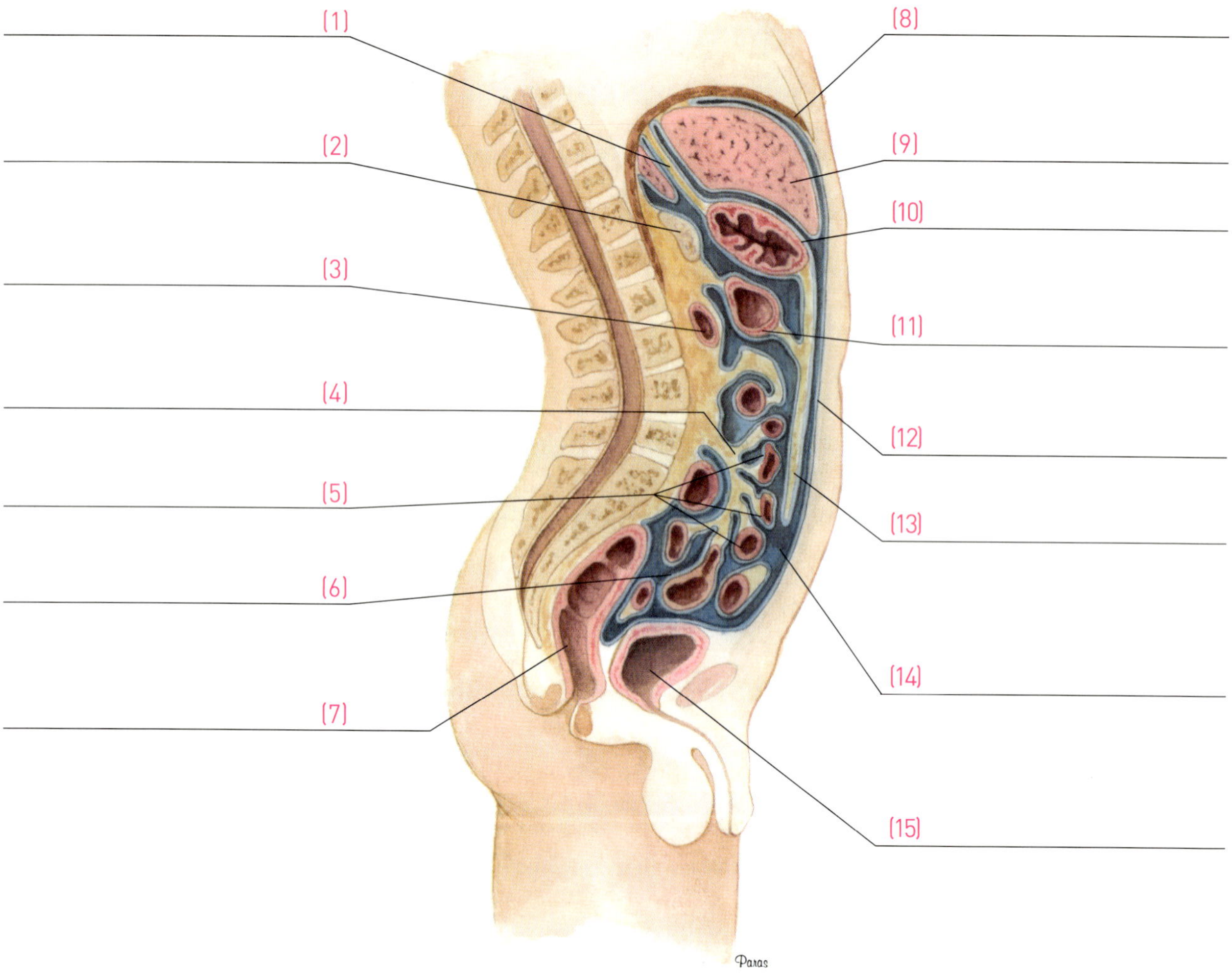

(1) 작은그물막(소망) Lesser omentum
(2) 이자(췌장) Pancreas
(3) 샘창자(십이지장) Duodenum
(4) 창자간막 Mesentery
(5) 작은창자(소장) Small intestine
(6) 내장쪽복막(장측복막) Visceral peritoneum
(7) 곧창자(직장) Rectum
(8) 가로막(횡격막) Diaphragm
(9) 간 Liver
(10) 위 Stomach
(11) 가로잘록창자(횡행결장) Transverse colon
(12) 벽쪽복막(벽측복막) Parietal peritoneum
(13) 큰그물막(대망) Greater omentum
(14) 복막안(복막강) Peritoneal cavity
(15) 방광 Urinary bladder

08 가슴안의 막(Serous of pleura)

가슴안과 허파와 심장을 둘러싸고 있는 장막이다. 심장을 싸는 장막을 심장막(pericardial membrane)이라 한다.

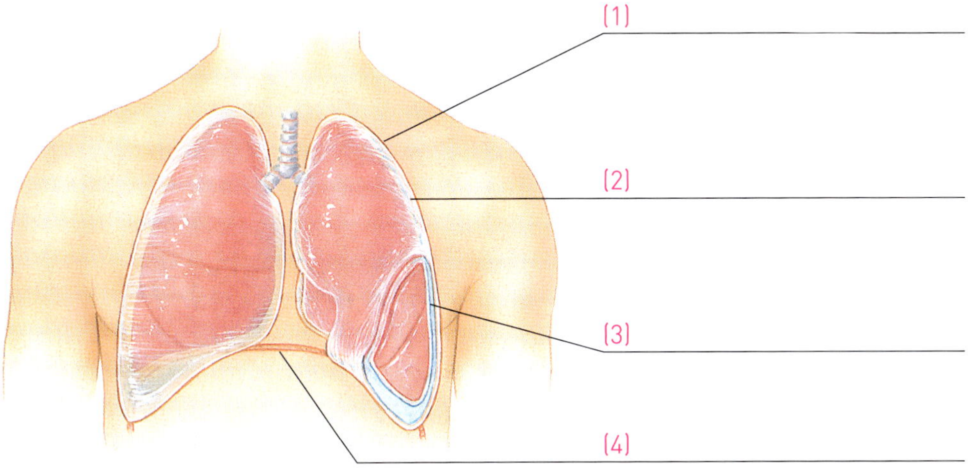

허파

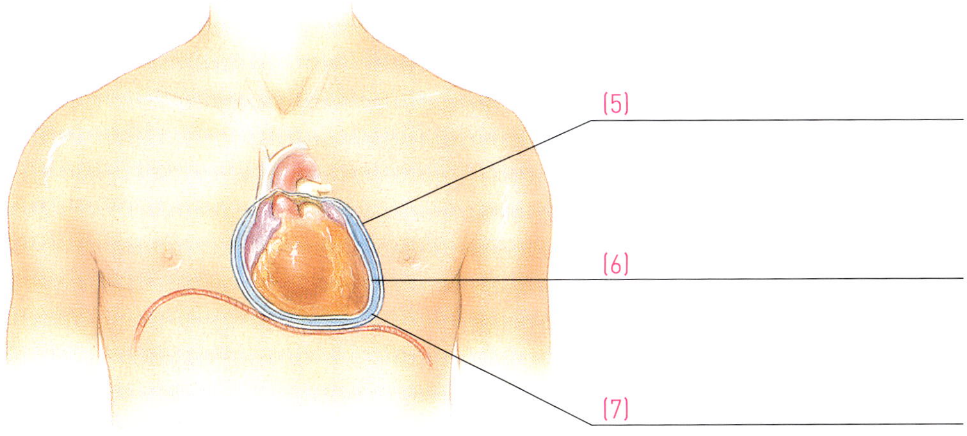

심장

(1) 벽쪽가슴막(벽측흉막) Parietal pleura
(2) 허파쪽가슴막(장측흉막) Visceral pleura
(3) 가슴막안(흉막강) Pleural cavity
(4) 가로막(횡격막) Diaphragm
(5) 벽쪽심장막(벽측심막) Parietal pericardium
(6) 내장쪽심장막(장측심막) Visceral pericardium
(7) 심장막안(심막강) Pericardial cavity

제2장 외피계통

Integumentary System

CHAPTER 02

01 피부의 층(Skin layer)

피부는 여러 조직이 같은 기능을 수행하도록 구조를 이루고 있기 때문에 하나의 기관으로 인정된다. 신체에서 가장 큰 기관으로, 피부와 그 부속기관들이 함께 외피계통을 이룬다.

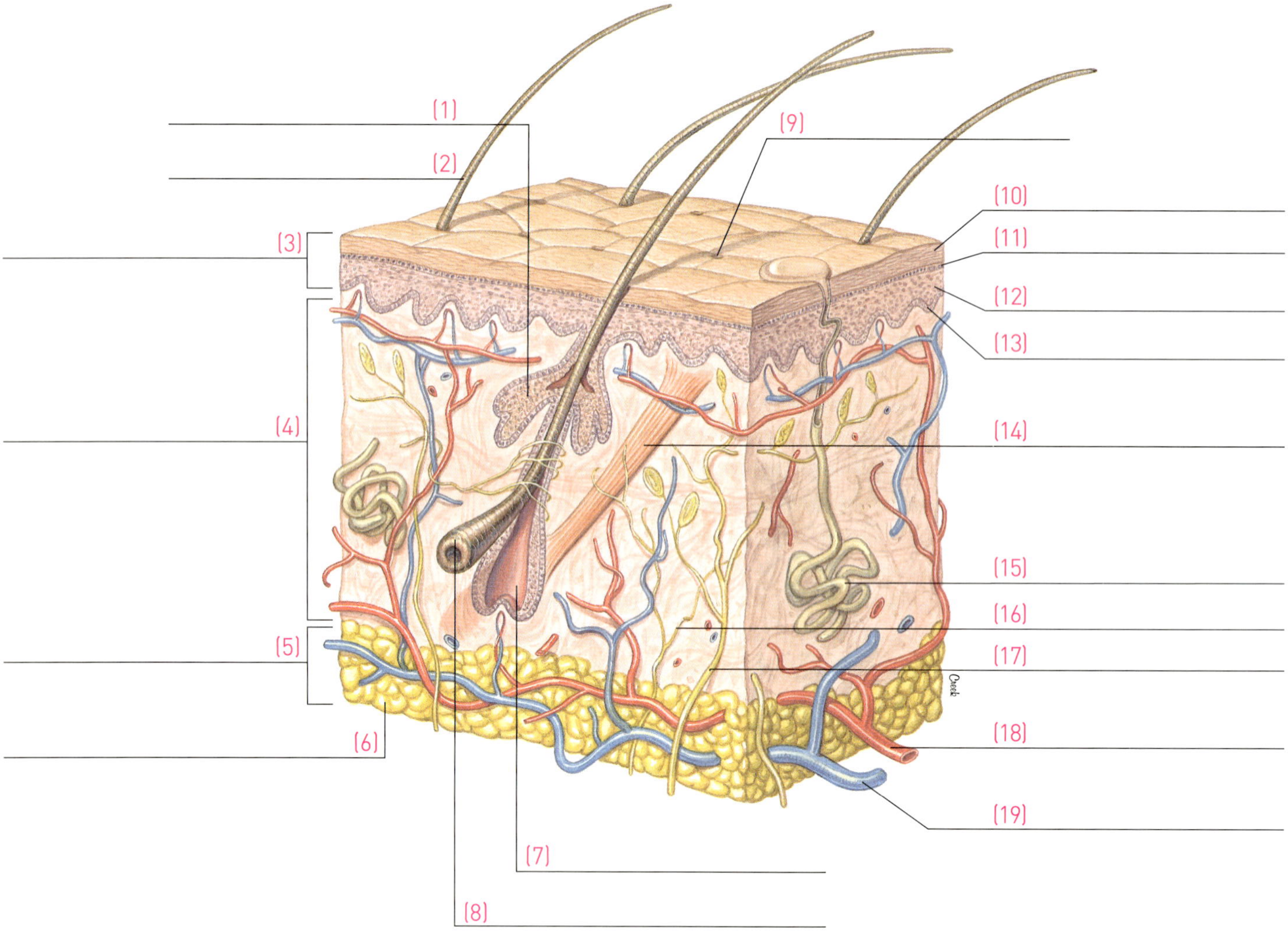

[1] 기름샘(피지선) Sebaceous gland
[2] 털(모) Hair
[3] 표피 Epidermis
[4] 진피 Dermis
[5] 피부밑조직(피하조직) Hypodermis
[6] 지방조직 Adipose tissue
[7] 털주머니(모낭) Hair follicle
[8] 털망울(모구) Hair bulb
[9] 땀구멍(한공) Sweat pore
[10] 각질층 Stratum corneum
[11] 과립층 Stratum granulosum
[12] 가시층(유극층) Stratum spinosum
[13] 바닥층(기저층) Stratum basale
[14] 털세움근(입모근) Arrector pili muscle
[15] 땀샘(한선) Sweat gland
[16] 운동신경 Motor nerve
[17] 감각신경 Sensory nerve
[18] 세동맥 Arteriole
[19] 세정맥 Venule

02 털(Hair)

털은 털줄기(shaft), 털뿌리(root), 털망울(bulb)로 구성되어 있다. 털줄기는 피부표면에 나와 있으나 죽은 부분이다. 털망울은 털주머니 내에 있는 뿌리의 바닥부분으로 바닥층 세포에서 발생하고 진피의 혈관을 통해 영양을 공급받는다. 털주머니(모낭)에는 기름샘(피지선)과 털세움근(입모근)이 붙어 있다. 털세움근은 제대로근(불수의근)으로 온도 자극이나 심리적 자극에 반응한다.

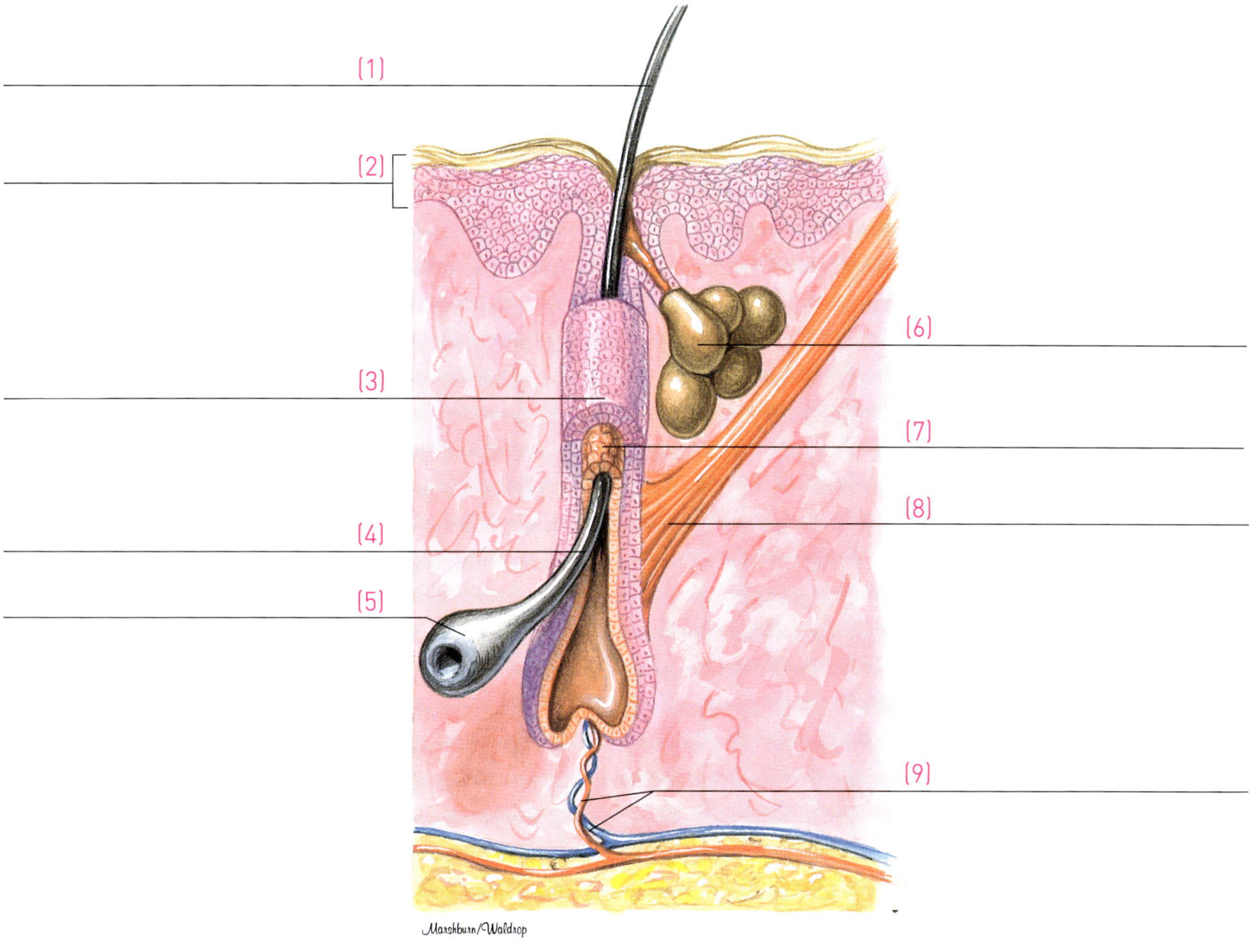

(1) 털줄기(모간) Hair shaft
(2) 표피 Epidermis
(3) 바깥뿌리집(외근초) External root sheath
(4) 털뿌리(모근) Hair root
(5) 털망울(모구) Hair bulb
(6) 기름샘(피지선) Sebaceous gland
(7) 속뿌리집(내근초) Internal root sheath
(8) 털세움근(입모근) Arrector pili muscle
(9) 혈관 Blood vessels

03 손 · 발톱(Nail)

표피의 피부 각질층에 있는 층에서 형성된 것으로 미세섬유(케라틴) 성분으로 인하여 딱딱하다.

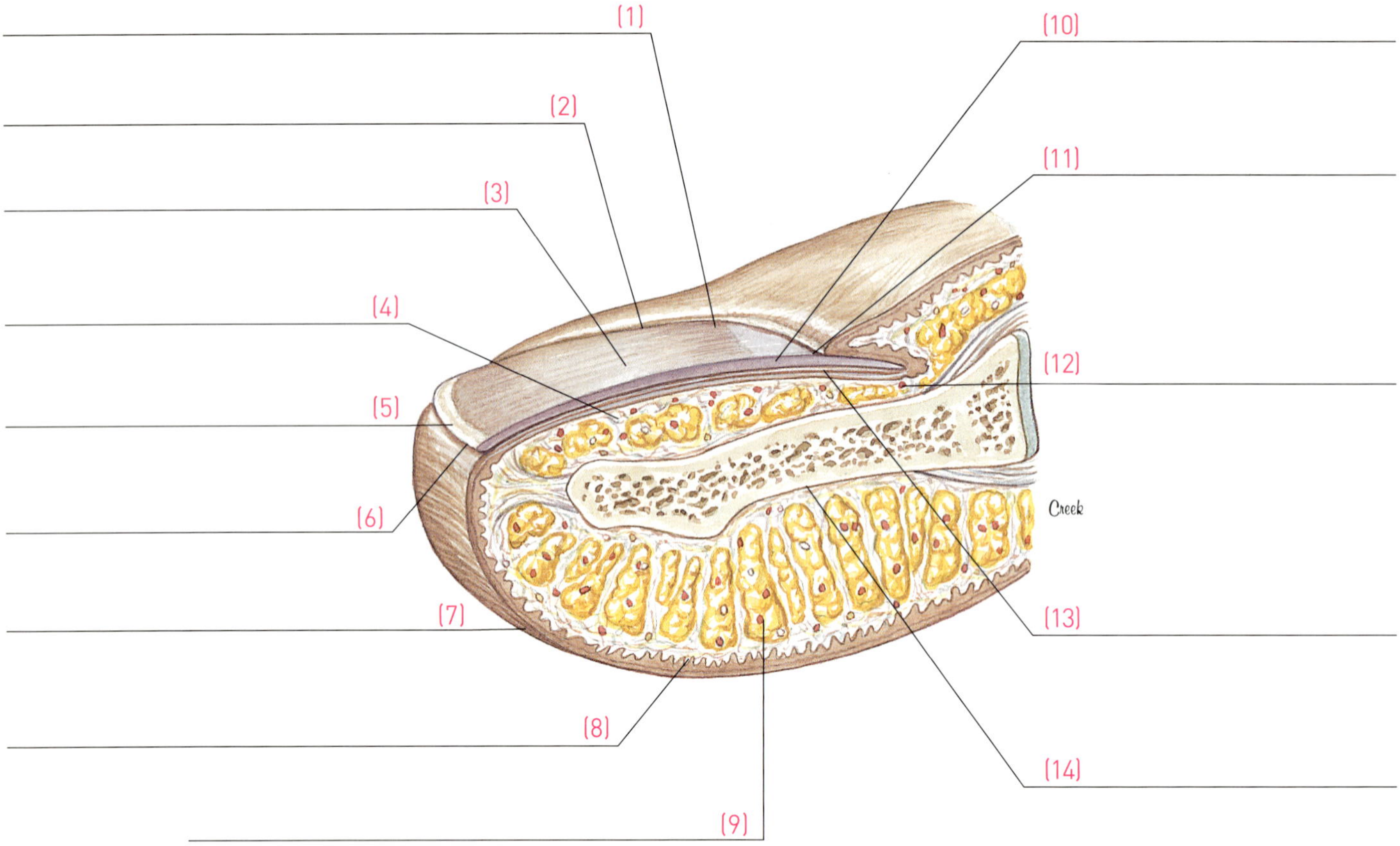

(1) 손톱고랑(조동) Nail groove
(2) 손톱주름(조주름) Nail fold
(3) 손톱몸통(조체) Body of nail
(4) 손톱바닥(조상) Nail bed
(5) 자유모서리(자유연) Free border
(6) 손톱아래허물 (하조피) Hyponychium
(7) 표피 Epidermis
(8) 진피 Dermis
(9) 속질(수질) Pulp
(10) 손톱반달(반월) Lunula
(11) 손톱위허물(상조피) Eponychium
(12) 숨긴모서리(은둔연) Hidden border
(13) 손톱뿌리(조근) Nail root
(14) 끝마디뼈 Distal phalanx

04 젖샘(Lacteal gland)

여성의 유방에 있는 젖샘(mammary gland)은 수유기 때 젖(유즙)을 분비하는 특수한 땀샘으로, 출산 시 갑상샘과 난소호르몬의 자극에 의하여 가장 많이 발달하게 된다.

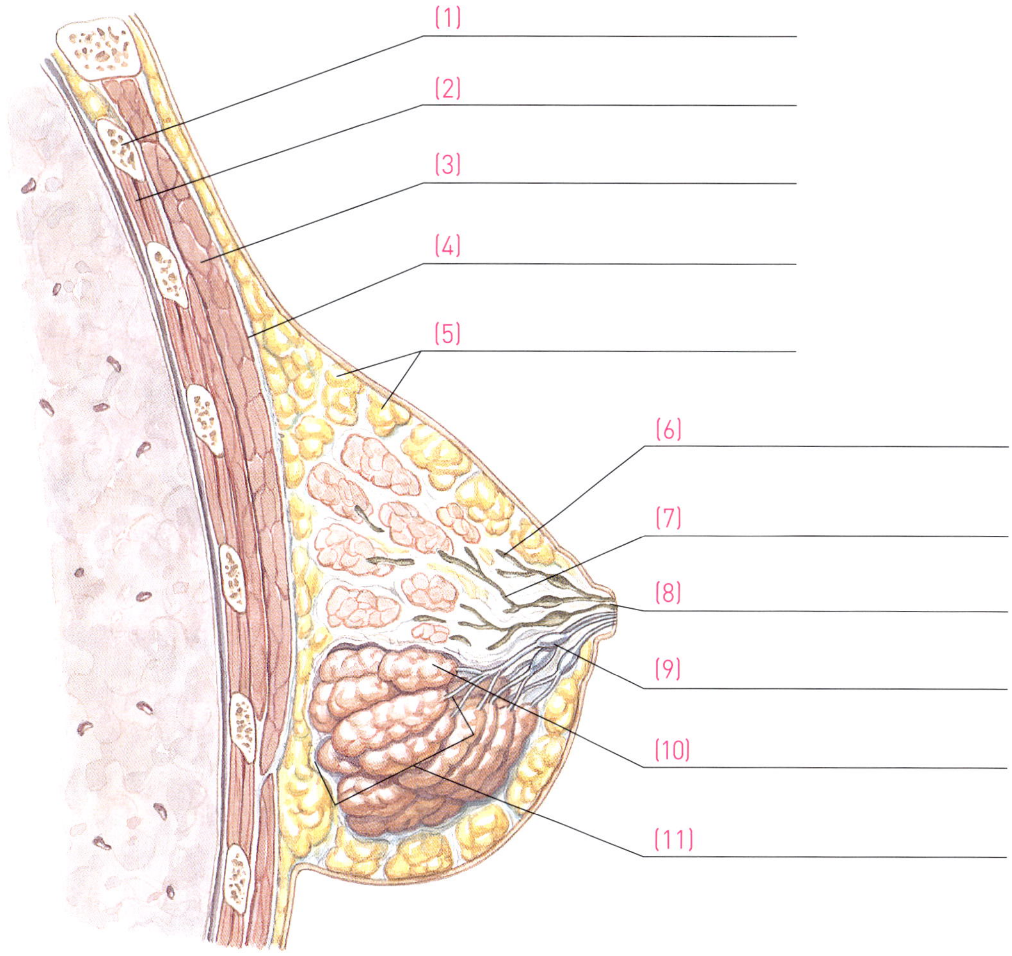

(1) 갈비뼈(늑골) Rib
(2) 갈비사이근(늑간근) Intercostal muscle
(3) 큰가슴근(대흉근) Pectoralis major muscle
(4) 깊은층(심층) 결합조직 Deep connective tissue
(5) 지방조직 Adipose tissue
(6) 이차관 Secondary tubule
(7) 젖샘관(유관) Lactiferous duct
(8) 젖샘관팽대(유관동) Lactiferous sinus
(9) 팽대 Ampulla
(10) 소엽 Lobule
(11) 엽 Lobe

제3장 뼈대계통
Skeletal System

CHAPTER 03

01 뼈대계통(Skeletal system)

뼈대계통은 몸통뼈대(axial skeleton)와 팔다리뼈대(appendicular skeleton)로 구성된다. 몸통뼈대의 구성은 5부분으로 구분할 수 있다(머리 skull, 귓속뼈 auditory ossicle, 목뿔뼈 hyoid bone, 척주 vertebral column, 가슴우리 thoracic cage).

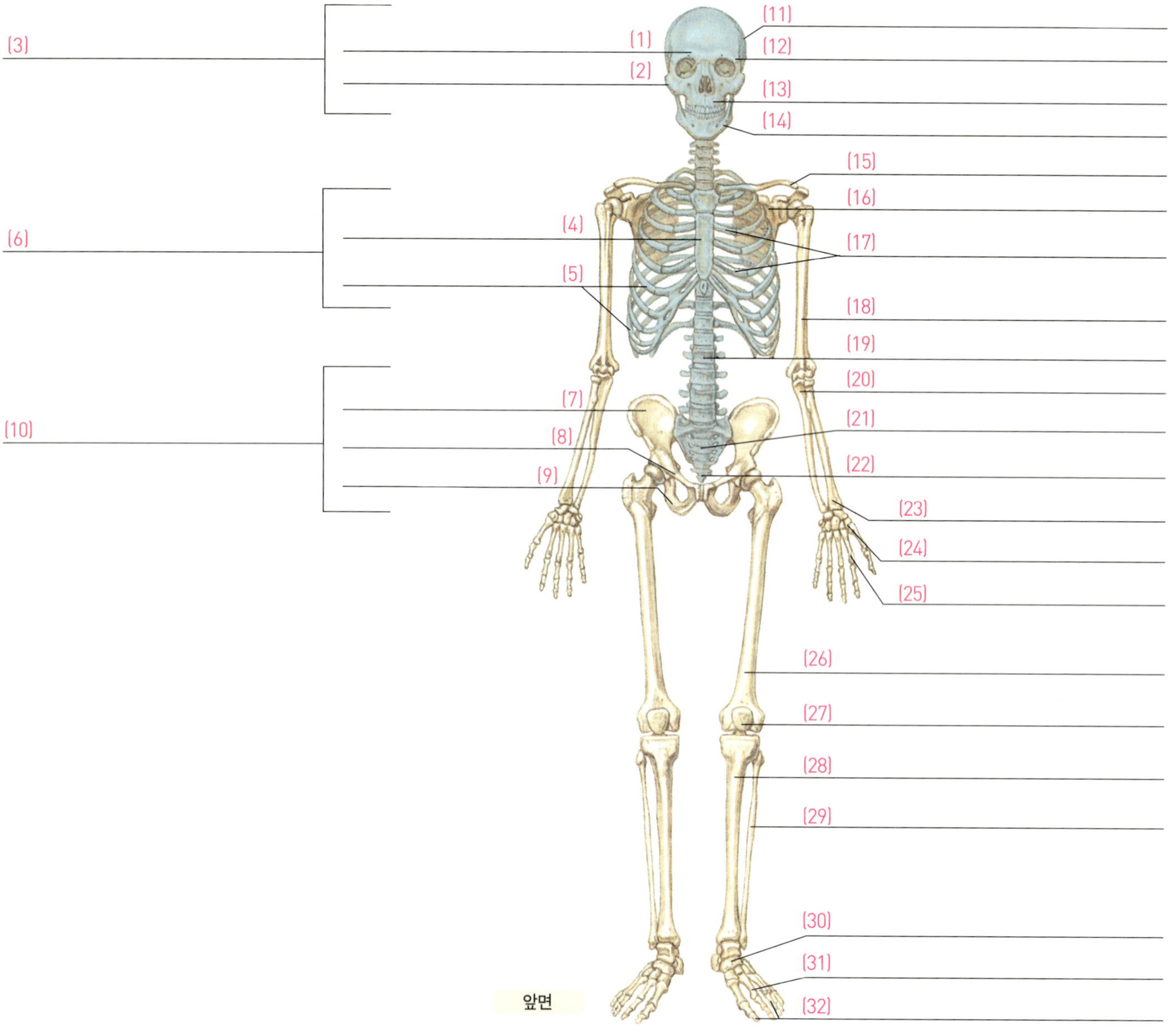

(1) 이마뼈(전두골) Frontal bone
(2) 광대뼈(관골)Zygomatic bone
(3) 머리뼈(두개골) Skull
(4) 복장뼈(흉골) Sternum
(5) 갈비뼈(늑골) Ribs
(6) 가슴우리(흉곽) Thoracic cage
(7) 엉덩뼈(장골) Ilium
(8) 두덩뼈(치골) Pubis
(9) 궁둥뼈(좌골) Ischium
(10) 볼기뼈(관골) Hip bone, Os coxae
(11) 마루뼈(두정골) Parietal bone
(12) 관자뼈(측두골) Temporal bone
(13) 위턱뼈(상악골) Maxilla
(14) 아래턱뼈(하악골) Mandible
(15) 빗장뼈(쇄골) Clavicle
(16) 어깨뼈(견갑골) Scapula
(17) 갈비연골(늑연골) Costal cartilages
(18) 위팔뼈(상완골) Humerus
(19) 척주 Vertebral column
(20) 자뼈(척골) Ulna
(21) 엉치뼈(천골) Sacrum
(22) 꼬리뼈(미골) Coccyx
(23) 노뼈(요골) Radius
(24) 손목뼈(수근골) Carpal bones
(25) 손허리뼈(중수골) Metacarpal bones
(26) 넙다리뼈(대퇴골) Femur
(27) 무릎뼈(슬개골) Patella
(28) 정강뼈(경골) Tibia
(29) 종아리뼈(비골) Fibula
(30) 발목뼈(족근골) Tarsal bones
(31) 발허리뼈(중족골) Metatarsal bones
(32) 발가락뼈(지골) Phalanges

02 뼈대계통(Skeletal system)

팔다리뼈대는 팔뼈와 다리뼈 그리고 이들을 몸통에 연결하는 팔이음뼈와 다리이음뼈로 구성된다.

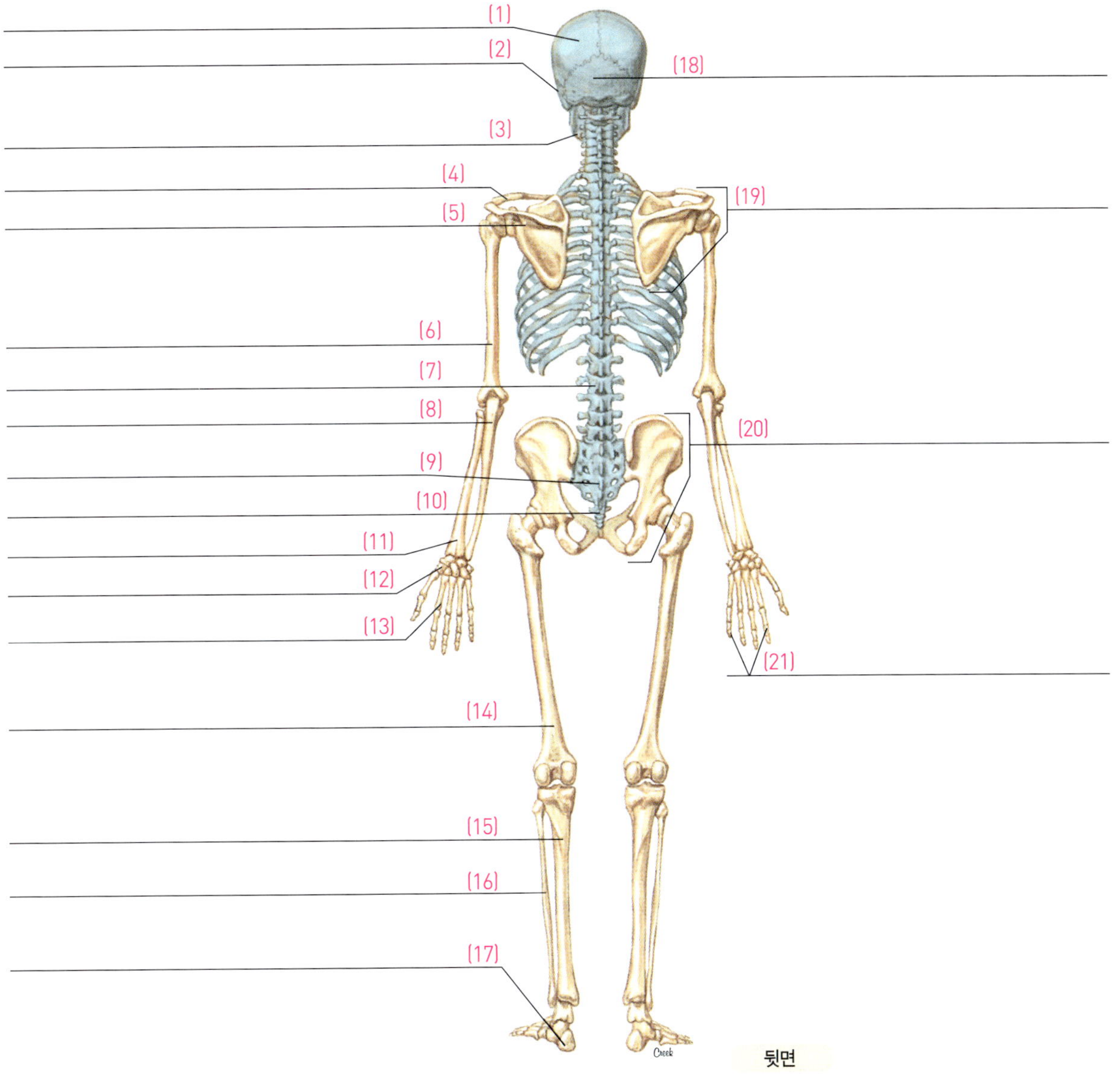

(1) 마루뼈(두정골) Parietal bone
(2) 관자뼈(측두골) Temporal bone
(3) 아래턱뼈(하악골) Mandible
(4) 빗장뼈(쇄골) Clavicle
(5) 어깨뼈(견갑골) Scapula
(6) 위팔뼈(상완골) Humerus
(7) 척주 Vertebral column
(8) 자뼈(척골) Ulna
(9) 엉치뼈(천골) Sacrum
(10) 꼬리뼈(미골) Coccyx
(11) 노뼈(요골) Radius
(12) 손목뼈(수근골) Carpal bones
(13) 손허리뼈(중수골) Metacarpal bones
(14) 넙다리뼈(대퇴골) Femur
(15) 정강뼈(경골) Tibia
(16) 종아리뼈(비골) Fibula
(17) 발꿈치뼈(종골) Calcaneus
(18) 뒤통수뼈(후두골) Occipital bone
(19) 팔이음뼈 (상지대) Shoulder girdle
(20) 다리이음뼈(하지대) Pelvic girdle
(21) 손가락뼈(지골) Phalanges

03 위팔뼈의 단면구조(Frontal section of humerus)

긴 뼈의 몸통은 원통 모양의 치밀뼈로 둘러싸여 있으며, 그 내부 공간을 골수공간(medullary cavity)이라 한다.

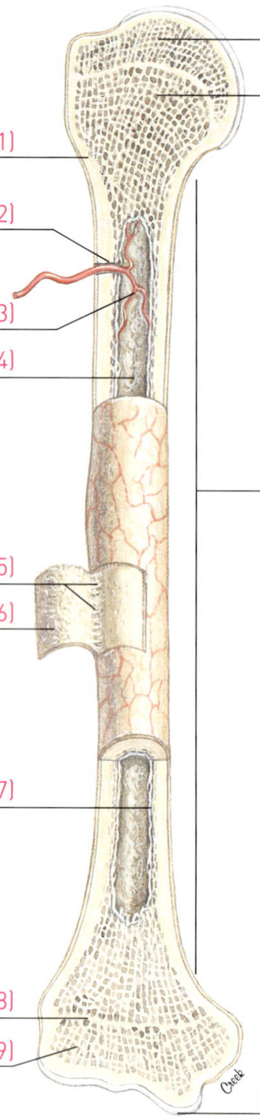

(1) 치밀뼈(치밀골) Compact bone
(2) 영양구멍(영양공) Nutrient foramen
(3) 영양혈관 Nutrient vessel
(4) 골수공간(골수강) Medullary cavity
(5) 관통섬유 Perforating fibers
(6) 뼈바깥막(골외막) Periosteum
(7) 뼈속막(골내막) Endosteum
(8) 뼈끝선(골단선) Epiphyseal line
(9) 먼쪽뼈끝(원위골단) Distal epiphysis
(10) 몸쪽뼈끝(근위골단) Proximal epiphysis
(11) 해면뼈(해면골) Spongy bone
(12) 뼈몸통(골간) Diaphysis
(13) 관절연골 Articular cartilage

04 치밀뼈 구조(Compact bone structure)

뼈의 외부를 구성하는 매우 단단하고 조밀한 구조이며, 원기둥의 미세구조가 정교하게 배열되어 있다. 원기둥 모양의 구조를 뼈단위(osteons) 또는 하버스계(Haversian system)라 한다.

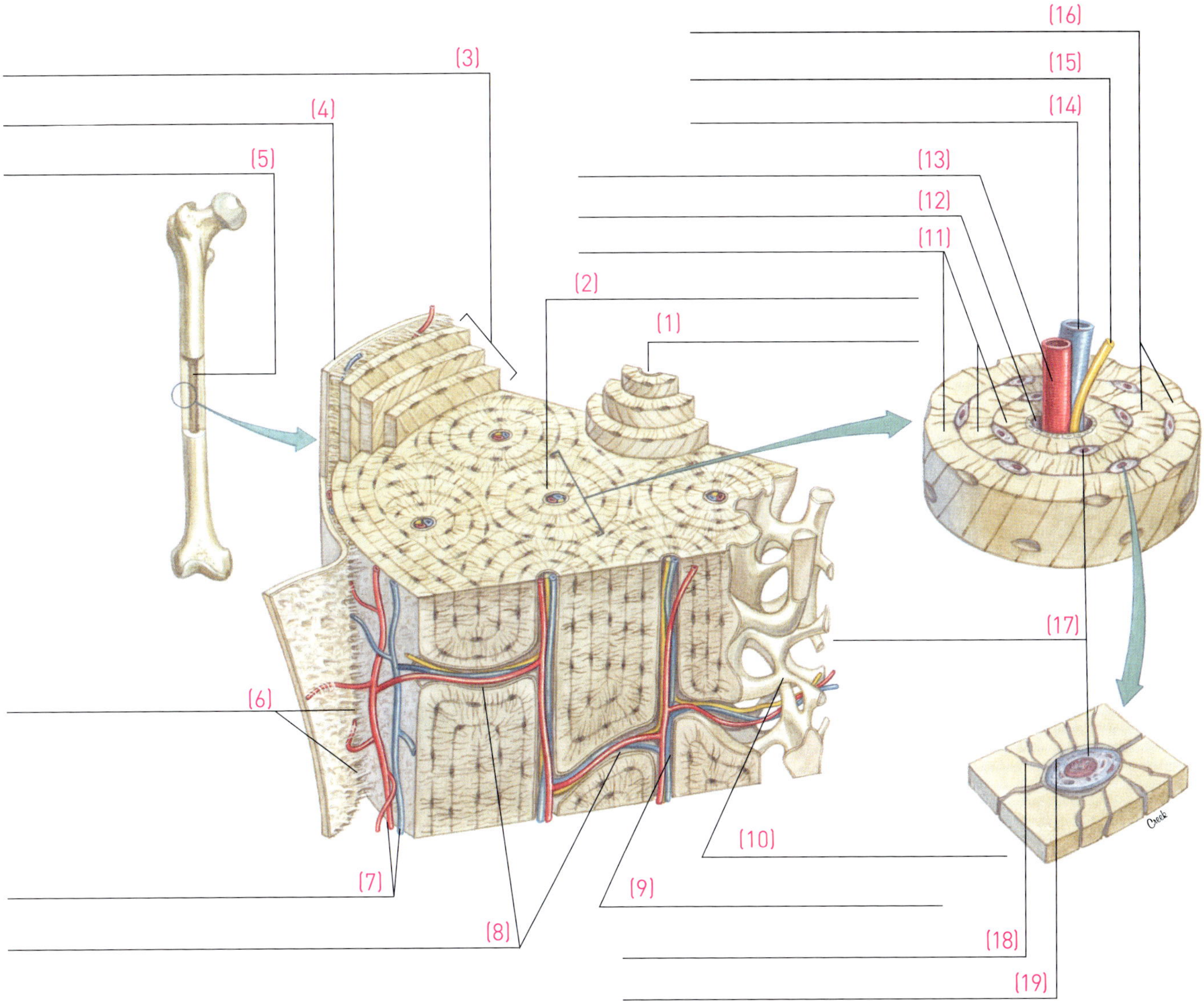

(1) 중심관 Central canal
(2) 뼈단위(골원) Osteon
(3) 바깥주위층판(외주위층판) External circumferential lamellae
(4) 뼈바깥막(골외막) Periosteum
(5) 골수공간(골수강) Medullary cavity
(6) 관통섬유 Perforating fibers
(7) 혈관 Blood vessels
(8) 관통관 Perforating canals
(9) 중심관 Central canal
(10) 해면뼈의 잔기둥(해면골의 소주) Trabeculae of spongy bone
(11) 층판 Lamellae
(12) 중심관 Central canal
(13) 세동맥(소동맥) Arteriole
(14) 세정맥(소정맥) Venule
(15) 신경 Nerve
(16) 뼈모세관(골세관) Canaliculi
(17) 뼈세포(골세포) Osteocyte
(18) 뼈모세관(골세관) Canaliculi
(19) 뼈세포방(골소강) Lacuna

05 영아의 머리뼈(Skull of infant)

태아기와 유아기에는 성장하는 뼈 사이를 덮어주는 6개의 연결조직막이 있다. 이 막성판(membranous sheet)을 숫구멍(fontanelle)이라 한다.

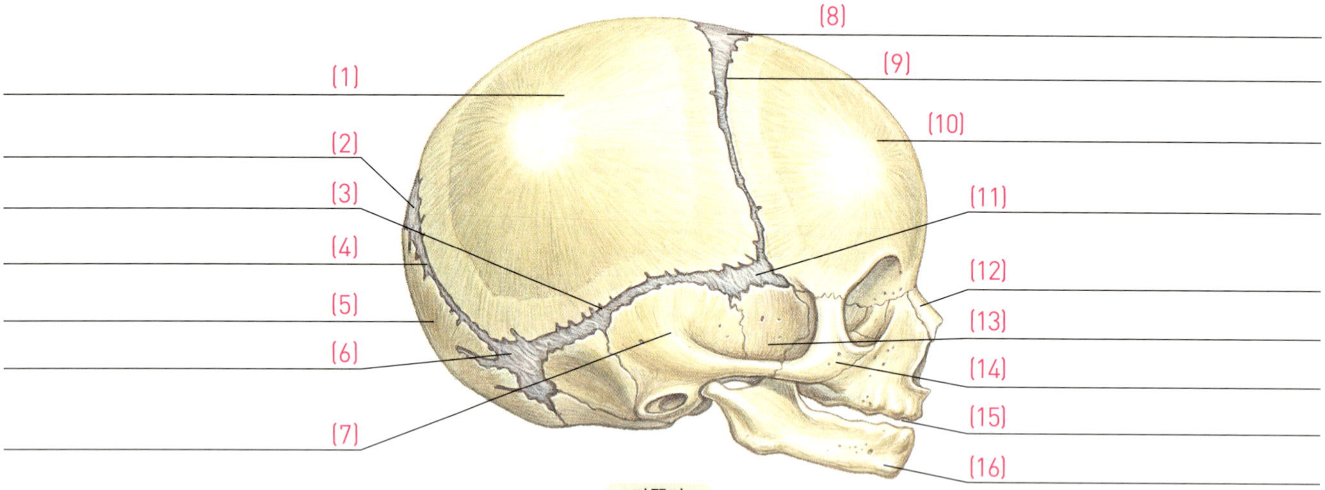

가쪽면

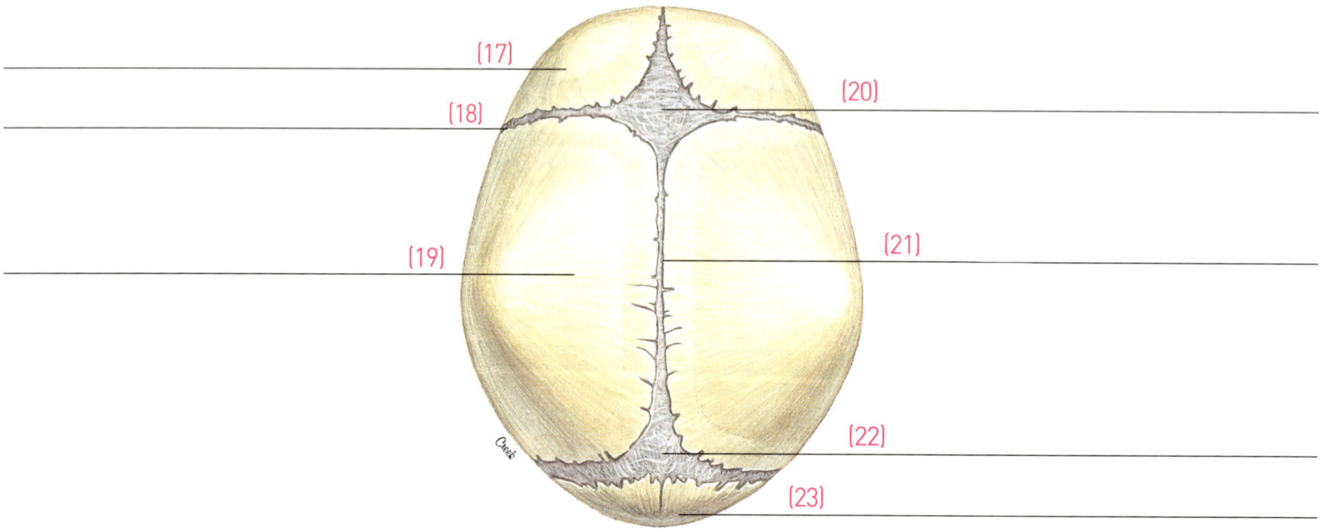

위에서 본 그림

[1] 마루뼈(두정골) Parietal bone
[2] 뒤숫구멍(소천문) Posterior fontanelle
[3] 비늘봉합(인상봉합) Squamous suture
[4] 시옷봉합(람다봉합) Lambdoid suture
[5] 뒤통수뼈(후두골) Occipital bone
[6] 뒤가쪽숫구멍(후측두천문) Posterolateral fontanelle
[7] 관자뼈(측두골) Temporal bone
[8] 앞숫구멍(대천문) Anterior fontanelle
[9] 관상봉합 Coronal suture
[10] 이마뼈(전두골) Frontal bone
[11] 앞가쪽숫구멍(전측두천문) Anterolateral fontanelle
[12] 코뼈(비골) Nasal bone
[13] 나비뼈(접형골) Sphenoid bone
[14] 광대뼈(관골) Zygomatic bone
[15] 위턱뼈(상악골) Maxilla
[16] 아래턱뼈(하악골) Mandible
[17] 이마뼈(전두골) Frontal bone
[18] 관상봉합 Coronal suture
[19] 마루뼈(두정골) Parietal bone
[20] 앞숫구멍(대천문) Anterior fontanelle
[21] 시상봉합 Sagittal suture
[22] 뒤숫구멍(소천문) Posterior fontanelle
[23] 뒤통수뼈(후두골) Occipital bone

06 머리뼈(Skull)

머리뼈는 뇌머리뼈(cranial bone)와 얼굴머리뼈(facial bone)로 구성되어 있다. 8개의 뇌머리뼈는 뇌와 감각장기를 보호하고 14개의 얼굴머리뼈는 얼굴부위 뼈대를 형성하며 치아를 지지한다. 아래턱뼈를 제외한 모든 얼굴머리뼈와 뇌머리뼈는 서로 단단히 연결되어 있다.

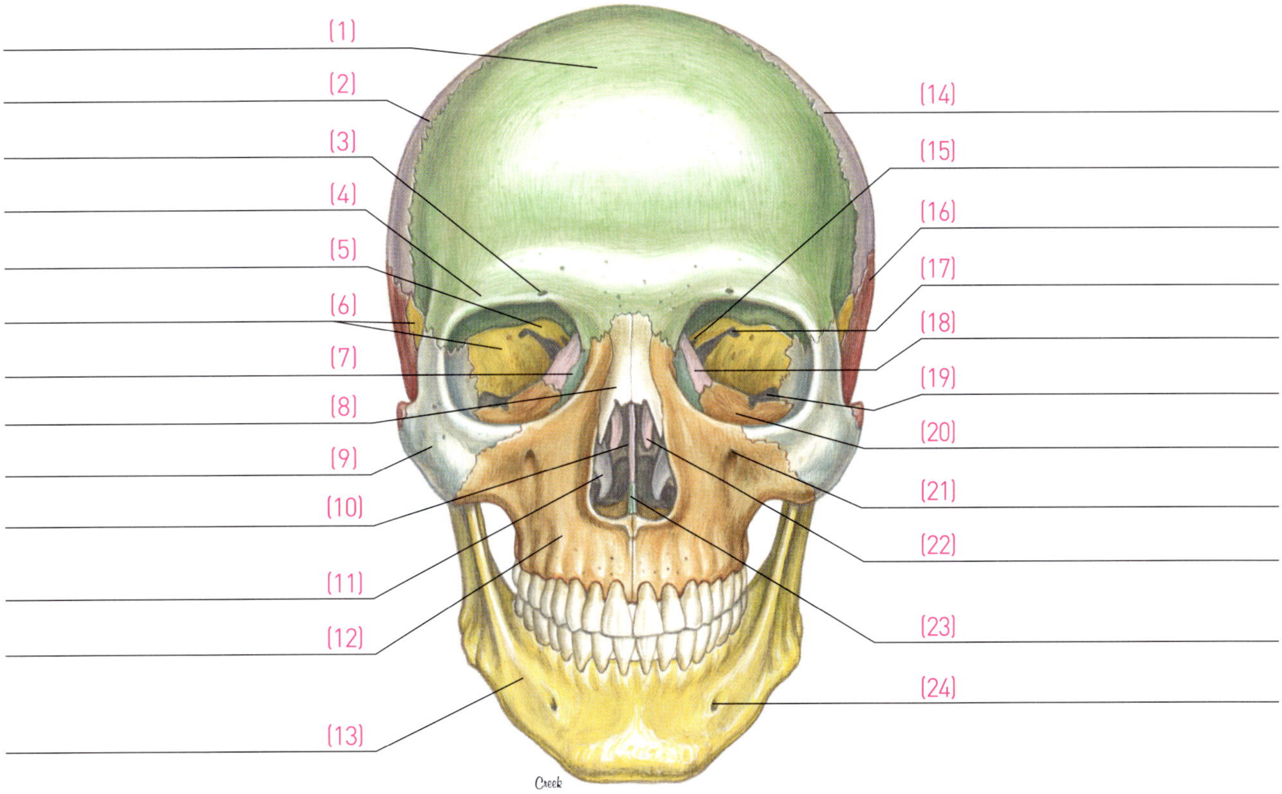

앞면

(1) 이마뼈(전두골) Frontal bone
(2) 관상봉합 Coronal suture
(3) 눈확위구멍(안와상공) Supraorbital foramen
(4) 눈확위모서리(안와상연) Supraorbital margin
(5) 나비뼈작은날개(접형골소익) Lesser wing of sphenoid bone
(6) 나비뼈큰날개(접형골대익) Greater wing of sphenoid bone
(7) 눈물뼈(누골) Lacrimal bone
(8) 코뼈(비골) Nasal bone
(9) 광대뼈(관골) Zygomatic bone
(10) 벌집뼈수직판(사골수직판) Perpendicular plate of ethmoid bone
(11) 코선반뼈(하비갑개) Inferior nasal concha
(12) 위턱뼈(상악골) Maxilla
(13) 아래턱뼈(하악골) Mandible
(14) 마루뼈(두정골) Parietal bone
(15) 시각신경관(시신경관) Optic canal
(16) 관자뼈(측두골) Temporal bone
(17) 위눈확틈새(상안와열) Superior orbital fissure
(18) 벌집뼈의 눈확판(사골의 안와판) Orbital plate of ethmoid bone
(19) 아래눈확틈새(하안와열) Inferior orbital fissure
(20) 위턱뼈의 눈확면(상악골의 안와면) Orbital surface of maxilla
(21) 눈확아래구멍(안와하공) Infraorbital foramen
(22) 벌집뼈 중간코선반(사골의 중비갑개) Middle nasal concha of ethmoid bone
(23) 보습뼈(서골) Vomer
(24) 턱끝구멍(이공) Mental foramen

07 머리뼈(Skull)

뇌머리뼈는 1개의 이마뼈(frontal b.)와 2개의 마루뼈(parietal b.), 2개의 관자뼈(temporal b.), 각각 1개씩의 뒤통수뼈(occipital b.), 나비뼈(sphenoid b.), 벌집뼈(ethmoid b.)로 구성되어 있다.

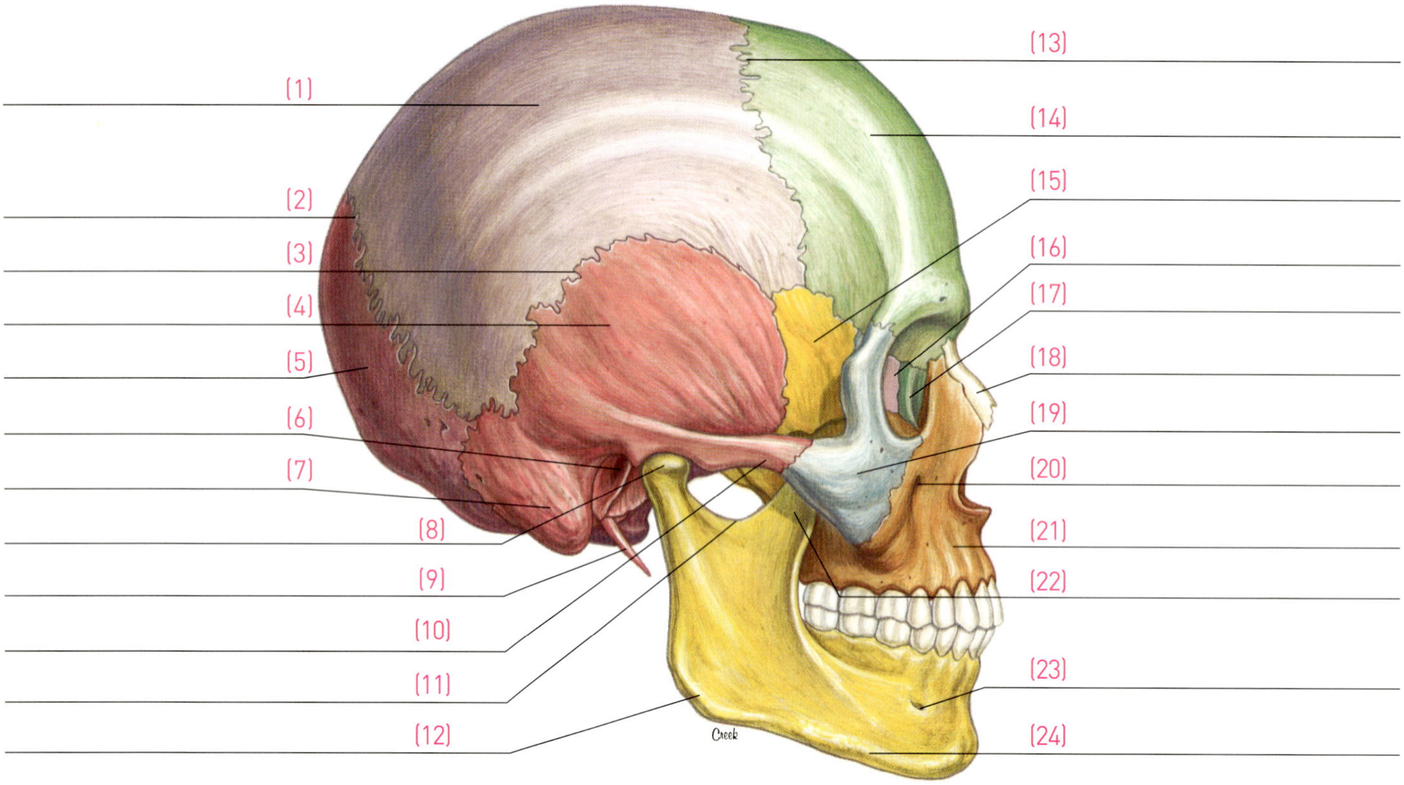

옆면

(1) 마루뼈(두정골) Parietal bone
(2) 시옷봉합(람다봉합) Lambdoid suture
(3) 비늘봉합(인상봉합) Squamous suture
(4) 관자뼈(측두골) Temporal bone
(5) 뒤통수뼈(후두골) Occipital bone
(6) 바깥귓구멍(외이공) External acoustic pore
(7) 꼭지돌기(유양돌기) Mastoid process
(8) 아래턱뼈(하악골)의 관절돌기 Condylar process of mandible
(9) 붓돌기(경상돌기) Styloid process
(10) 광대돌기(관골돌기) Zygomatic process
(11) 아래턱패임(하악절흔) Mandibular notch
(12) 턱뼈각(하악각) Angle of mandible
(13) 관상봉합 Coronal suture
(14) 이마뼈(전두골) Frontal bone
(15) 나비뼈(접형골) Sphenoid bone
(16) 벌집뼈(사골) Ethmoid bone
(17) 눈물뼈(누골) Lacrimal bone
(18) 코뼈(비골) Nasal bone
(19) 광대뼈(관골) Zygomatic bone
(20) 눈확아래구멍(안와하공) Infraorbital foramen
(21) 위턱뼈(상악골) Maxilla
(22) 아래턱뼈의 근육돌기(하악골의 근돌기) Coronoid process of mandible
(23) 턱끝구멍(이공) Mental foramen
(24) 아래턱뼈(하악골) Mandible

08 머리뼈(Skull)

머리뼈에는 수많은 구멍이 있어 신경, 혈관 등의 통로를 제공해주고 있다.

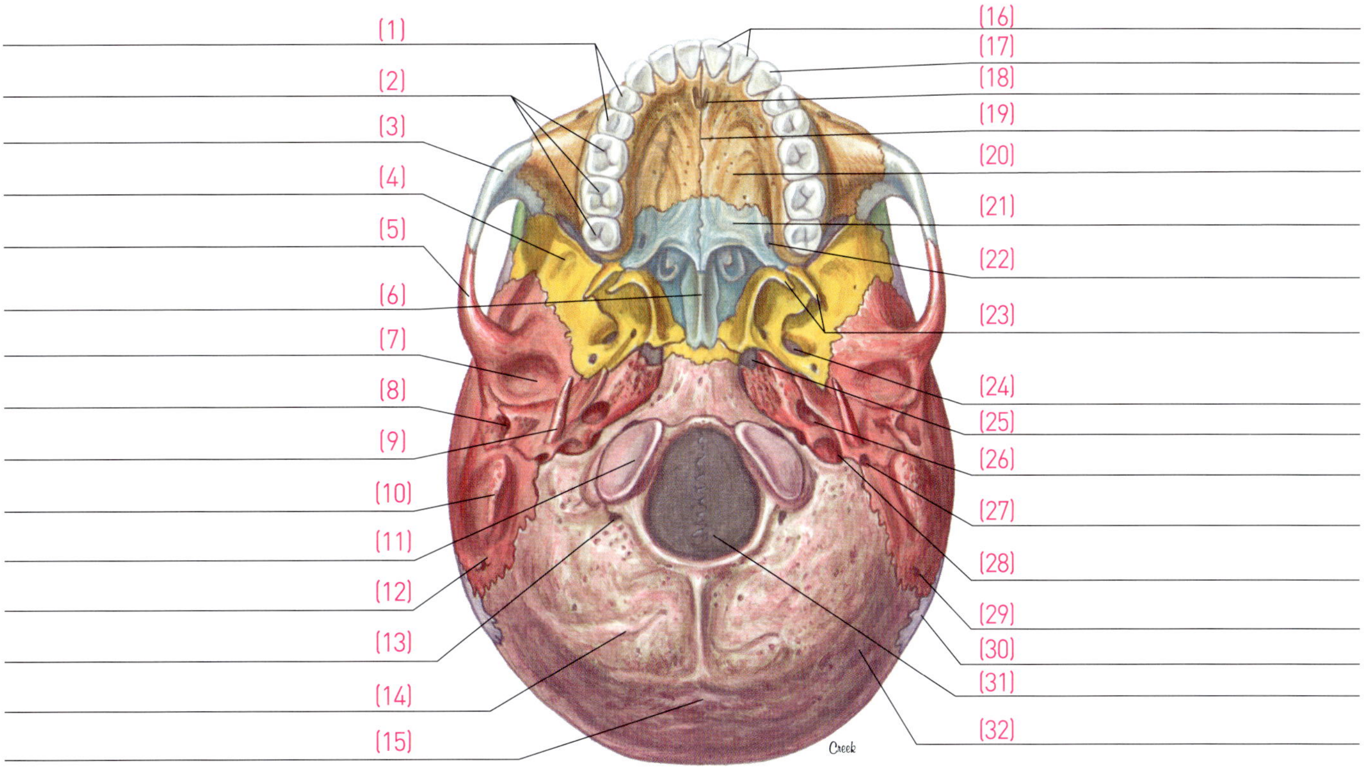

밑에서 본 그림

[1] 작은어금니(소구치) Premolars
[2] 큰어금니(대구치) Molars
[3] 광대뼈(관골) Zygomatic bone
[4] 나비뼈(접형골) Sphenoid bone
[5] 광대돌기(관골돌기) Zygomatic process
[6] 보습뼈(서골) Vomer
[7] 턱관절오목(하악와) Mandibular fossa
[8] 바깥귓구멍(외이공) External acoustic pore
[9] 붓돌기(경상돌기) Styloid process
[10] 꼭지돌기(유양돌기) Mastoid process
[11] 뒤통수뼈관절융기(후두과) Occipital condyle
[12] 관자뼈(측두골) Temporal bone
[13] 관절융기관(과관) Condyloid canal
[14] 뒤통수뼈(후두골) Occipital bone
[15] 바깥뒤통수뼈융기(외후두융기) External occipital protuberance
[16] 앞니(절치) Incisors
[17] 송곳니(견치) Canine
[18] 앞니구멍(절치공) Incisive foramen
[19] 정중입천장봉합 Median palatine suture
[20] 위턱뼈의 입천장돌기(상악골의 구개돌기) Palatine process of maxilla
[21] 입천장뼈(구개골) Palatine bone
[22] 큰입천장구멍(대구개공) Greater palatine foramen
[23] 나비뼈(접형골)의 안쪽, 가쪽 Medial and lateral pterygoid processes of sphenoid bone
[24] 타원구멍(난원공) Foramen ovale
[25] 파열구멍(파열공) Foramen lacerum
[26] 목동맥관(경동맥관) Carotid canal
[27] 목정맥구멍(경유돌공) Stylomastoid foramen
[28] 목정맥오목(경정맥와) Jugular fossa
[29] 꼭지구멍(유돌공) Mastoid foramen
[30] 마루뼈(두정골) Parietal bone
[31] 큰구멍(대후두공) Foramen magnum
[32] 위목덜미선(상항선) Superior nuchal line

09 머리뼈 시상절단면(Sagittal plane of skull)

머리뼈에는 몇 개의 공간(cavity), 머리뼈안(cranial c.) 코안(nasal c.), 코곁굴(paranasal sinuses), 귀안(ear cavity), 입안(oral cavity)이 있다. 제일 큰 공간인 머리뼈안(cranial cavity)은 용량이 약 1,500cc 정도이다.

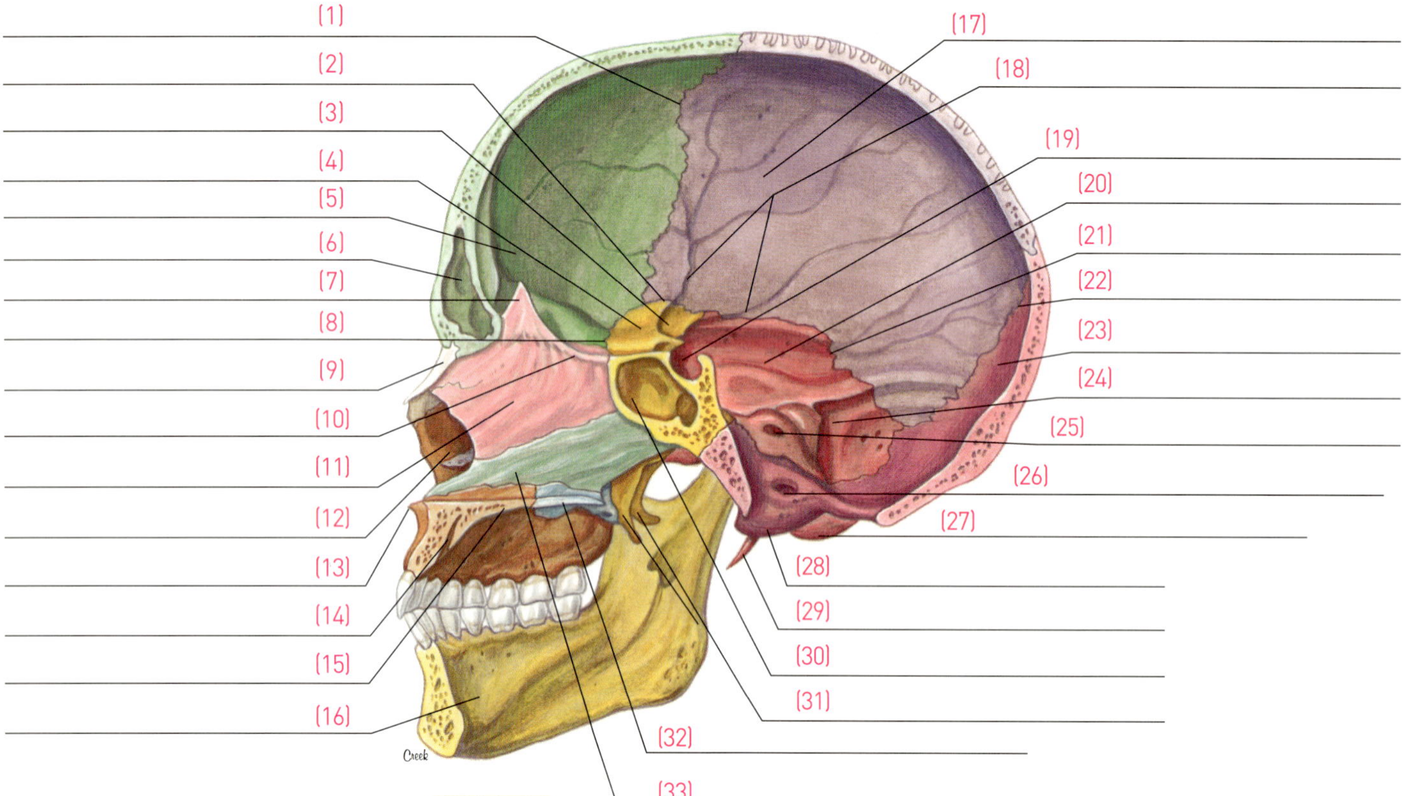

시상절단면

(1) 관상봉합 Coronal suture parietal suture
(2) 관자마루봉합(측두두정골봉합) Spheno
(3) 나비뼈큰날개(접형골대익) Greater wing of sphenoid bone
(4) 나비뼈작은날개(접형골소익) Lesser wing of sphenoid bone
(5) 이마뼈(전두골) Frontal bone
(6) 이마굴(전두동) Frontal sinus
(7) 볏돌기(계관) Crista galli
(8) 나비이마봉합(접형전두골봉합) Sphenofrontal suture
(9) 코뼈(비골) Nasal bone
(10) 벌집뼈(사골)의 체판(사판) Cribriform plate of ethmoid bone
(11) 벌집뼈(사골)의 수직판 Perpendicular plate of ethmoid bone
(12) 위턱뼈(상악골) Maxilla
(13) 앞코가시(전비극) Anterior nasal spine
(14) 앞니구멍(절치공) Incisive foremen
(15) 위턱뼈의 입천장돌기(구개돌기) Palatine process of maxilla
(16) 아래턱뼈(하악골) Mandible
(17) 마루뼈(두정골) Parietal bone
(18) 중간뇌막동맥고랑(중뇌막동맥구) Grooves for middle meningeal artery
(19) 안장(터어키안) Sella turcica
(20) 관자뼈(측두골) Temporal bone
(21) 비늘봉합(인상봉합) Squamous suture
(22) 시옷봉합(람다봉합) Lambdoid suture
(23) 뒤통수뼈(후두골) Occipital bone
(24) 구불정맥굴고랑(에스상동구) Groove for sigmoid sinus
(25) 속귀구멍(내이공) Internal acoustic pore
(26) 혀밑신경관(설하신경관) Hypoglossal canal
(27) 꼭지돌기(유양돌기) Mastoid process
(28) 뒤통수뼈관절융기(후두과) Occipital condyle
(29) 붓돌기(경상돌기) Styloid processes
(30) 나비굴(접형골동) Sphenoidal sinus
(31) 날개돌기의 안쪽가쪽판(익상돌기의 내외측판) Medial and lateral plate of pterygoid processes
(32) 입천장뼈(구개골) Palatine bone
(33) 보습뼈(서골) Vomer

10 머리뼈바닥(Cranial floor)

머리뼈안의 바닥을 형성하는 부분이며, 이마뼈, 나비뼈, 뒤통수뼈를 중심으로 3부분(앞머리뼈우묵, 중간머리뼈우묵, 뒤머리뼈우묵)으로 구분한다.

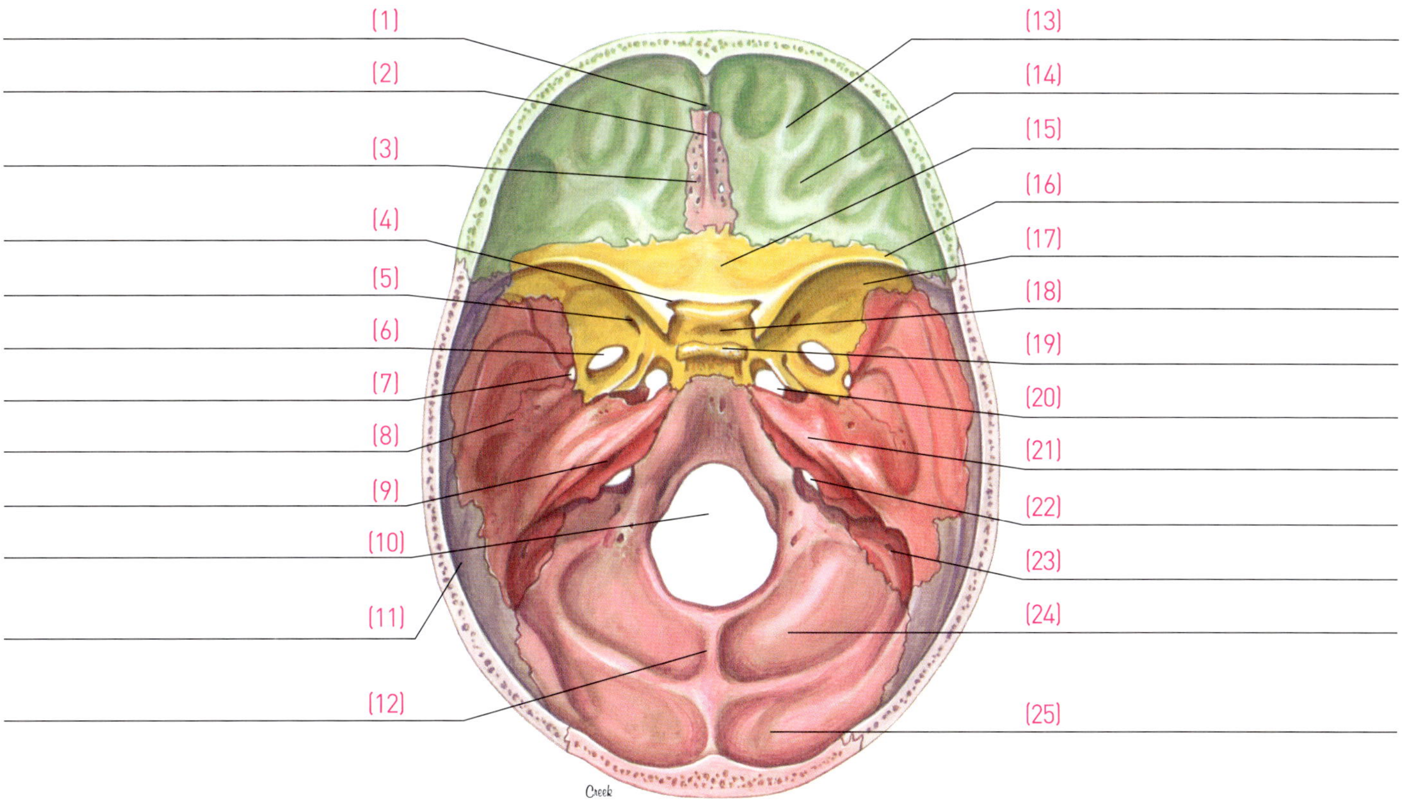

바닥면

[1] 막구멍(맹공) Foramen cecum
[2] 벌집뼈의 볏돌기(사골의 계관) Crista galli of ethmoid bone
[3] 벌집뼈의 체판(사골의 사판) Cribriform plate of ethmoid bone
[4] 시각신경관(시신경관) Optic canal
[5] 원형구멍(정원공) Foramen rotundum
[6] 타원구멍(난원공) Foramen ovale
[7] 뇌막동맥구멍(극공) Foramen spinosum
[8] 관자뼈(측두골) Temporal bone
[9] 속귓구멍(내이공) Internal acoustic pore
[10] 큰구멍(대후두공) Foramen magnum
[11] 마루뼈(두정골) Parietal bone
[12] 속뒤통수뼈능선(내후두능) Internal occipital crest
[13] 앞머리뼈우묵(전두개와) Antereior cranial fossa
[14] 이마뼈(전두골) Frontal bone
[15] 나비뼈(접형골) Sphenoid bone
[16] 나비뼈작은날개(접형골소익) Lesser wing of sphenoid bone
[17] 나비뼈큰날개(접형골대익) Greater wing of sphenoid bone
[18] 안장(터어키안) Sella turcica
[19] 안장등(안배) Dorsum sellae
[20] 파열구멍(파열공) Foramen lacerum
[21] 관자뼈의 바위부분(측두골의 추체부) Petrous part of temporal bone
[22] 목정맥구멍(경정맥공) Jugular foramen
[23] 꼭지구멍(유돌공) Mastoid foramen
[24] 뒤머리뼈우묵(후두개와) Posterior cranial fossa
[25] 뒤통수뼈(후두골) Occipital bone

11 관자뼈(Temporal bone)

한 쌍으로 구성된 관자뼈(temporal b.)는 머리뼈의 옆면을 구성한다. 관자뼈는 비늘봉합에 의하여 마루뼈와 연결된다.

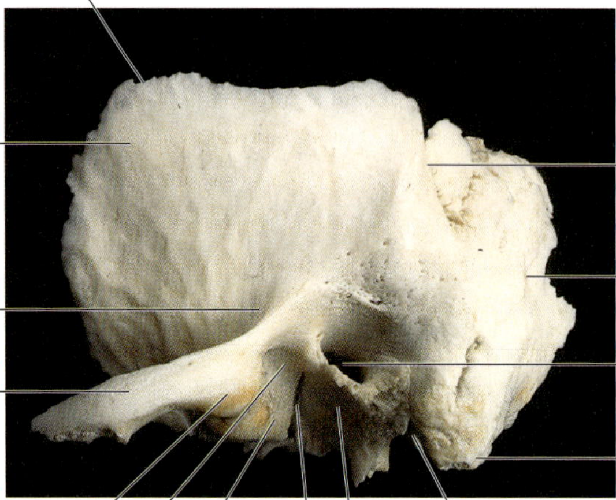

외측면

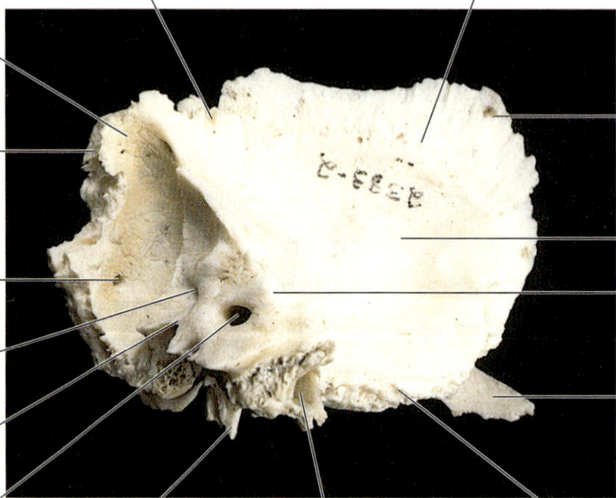

내측면

(1) 마루모서리(두정연) Parietal margin
(2) 관자뼈의 비늘부분(측두골 인부) Squamous part of temporal bone
(3) 중간관자동맥고랑(중측두동맥구) Groove for middle temporal artery
(4) 광대돌기(관골돌기) Zygomatic process
(5) 관절결절 Articular tubercle
(6) 턱관절오목(하악와) Mandibular fossa
(7) 바위부분의 꼭지(암양부첨) Apex of petrous part
(8) 마루패임(두정절흔) Parietal notch
(9) 뒤통수모서리(후두연) Occipital margin
(10) 바깥귀길(외이도) External acoustic meatus
(11) 꼭지돌기(유양돌기) Mastoid process
(12) 붓돌기(경상돌기) Styloid process
(13) 관자뼈의 고실부분(측두골의 고실부) Tympanic part of temporal bone
(14) 바위고막틀틈새(추체고실열) Petrotympanic
(15) 마루패임(두정절흔) Parietal notch
(16) 구불정맥굴고랑(S상동구) Groove for sigmoid sinus
(17) 뒤통수모서리(후두연) Occipital margin
(18) 꼭지구멍(유돌공) Mastoid foramen
(19) 안뜰수도관(전정수도관) Aqueduct of the vestibule
(20) 달팽이소관(와우소관) Cochlear canaliculus
(21) 속귀길(내이도) Internal acoustic meatus
(22) 붓돌기(경상돌기) Styloid process
(23) 관자뼈의 비늘부분(측두골의 인부) Squamous part of temporal bone
(24) 마루모서리(두정연) Parietal margin
(25) 뇌막혈관고랑(뇌막구) Groove for meningeal vessel
(26) 삼차신경절자국(삼차신경압흔) Trigeminal impression
(27) 광대돌기(관골돌기) Zygomatic process
(28) 나비뼈모서리(접형골연) Sphenoid margin
(29) 바위부분의 꼭지(암양부첨) Apex of petrous part

12 나비뼈(Sphenoid bone)

머리뼈의 가쪽면과 바닥부분을 차지하며 날개를 편 나비와 같은 형태이다.

● 아래의 명칭에 맞는 지시선을 사진에 그리고 영문으로 기입하시오.

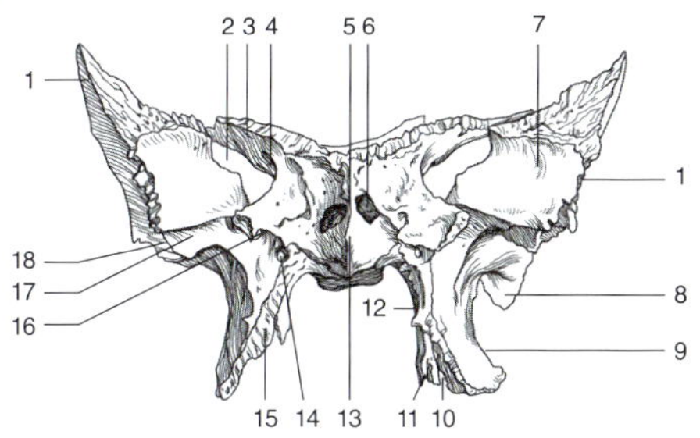

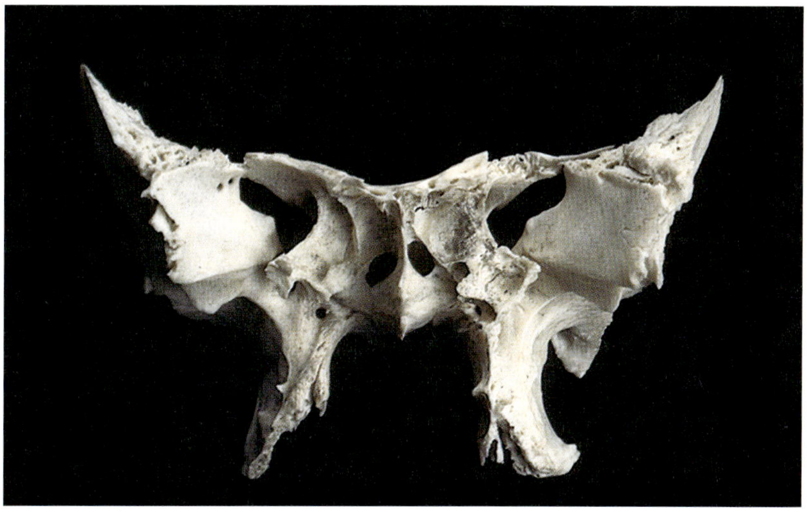

(1) Greater wing
(2) Superior orbital fissure
(3) Lesser wing
(4) Optic cnanl
(5) Sphenoidal crest
(6) Sphenoidal sinus
(7) Orbital surface of greater wing
(8) Sphenoidal spine
(9) Lateral pterygoid process
(10) Pterygoid notch
(11) Perygoid hamulus
(12) Medial pterygoid process
(13) Shpenoid rostrum
(14) Pterygoid canal
(15) Pterygopalatine sulcus
(16) Foramen rotundum
(17) Pterygopalatine surface
(18) Infratemporal surface

13 벌집뼈(Ethmoid bone)

머리뼈의 바닥부위 앞면에 위치하고 눈확 사이와 코안의 지붕을 형성한다. 코안의 천장을 이루는 벌집체판(cribriform plate)과 코중격을 이루는 수직판(perpendicular plate), 코안의 가쪽과 눈확의 안쪽을 이루는 벌집뼈미로(ethmoid labyrinth)로 구분된다.

● 아래의 명칭에 맞는 지시선을 사진에 그리고 영문으로 기입하시오.

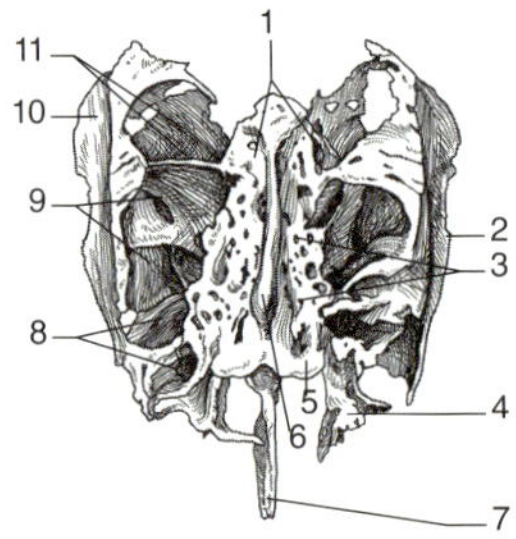

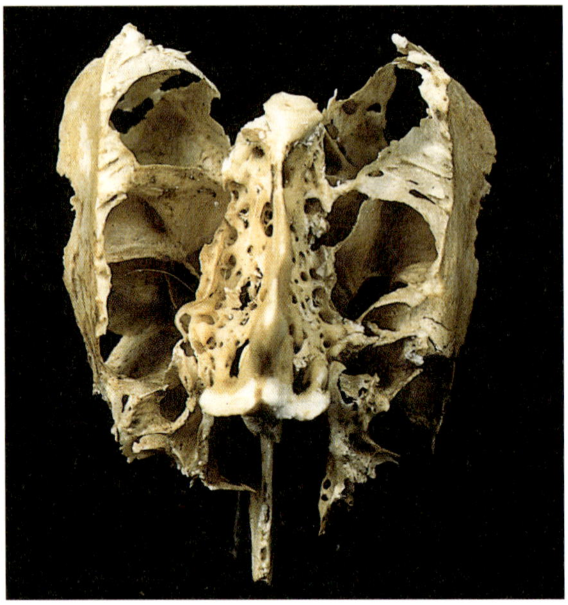

(1) Cribriform plate
(2) Ethmoid labyrinth
(3) Olfactory foramina
(4) Middle nasal concha
(5) Crista galli ala
(7) Perpendicular plate
(8) Anterior ethmoidal sinus
(9) Middle ethmoidal sinus
(10) Orbital plate
(11) Posterior ethmoidal sinus

14 위턱뼈(Maxilla)

한 쌍으로 구성되어 있으며 중앙에서 합쳐져 위턱뼈를 이루며 눈확아래뼈, 코안의 가쪽과 바닥, 위쪽 벽을 이룬다. 치아가 이틀돌기(alveolar process)에 형성된 이틀(dental alveoli)에 매몰되어 있다.

● 아래의 명칭에 맞는 지시선을 사진에 그리고 영문으로 기입하시오.

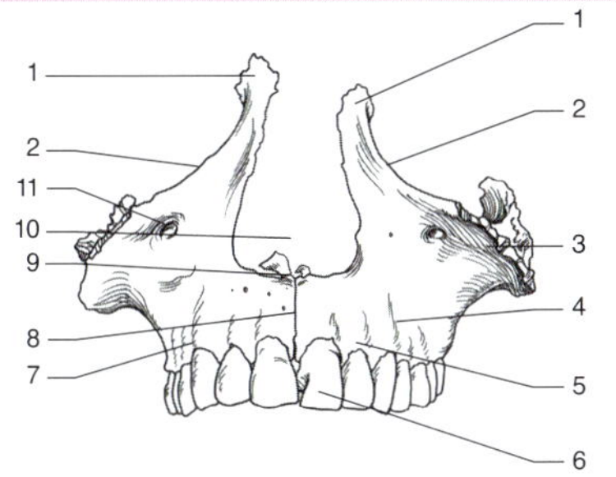

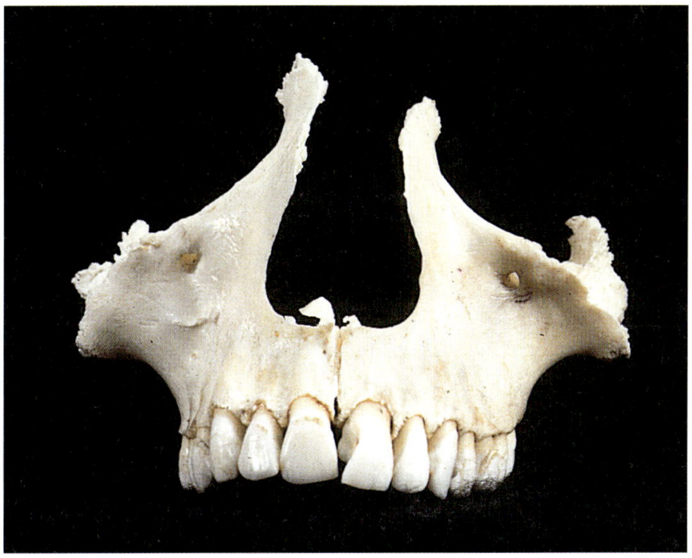

(1) Frontal process
(2) Infraorbital margin
(3) Zygomatic process
(4) Canine fossa
(5) Alveolar process
(6) Teeth
(7) Juga alveolaria
(8) Intermaxillary suture
(9) Anterior nasal spine
(10) Anterior nadal aperture
(11) Infraorbital foramen

15 아래턱뼈(Mendible)

얼굴에서 가장 크고 단단한 뼈로 관자뼈와 턱관절로 연결되는 머리뼈에서 유일하게 움직일 수 있는 뼈이다.

● 아래의 명칭에 맞는 지시선을 사진에 그리고 영문으로 기입하시오.

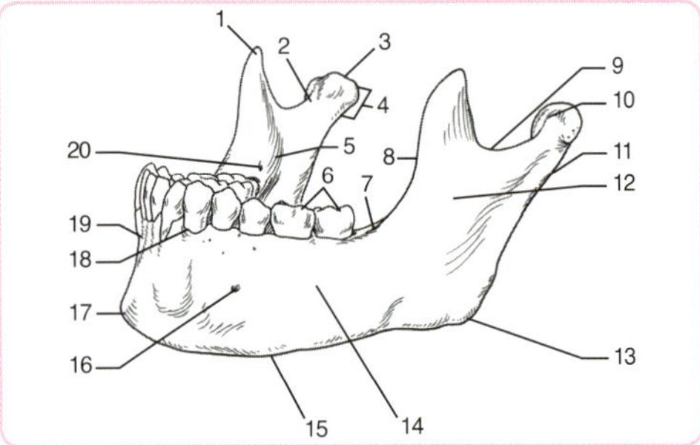

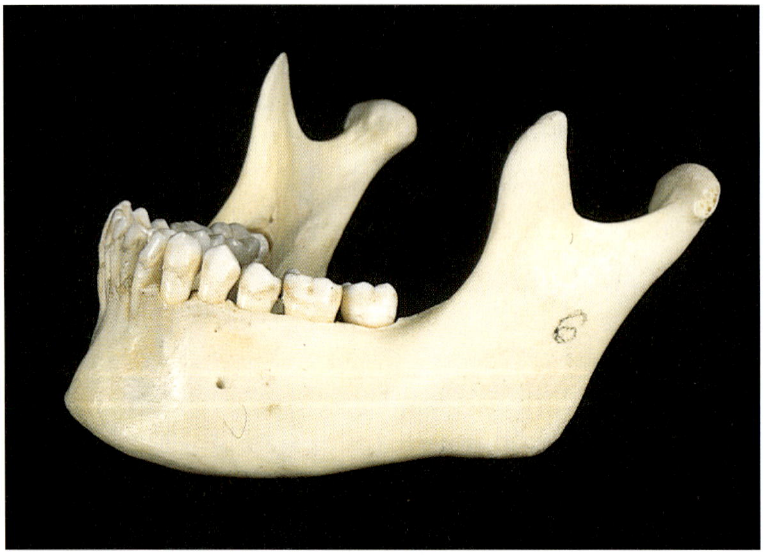

(1) Coronoid process
(2) Neck
(3) Head
(4) Mandiblar condyle
(5) Mylohyoid groove
(6) Teeth
(7) Oblique
(8) Anterior ramus
(9) Mandibular notch
(10) Pterygoid fossa
(11) Posterior ramus
(12) Ramus of mandible
(13) Mandibular angle
(14) Body of mandible
(15) Inferior border of mandible
(16) Mental foramen
(17) Mental protuberance
(18) Alveolar process
(19) Alveolar crest
(20) Mandibular foramen

16 분리된 머리뼈(Skull)

머리뼈는 목뿔뼈를 포함하여 15종 23개의 뼈가 결합된 것이다(귓속뼈 제외). 턱관절을 제외하고 모두 봉합에 의해 연결되어 있으며, 목뿔뼈는 근육과 인대에 의해 연결되어 있다.

● 아래의 명칭에 맞는 지시선을 사진에 그리고 영문으로 기입하시오.

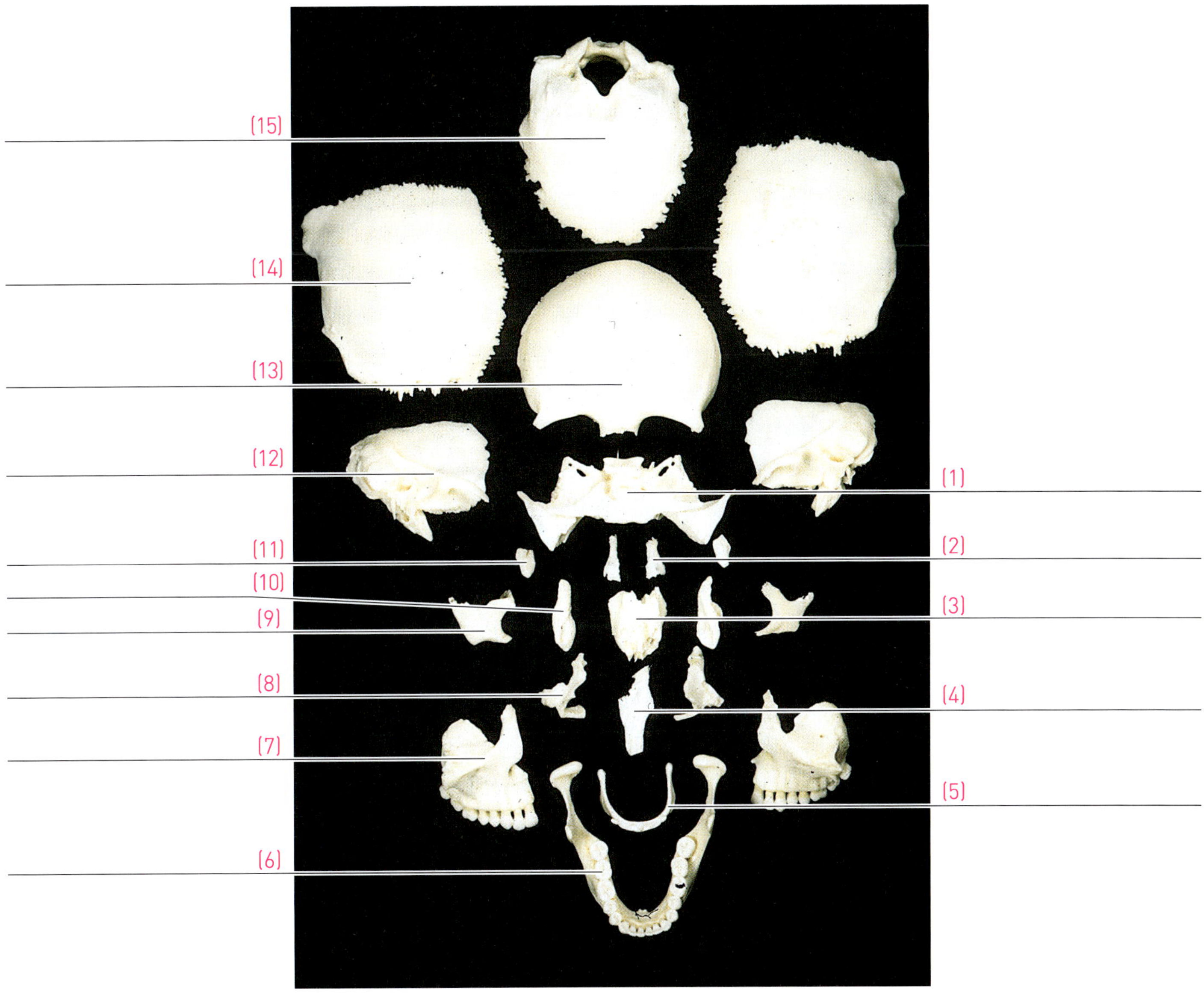

(1) Sphenoid bone
(2) Nasal bone
(3) Etmoid bone
(4) Vomer
(5) Hyoid bone
(6) Mandible
(7) Maxilla
(8) Palatine bone
(9) Zygomatic bone
(10) Nasal concha
(11) Lacrimal bone
(12) Temporal bone
(13) Frontal bone
(14) Parietal bone
(15) Occipital bone

17 척주(Vertebral column)

불규칙뼈인 척추뼈(vertebrae)가 섬유연골인 척추사이원반(intervertebral disc)을 사이에 두고 연결된 뼈대이다. 척수를 감싸고 보호하며 머리뼈를 지지하고 움직이게 하며 갈비뼈와 연결되어 가슴우리를 이루고 몸통근육의 부착점을 제공해 준다.

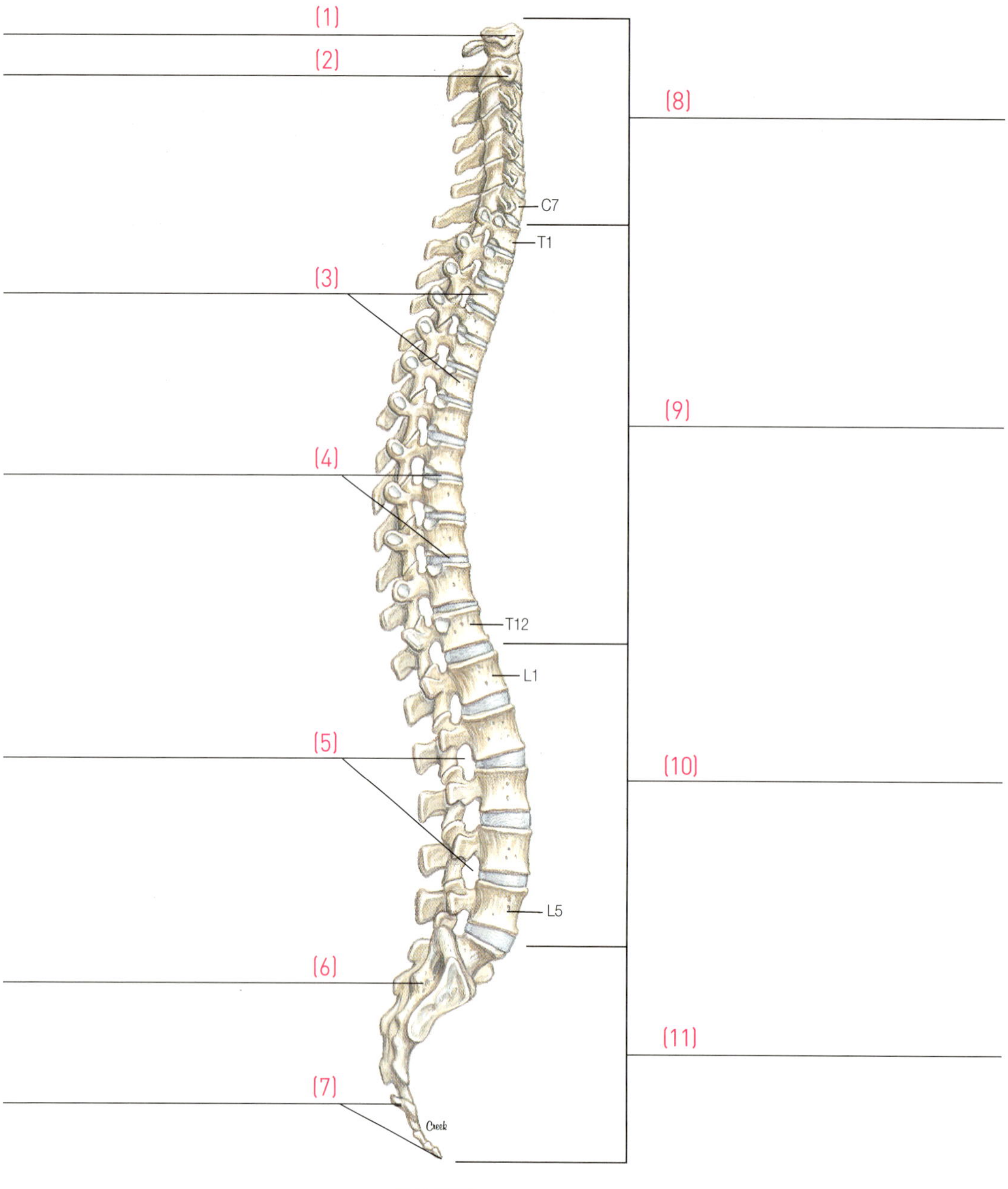

옆면

(1) 고리뼈(환추) Atlas(C1)
(2) 중쇠뼈(축추) Axis(C2)
(3) 척추뼈(척추) Vertebrae
(4) 척추[사이]원반(추간원판) Intervertebral discs
(5) 척추사이구멍(추간공) Intervertebral foramen
(6) 엉치뼈(천골) Sacrum
(7) 꼬리뼈(미골) Coccyx
(8) 목굽이(경추만곡) Cervical curve
(9) 등굽이(흉추만곡) Thoracic curve
(10) 허리굽이(요추만곡) Lumbar curve
(11) 엉치굽이(골반만곡) Pelvic curve

18 고리뼈(Atlas, C_1)

몸통이 없는 목뼈로 고리 모양을 하고 있어 고리뼈(환추)라고 한다. 윗면은 뒤통수뼈의 관절융기(occipital condyle)와 관절을 이루는 타원형의 관절인 고리뒤통수관절(atlantooccipital joint)을 형성한다.

● 아래의 명칭에 맞는 지시선을 사진에 그리고 영문으로 기입하시오.

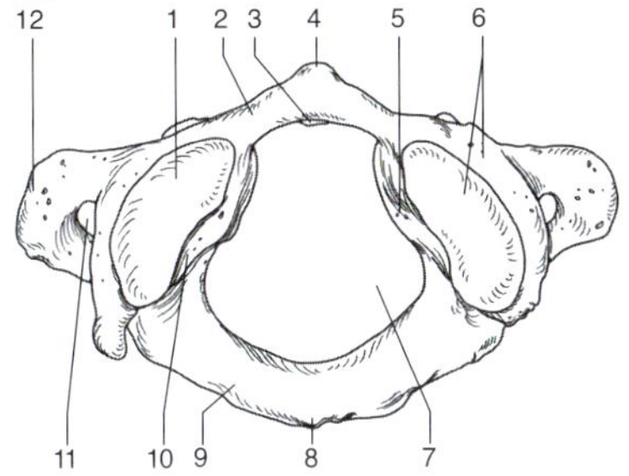

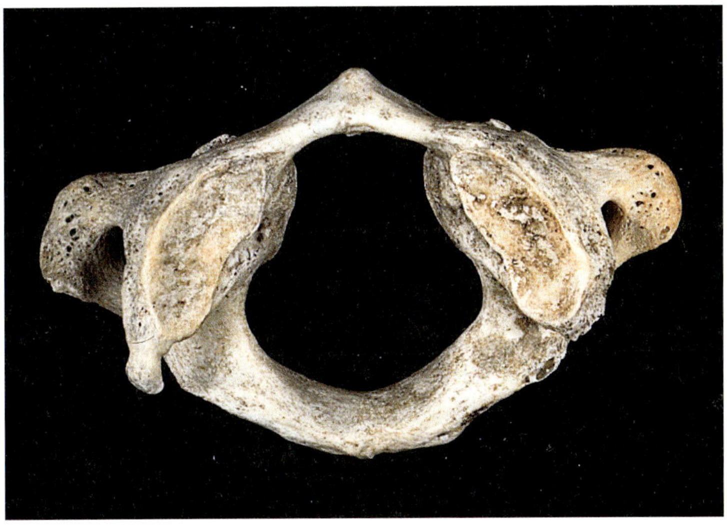

(1) Superior articular facet
(2) Anterior arch
(3) Articular facet for dens
(4) Anterior tubercle
(5) Tubercle for transverse ligament
(6) Lateral mass
(7) Vertebral foramen
(8) Posterior tubercle
(9) Posterior arch
(10) Groove for vertebral artery
(11) Transverse foramen
(12) Transverse process

19 중쇠뼈(Axis, C_2)

몸통 위쪽에 치아돌기가 돌출되어 있어 첫째목뼈와 관절을 이루도록 한다. C_1과 C_2 사이의 고리중쇠관절(atlantoaxial joint)은 머리를 회전시키는 기초가 된다.

● 아래의 명칭에 맞는 지시선을 사진에 그리고 영문으로 기입하시오.

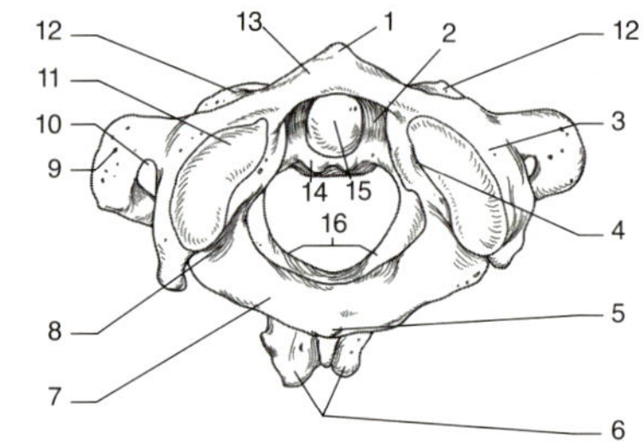

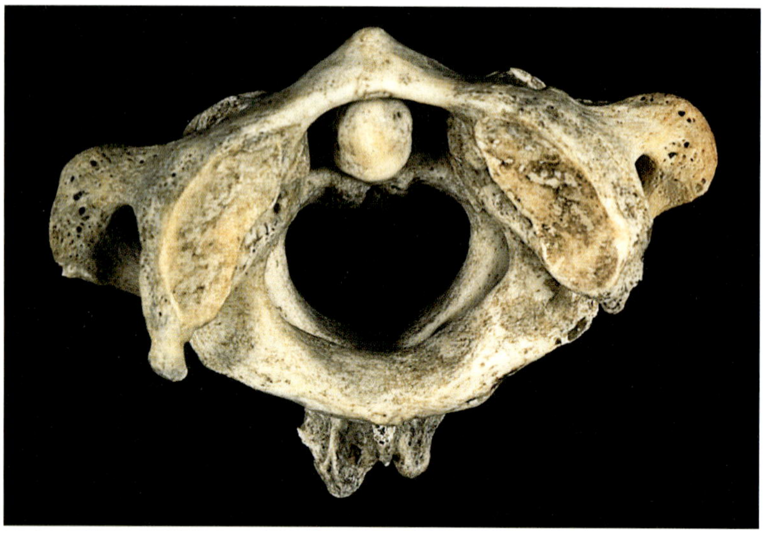

(1) Anterior tubercle of atlas
(2) Pedicle of axis
(3) Lateral mass of atlas
(4) Tubercle for transverse ligament of atlas
(5) Poesterior tubercle of atlas
(6) Spinous process(bifid) of axis
(7) Posterior arch of atlas
(8) Groove for vertebral arter of atlas
(9) Transverse process of atlas
(10) Transverse foramen of atlas
(11) Superior articular facet of atlas
(12) Superior articular process of axis
(13) Anterior arch of atlas
(14) Body of Axis
(15) Dens(odontoid process) of axis
(16) Vertebral arch of axis

20 전형적인 목뼈(Cervial vertebra)

몸통은 작고 타원형이며 가시돌기는 이분된(C_2~C_7) 구조를 가지고 있다. 가로돌기에 구멍이 있어 척추동·정맥의 통로가 되고 있다.

● 아래의 명칭에 맞는 지시선을 사진에 그리고 영문으로 기입하시오.

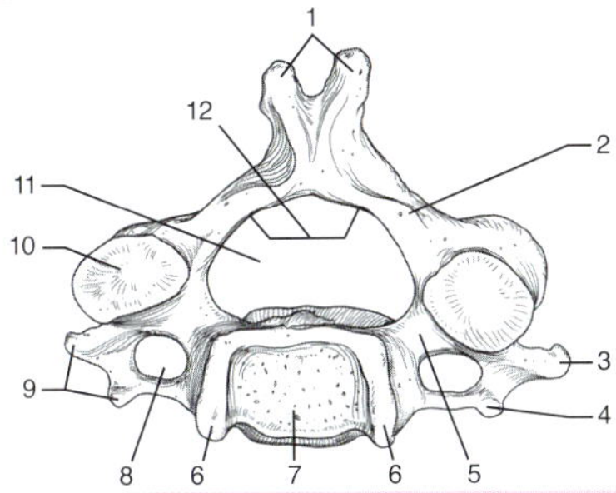

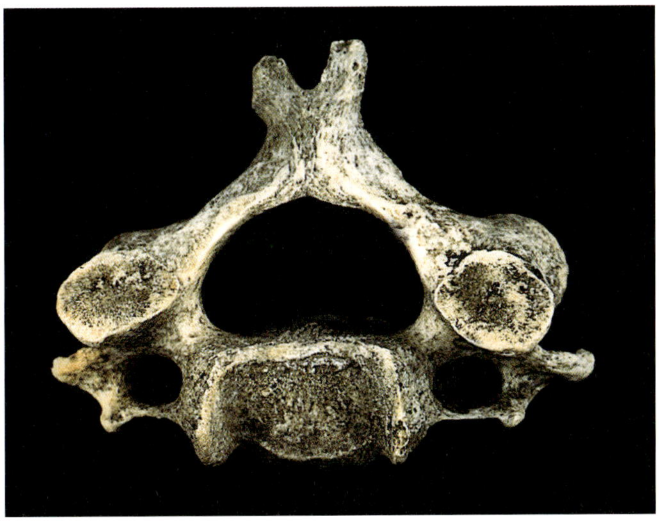

(1) Bifid spinous process
(2) Lamina
(3) Posterior tubercle
(4) Anterior tubercle
(5) Pedicle
(6) Uncus of vertebral body
(7) Body of vertebra(centrum)
(8) Transverse foramen
(9) Transverse process
(10) Superior articular facet
(11) Vertebral foramen
(12) Vertebral arch

21 등뼈(Thoracic vertebrae)

갈비뼈와 연결되어 가슴우리 뒤쪽을 형성한다. 등뼈는 목뼈보다 크고 T_1에서부터 T_{12}로 내려갈수록 크기가 커진다.

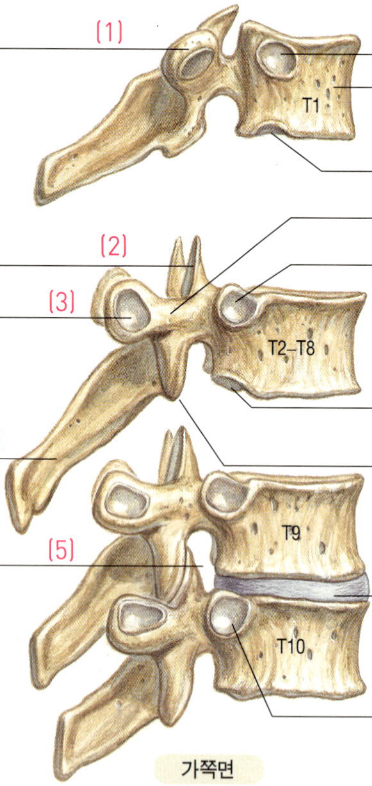

가쪽면

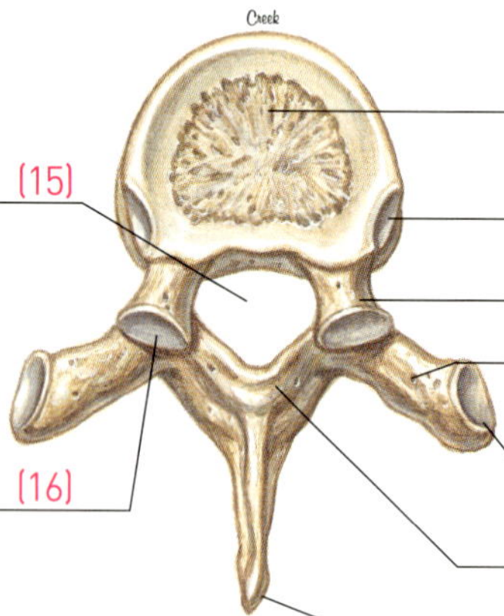

위쪽면

(1) 가로돌기(횡돌기) Transverse process
(2) 위관절돌기(상관절돌기) Superior articular process
(3) 갈비뼈결절을 위한 관절면 Facet for tubercle of rib
(4) 가시돌기(극돌기) Spinous process
(5) 척추사이구멍(추간공) Intervertebral foramen
(6) 갈비뼈머리를 위한 관절면 Facet for head of rib
(7) 몸통(추체) Body
(8) 반갈비오목(갈비뼈머리를 위한 반관절면) Demifacet for head of rib
(9) 고리뿌리(추궁근) Pedicle
(10) 갈비뼈머리를 위한 관절면 Facet for head of rib
(11) 갈비뼈머리를 위한 반관절면 Demifacet for head of rib
(12) 아래관절돌기(하관절돌기) Inferior articular process
(13) 척추[사이]원반(추간원판) Intervertebral disc
(14) 갈비뼈머리를 위한 관절면 Facet for head of rib
(15) 척추뼈구멍(추공) Vertebral foramen
(16) 위관절돌기(상관절돌기) Superior articular process
(17) 몸통(추체) Body
(18) 갈비뼈머리(반갈비오목)를 위한 반관절면 Demifacet for head of rib
(19) 고리뿌리(추궁근) Pedicle
(20) 가로돌기(횡돌기) Transverse process
(21) 갈비뼈결절을 위한 관절면 Facet for tubercle of rib
(22) 고리판(추궁판) Lamina
(23) 가시돌기(극돌기) Spinous process

22 허리뼈(Lumbar vertebrae)

체중을 지탱하기 위하여 큰 몸통을 가지며 허리근육의 부착점을 제공하기 위하여 가시돌기가 크고 두툼하다.

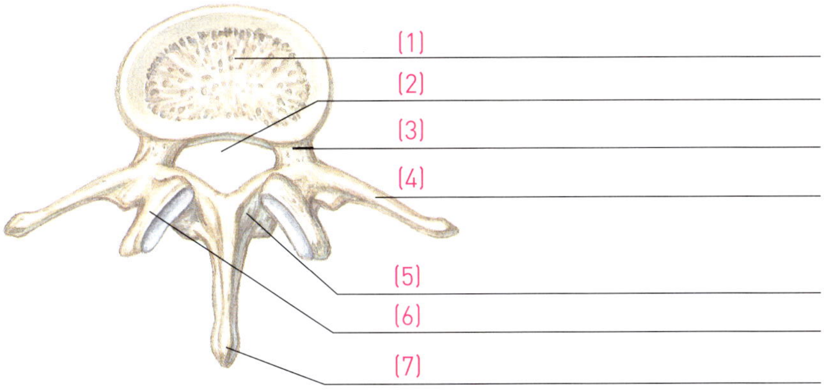

윗면

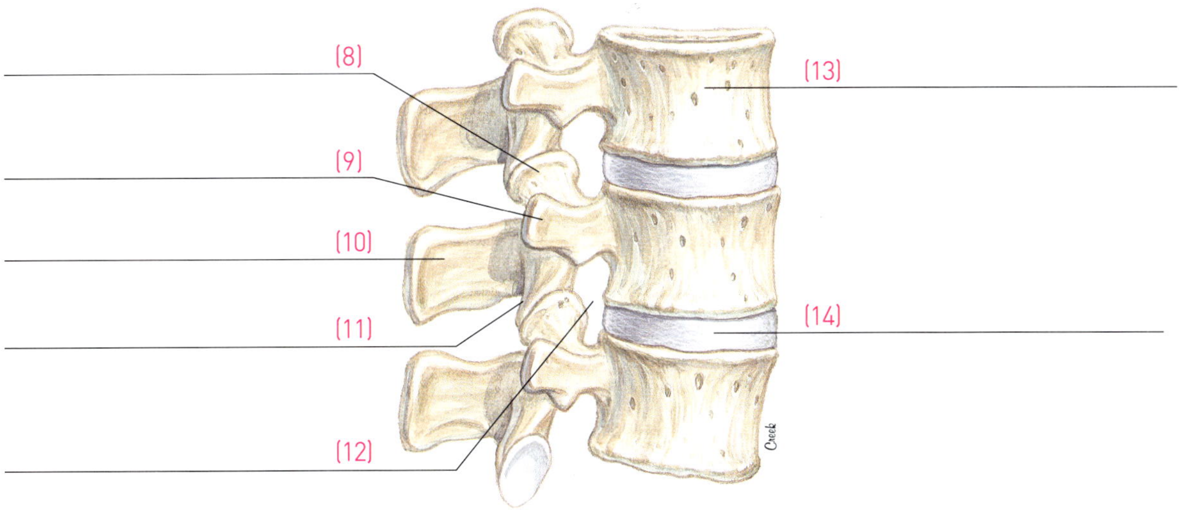

옆면

(1) 몸통(추체) Body
(2) 척추뼈구멍(추공) Vertebral foramen
(3) 고리뿌리(추궁근) Pedicle
(4) 가로돌기(횡돌기) Transverse process
(5) 고리판(추궁판) Lamina
(6) 위관절돌기(상관절돌기) Superior articular process
(7) 가시돌기(극돌기) Spinous process
(8) 위관절돌기(상관절돌기) Superior articular process
(9) 가로돌기(횡돌기) Transverse process
(10) 가시돌기(극돌기) Spinous process
(11) 아래관절돌기(하관절돌기) Inferior articular process
(12) 척추사이구멍(추간공) Intervertebral foramen
(13) 몸통(추체) Body
(14) 척추사이원반(추간원판) Intervertebral disc

23 엉치뼈(Sacrum)

역삼각형의 엉치뼈는 5개의 엉치척추뼈가 유합되어 형성된다. 엉치뼈의 가쪽면은 엉덩뼈와 관절한다.

- 아래의 명칭에 맞는 지시선을 사진에 그리고 영문으로 기입하시오.

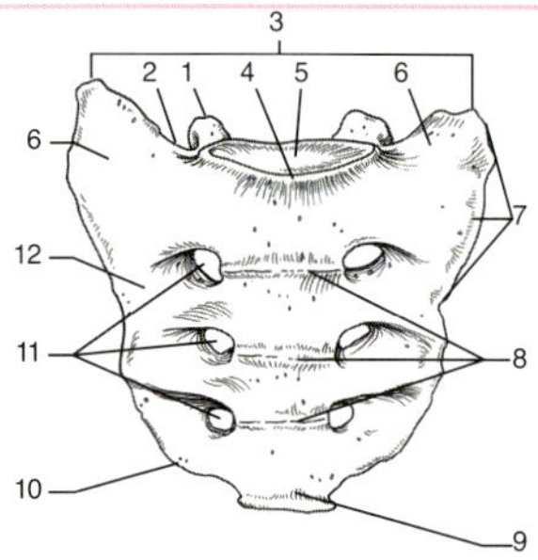

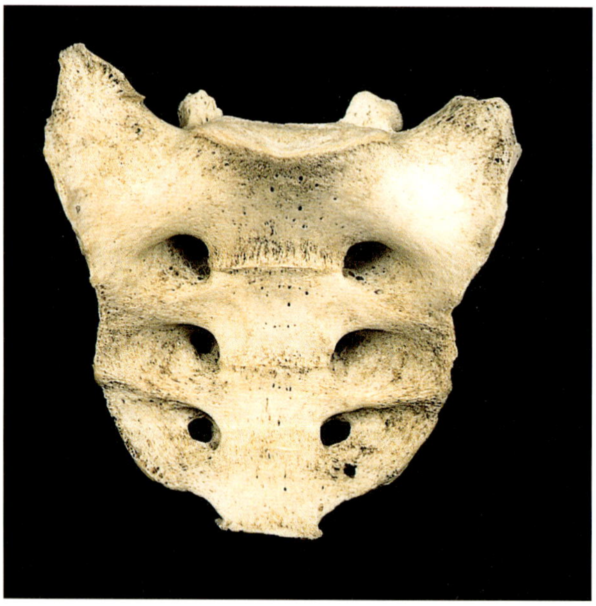

앞

(1) Superior atricular process
(2) Superior sacral notch
(3) Base of sacrum
(4) Sacral promontory
(5) Lumbosacral articular surface
(6) Sacral wings(ala)
(7) Lateral part
(8) Transverse lines(ridges)
(9) Apex of sacrum
(10) Inferolateral angle
(11) Anterior sacral (pelvic) foramina
(12) Lateral mass

24 엉치뼈(Sacrum)

엉치뼈의 뒷면은 안쪽과 달리 굴곡이 매우 심한데 이를 엉치뼈 거친면(sacral tuberosity)이라 한다. 가시돌기가 유합되어 정중엉치뼈능선을 형성한다.

● 아래의 명칭에 맞는 지시선을 사진에 그리고 영문으로 기입하시오.

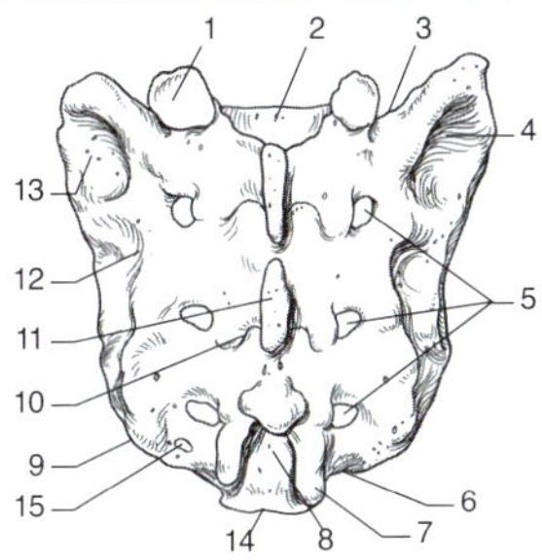

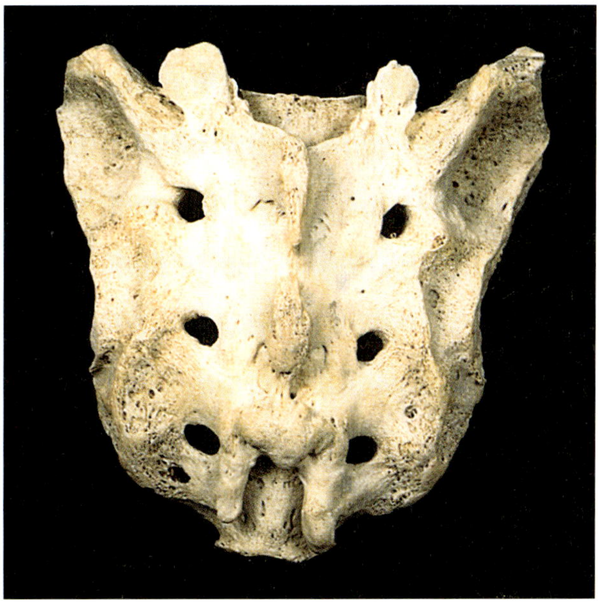

뒤

[1] Superior atricular process
[2] Sacral canal
[3] Superior sacral notch
[4] Sacral tuberosity
[5] Posterior(dorsal) sacral foramina
[6] Sacrococcygeal notch
[7] Sacral horn
[8] Sacral hiatus
[9] Inferolateral angle
[10] Intermediate sacral crest
[11] Median sacral crest
[12] Lateral sacral crest
[13] Auricular surface
[14] Apex of sacrum
[15] Underdeveloped foramen

25 가슴우리(Thoracic cage)

12개의 등뼈(thracic vertebrae)와 12쌍의 갈비뼈(rib), 갈비연골(costal cartilage), 복장뼈(sternum)로 이루어져 있다.

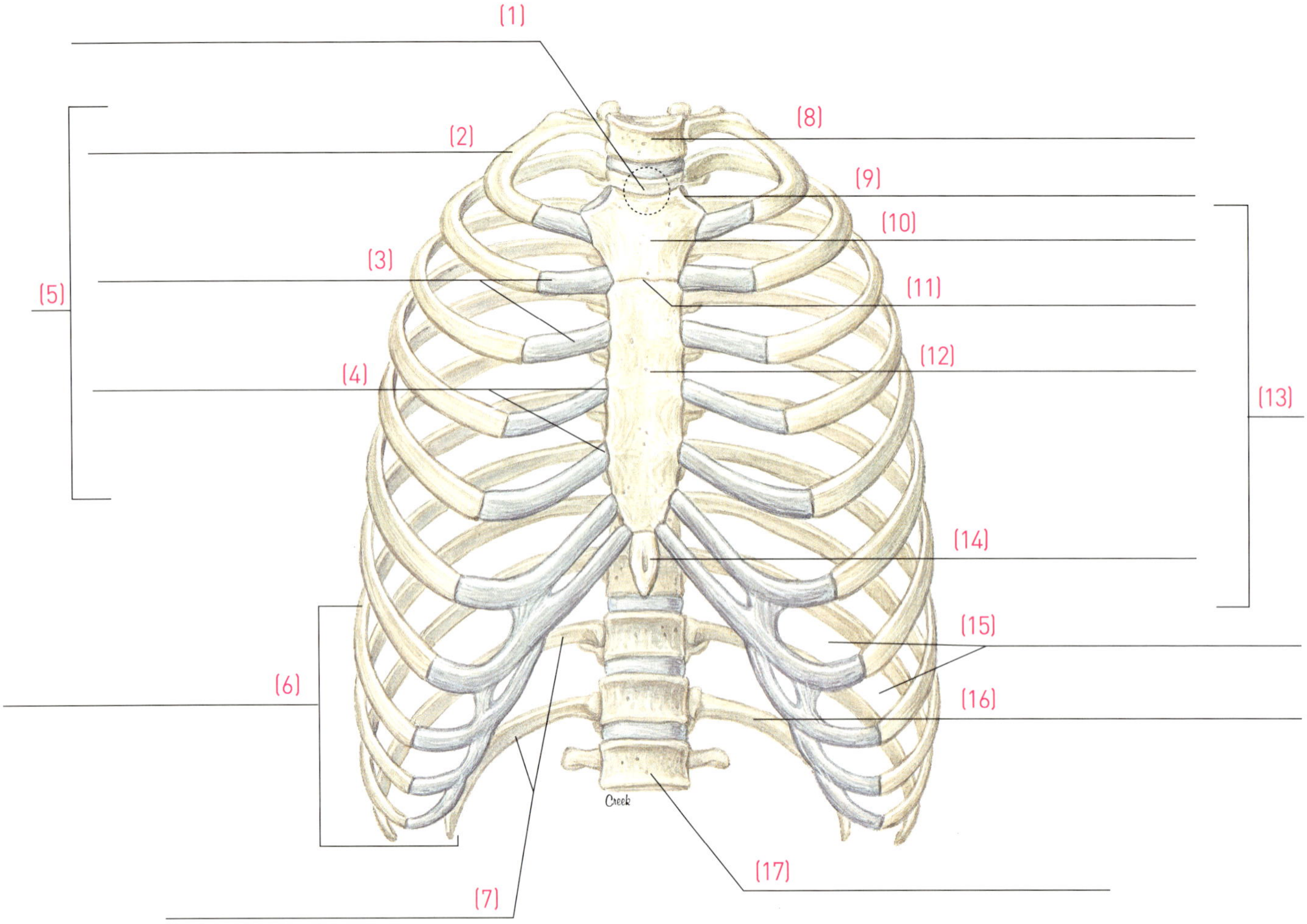

(5) ____________________

(13) ____________________

(1) 목아래패임(경절흔) Jugular notch
(2) 첫째갈비뼈(제1늑골) First rib
(3) 갈비연골(늑연골) Costal cartilages
(4) 갈비패임(늑골절흔) Costal notches
(5) 참갈비뼈(진늑골) True ribs
(6) 거짓갈비뼈(가늑골) False ribs
(7) 뜬갈비뼈(부유늑골) Floating ribs
(8) 첫째등뼈(제1흉추) First thoracic vertebra
(9) 빗장패임(쇄골절흔) Clavicular notch
(10) 복장뼈자루(흉골병) Manubrium of sternum
(11) 복장뼈각(흉각) Sternal angle
(12) 복장뼈몸통(흉골체) Body of sternum
(13) 복장뼈(흉골) Sternum
(14) 복장뼈의 칼돌기(흉골의 검상돌기) Xiphoid process of sternum
(15) 갈비사이공간(늑간) Intercostal spaces
(16) 열두째갈비뼈(제12늑골) Twelfth rib
(17) 첫째허리뼈(제1요추) First lumbar vertebra

26 갈비뼈(Rib)

12쌍의 갈비뼈는 뒤쪽으로 등뼈와 결합하고, 앞쪽의 복장뼈와는 연결형태에 따라 참갈비뼈, 거짓갈비뼈, 뜬갈비뼈로 구분한다.

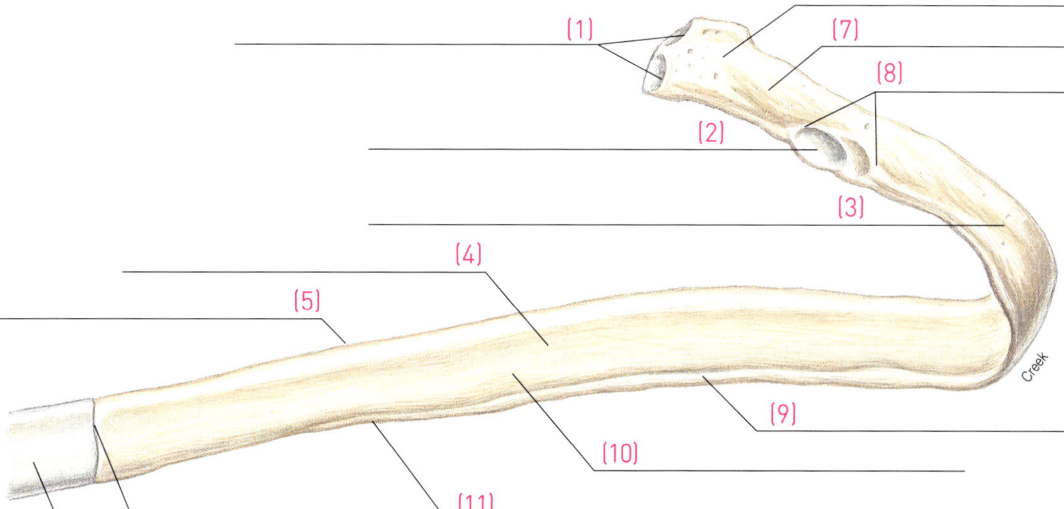

(1) 갈비뼈머리(늑골두)의 관절면 Articular surfaces of head of rib

(2) 결절관절면 Articular surface of tubercle

(3) 각 Angle

(4) 몸통(체) Body

(5) 윗면(상면) Superior surface

(6) 머리(두) Head

(7) 목(경) Neck

(8) 갈비뼈결절(결절) Tubercle

(9) 갈비뼈고랑(늑골구) Costal groove

(10) 속면(내면) Internal surface

(11) 아랫면(하면) Inferior surface

(12) 갈비연골관절(늑연골연결) Costochondral articulation

(13) 갈비연골(늑연골) Costal cartilage

27 빗장뼈(Clavicle)

S자 모양의 뼈로 안쪽으로는 팔을 몸통뼈대(복장뼈)에 연결시키고 바깥쪽으로는 어깨관절을 가슴우리에서 분리시킴으로써 자유로운 운동을 가능하도록 하는 뼈이다.

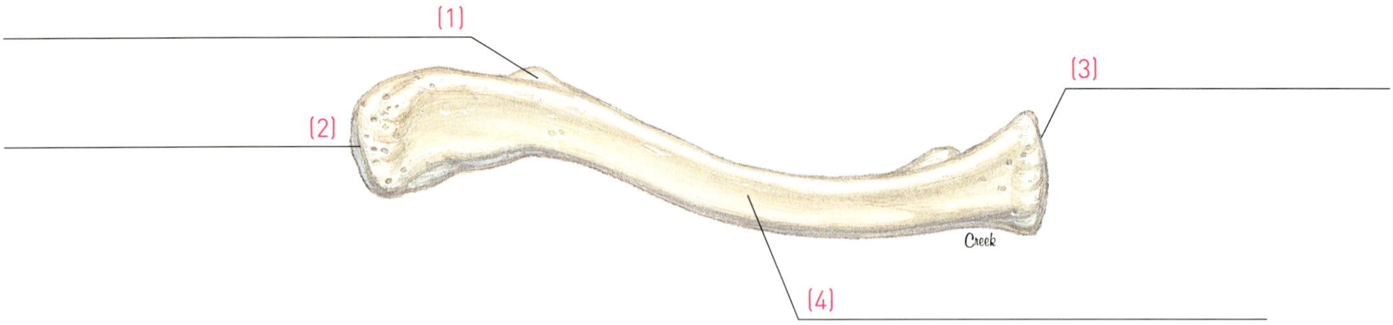

앞

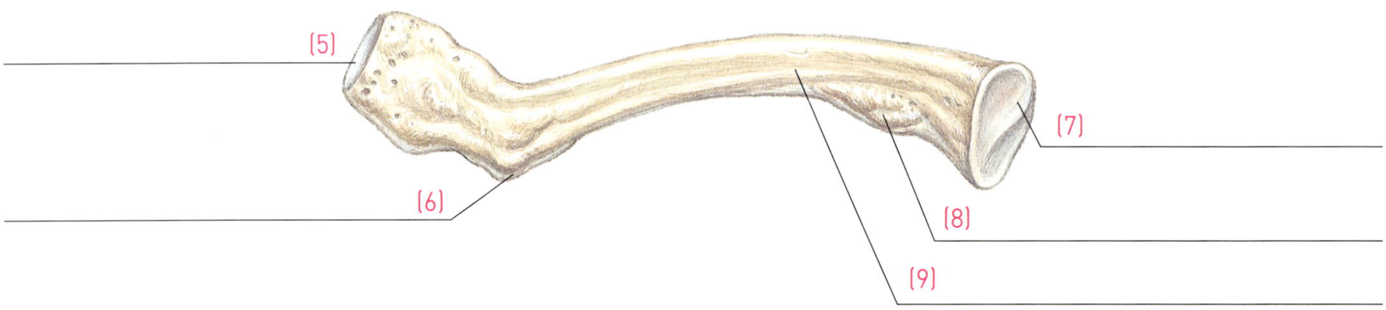

뒤

(1) 원뿔(원추)인대결절 Conoid tubercle
(2) 봉우리끝(견봉단) Acromial end
(3) 복장끝(흉골단) Sternal end
(4) 빗장뼈몸통(쇄골체) Body of clavicle

(5) 봉우리끝(견봉단) Acromial end
(6) 원뿔(원추)인대결절 Conoid tubercle
(7) 복장끝(흉골단) Sternal end

(8) 갈비빗장인대자국(늑쇄인대압흔) Impression of costoclavicular ligament
(9) 빗장뼈몸통(쇄골체) Body of clavicle

28 어깨뼈(Scapula)

삼각형의 납작뼈로 뒤쪽 위 2/3 지점에서 길게 융기된 어깨뼈가시라는 뼈 능선이 있다. 어깨뼈가시는 어깨뼈를 강화시키고 휘어지는 것을 막아준다.

● 아래의 명칭에 맞는 지시선을 사진에 그리고 영문으로 기입하시오.

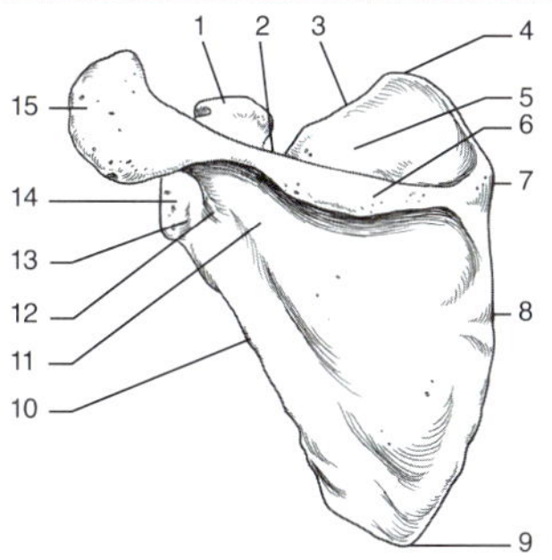

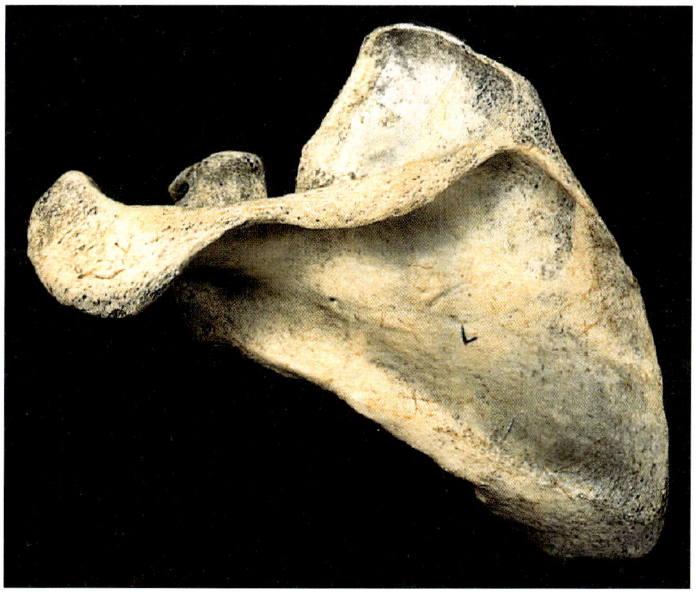

뒤

(1) Coracoid process
(2) Scapular notch
(3) Superior border
(4) Superior angle
(5) Supraspinatus fossa
(6) Spine of scapula
(7) Medial angle
(8) Medial border
(9) Inferior angle
(10) Lateral border
(11) Infraspinatus fossa
(12) Neck of scapula
(13) Infraglenoid tubercle
(14) Glenoid cavity
(15) Acromion

29 어깨뼈(Sacapula)

삼각형의 형태로 위모서리, 안쪽모서리, 가쪽모서리라는 3개의 모서리와 위각, 가쪽각, 아래각의 3개의 각을 형성하고 있다.

● 아래의 명칭에 맞는 지시선을 사진에 그리고 영문으로 기입하시오.

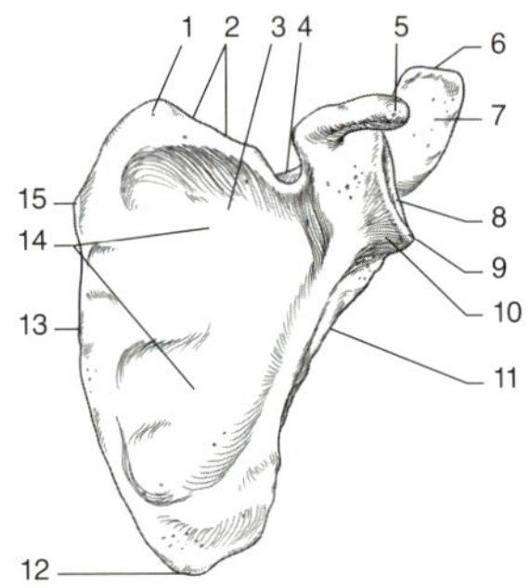

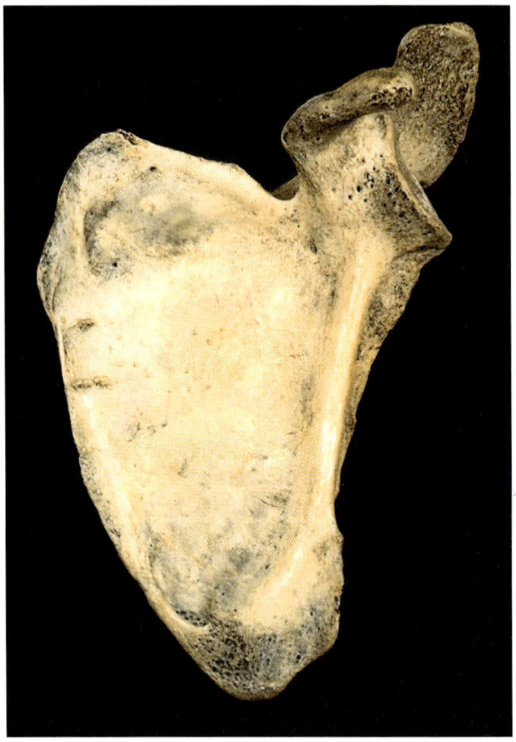

앞

(1) Superior angle
(2) Superior border
(3) Subscapular fossa
(4) Scapular notch
(5) Coracoid process
(6) Acromial articular surface
(7) Acromion
(8) Glenoid cavity
(9) Infra glenoid tubercle
(10) Neck of scapula
(11) Lateral border
(12) Inferior angle
(13) Medial border
(14) Costal surface
(15) Medial angle

30 위팔뼈(Humerus)

위팔뼈머리가 있는 몸쪽끝, 가운데 부분인 몸통 그리고 아래팔과 연결되는 먼쪽끝으로 구분된다.

● 아래의 명칭에 맞는 지시선을 사진에 그리고 영문으로 기입하시오.

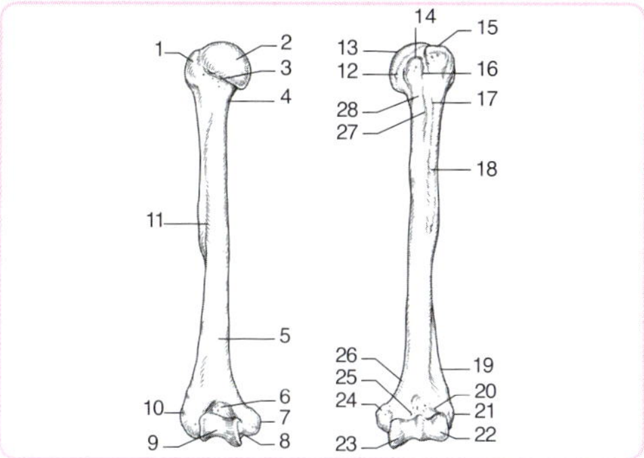

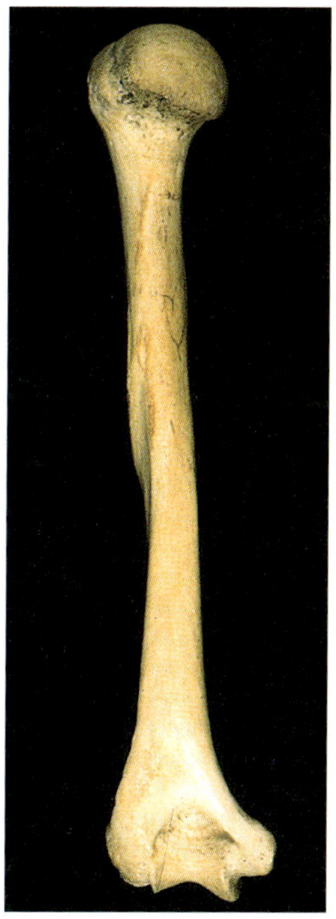

뒤

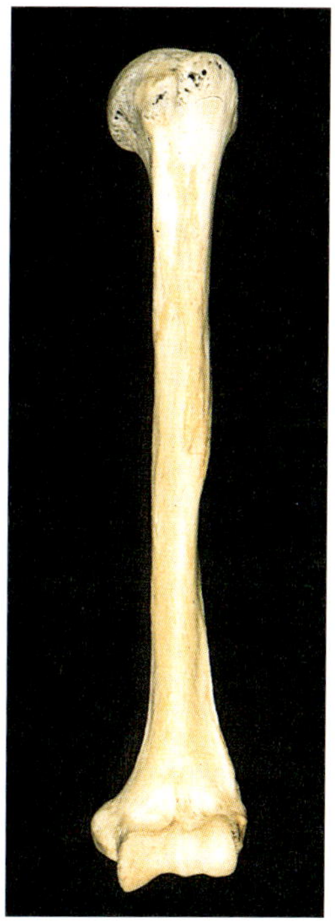

앞

(1) Greater tubercle
(2) Head of humerus
(3) Anatomical neck
(4) Surgical neck
(5) Posterior surface
(6) Olecranon fossa
(7) Medial epicondyle
(8) Sulcus for ulnar nerve
(9) Trochlea
(10) Lateral epicondyle
(11) Sulcus for radial nerve
(12) Anatomical neck
(13) Head of humerus
(14) Lesser tubercle
(15) Greater tubercle
(16) Intertubercular sulcus
(17) Crest of greater tubercle
(18) Deltoid tuberosity
(19) Lateral supracondylar ridge
(20) Radial fossa
(21) Lateral epicondyle
(22) Capitulum
(23) Trochlea
(24) Medial epicondyle
(25) Coronoid fossa
(26) Medial supracondylar ridge
(27) Crest of lesser tubercle
(28) Surgical neck

31 노뼈와 자뼈(Radius & Ulna)

아래팔은 안쪽의 자뼈와 가쪽의 노뼈로 구성되어 있다.

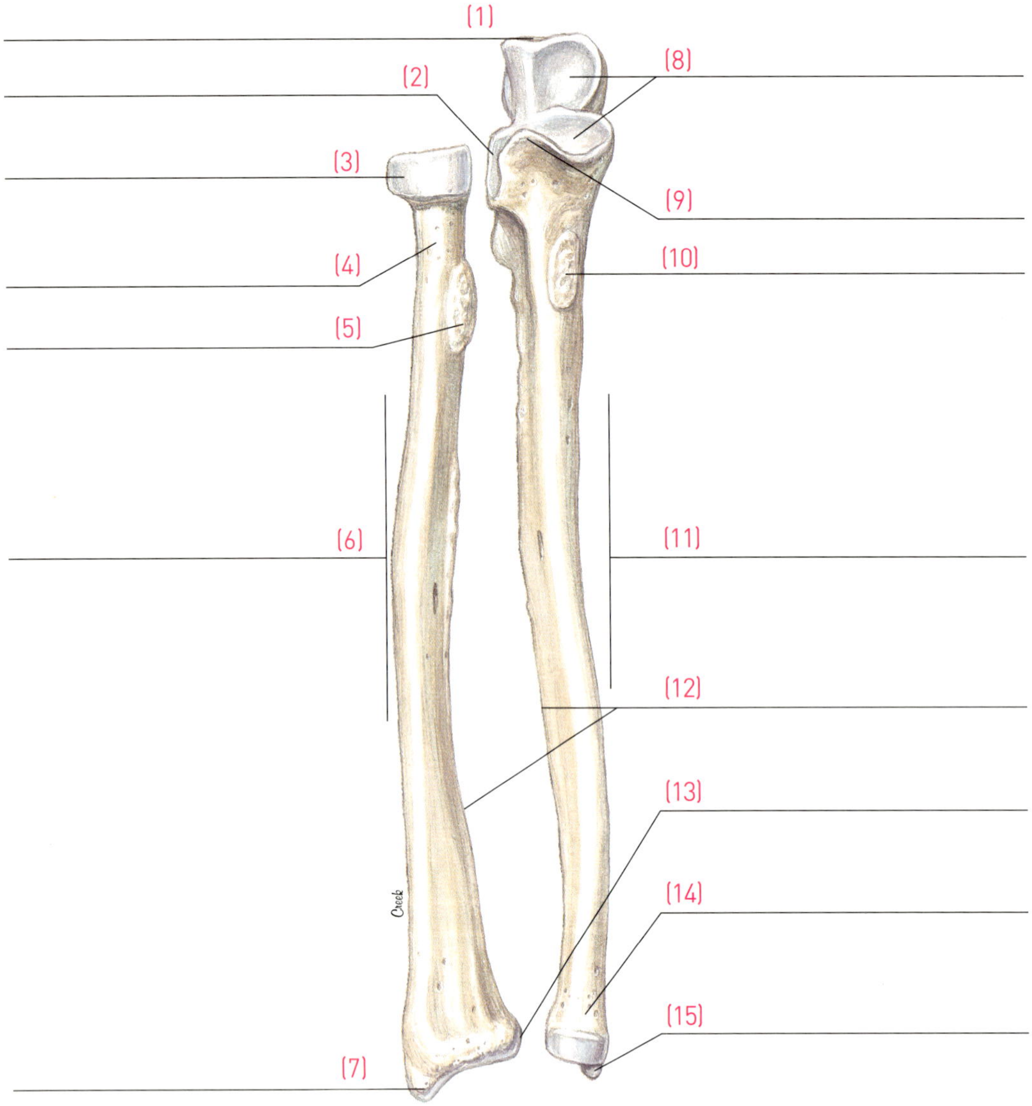

앞면(오른쪽)

(1) 팔꿈치머리(주두) Olecranon
(2) 자뼈의 노패임(척골의 요골절흔) Radial notch of ulna
(3) 노뼈머리의 둘레관절면(요골두의 관절환상면)
(4) 노뼈목(요골경) Neck of radius
(5) 노뼈거친면(요골조면) Tuberosity of radius
(6) 노뼈몸통(요골체) Body of radius
(7) 노뼈의 붓돌기(요골의 경상돌기) Styloid process of radius
(8) 도르래패임(활차절흔) Trochlear notch
(9) 갈고리돌기(구상돌기) Coronoid process
(10) 자뼈거친면(척골조면) Tuberosity of ulna
(11) 자뼈몸통(척골체) Body of ulna
(12) 뼈사이모서리(골간연) Interosseous borders
(13) 노뼈의 자패임(요골의 척골절흔) Ulnar notch of radius
(14) 자뼈머리의 둘레관절면(척골두의 관절환상면) Articular circumference of head of ulna
(15) 자뼈의 붓돌기(척골의 경상돌기) Styloid process of ulna

32 노뼈와 자뼈(Radius & Ulna)

자뼈는 몸쪽으로 더 굵고 위팔에 견고하게 연결되어 있고, 노뼈는 먼쪽으로 더 굵고 손목관절에 견고하게 연결되어 있다.

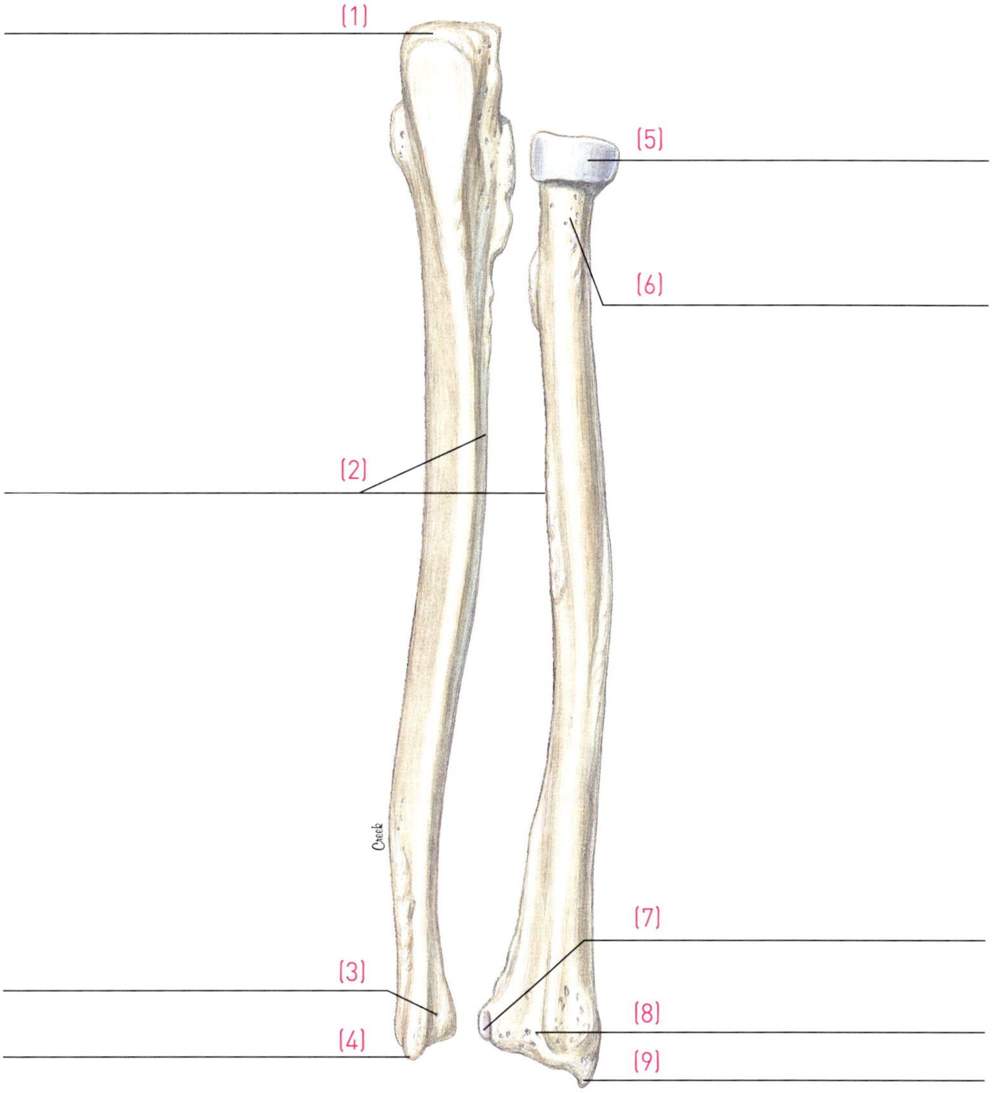

뒷면(오른쪽)

(1) 팔꿈치머리(주두) Olecranon

(2) 뼈사이모서리(골간연) Interosseous borders

(3) 자뼈머리(척골두) Head of ulna

(4) 자뼈의 붓돌기(척골의 경상돌기) Styloid process of ulna

(5) 노뼈머리의 둘레관절면(요골두의 관절환상면) Articular circumference of head of radius

(6) 노뼈목(요골경) Neck of radius

(7) 노뼈의 자패임(요골의 척골절흔) Ulnar notch of radius

(8) 뒤결절(후결절) Dorsal tubercle

(9) 노뼈의 붓돌기(요골의 경상돌기) Styloid process of radius

33 손뼈(Hand bone)

손을 구성하는 뼈는 손목뼈, 손허리뼈, 손가락뼈로 되어 있으며 총 27개의 뼈로 이루어져 있다.

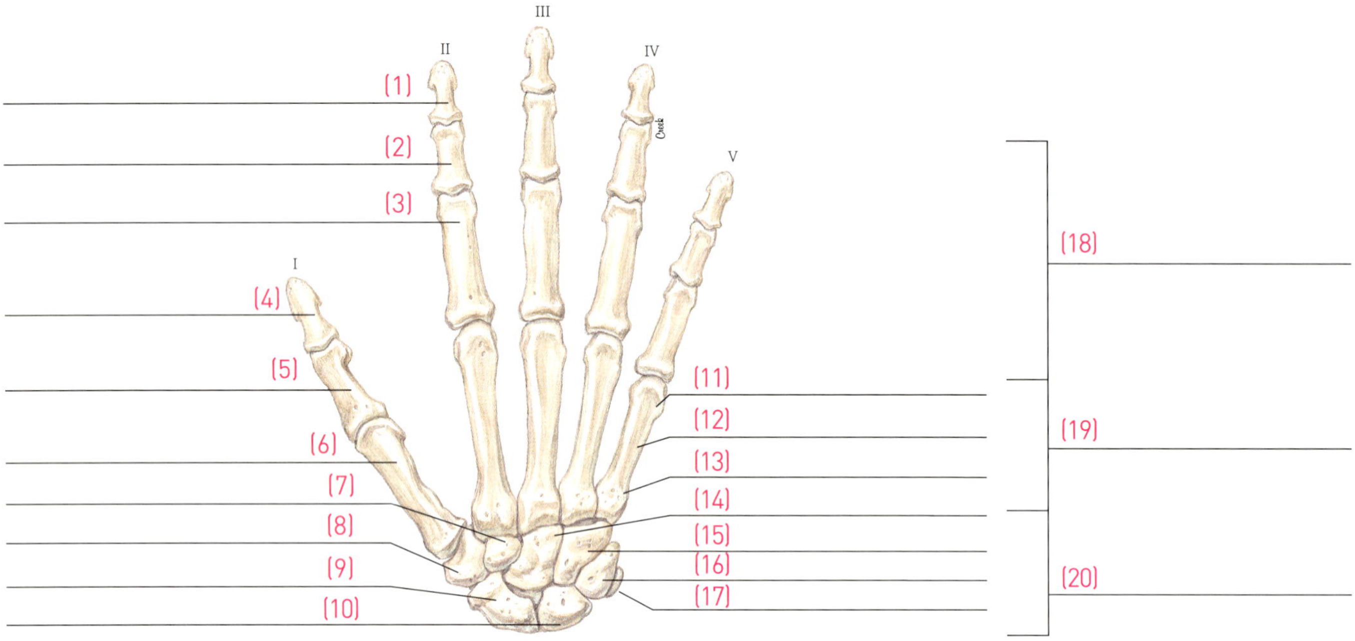

손등(오른쪽)

(1) 끝마디뼈(말절골) Distal phalanx
(2) 중간마디뼈(중절골) Middle phalanx
(3) 첫마디뼈(기절골) Proximal phalanx
(4) 끝마디뼈(말절골) Distal phalanx
(5) 첫마디뼈(기절골) Proximal phalanx
(6) 첫째손허리뼈(제1중수골) First metacarpal bone
(7) 작은마름뼈(소능형골) Trapezoid
(8) 큰마름뼈(대능형골) Trapezium
(9) 손배뼈(주상골) Scaphoid
(10) 반달뼈(월상골) Lunate
(11) 머리(두) Head
(12) 몸통(체) Body
(13) 바닥(저) Base
(14) 알머리뼈(유두골) Capitate
(15) 갈고리뼈(유구골) Hamate
(16) 세모뼈(삼각골) Triquetral
(17) 콩알뼈(두상골) Pisiform
(18) 손가락뼈(지(절)골) Phalanges
(19) 손허리뼈(중수골) Metacarpal bones
(20) 손목뼈(수근골) Carpal bones

34 손뼈의 X선 사진(Hand radiograpy)

손목에는 8개의 뼈가 있으며 손허리에는 5개, 손가락은 14개의 뼈로 구성되어 있다.

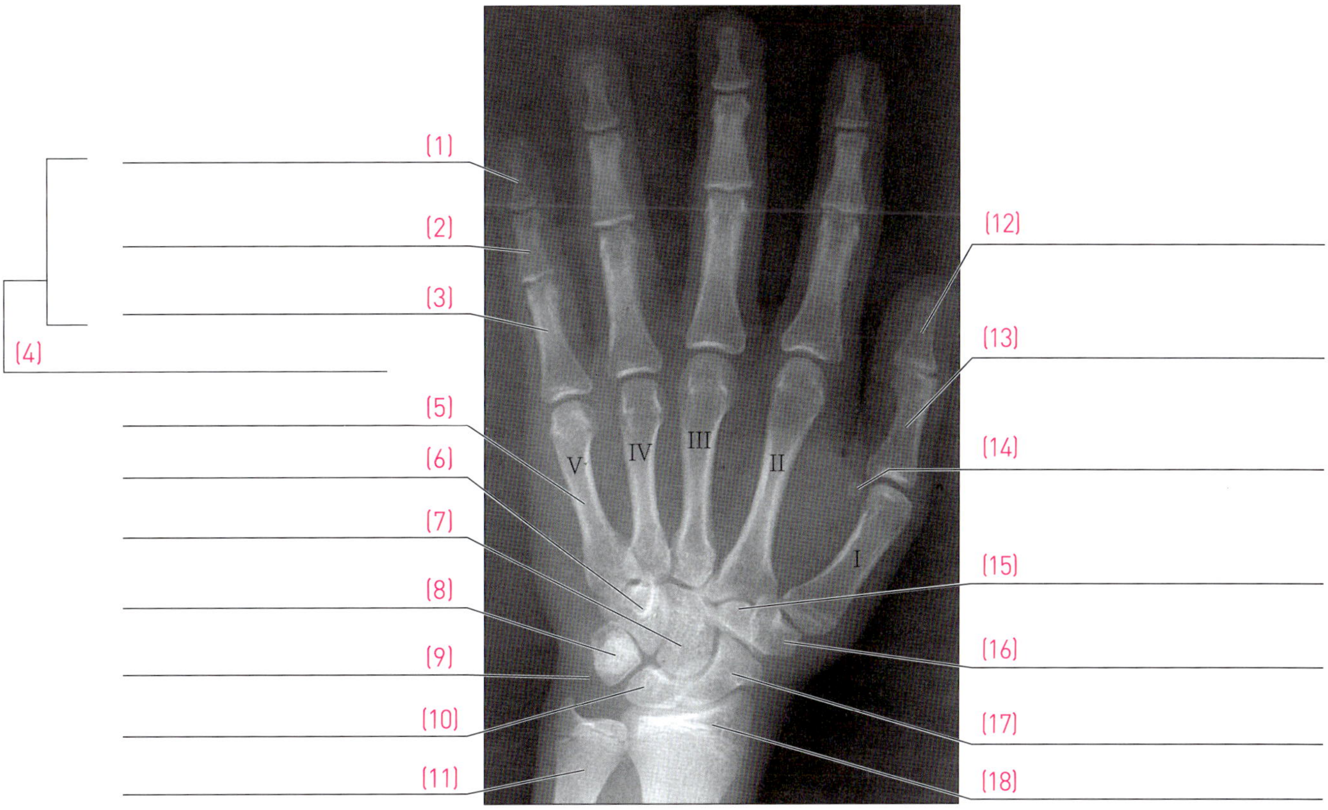

방사선 사진(오른쪽)

(1) 끝마디뼈(말절골) Distal
(2) 중간마디뼈(중절골) Middle
(3) 첫마디뼈(기절골) Proximal
(4) 손가락뼈(지골) Phalanges
(5) 손허리뼈(중수골) Metacarpal bone
(6) 갈고리뼈(유구골) Hamate
(7) 알머리뼈(유두골) Capitate
(8) 세모뼈(삼각골) Triquetrum
(9) 콩알뼈(두상골) Pisiform
(10) 반달뼈(월상골) Lunate
(11) 자뼈(척골) Ulna
(12) 끝마디뼈(말절골) Distal phalanx
(13) 첫마디뼈(기절골) Proximal phalanx
(14) 종자뼈(종자골) Sesamoid bone
(15) 작은마름뼈(소능형골) Trapezoid
(16) 큰마름뼈(대능형골) Trapezium
(17) 손배뼈(주상골) Scaphoid
(18) 노뼈(요골) Radius

35 다리이음뼈(Pelvic girdle)

다리이음뼈는 2개의 볼기뼈로 구성되며, 각 볼기뼈는 앞면에서 두덩결합으로 관절하고 뒷면에서 척주의 엉치뼈와 관절한다.

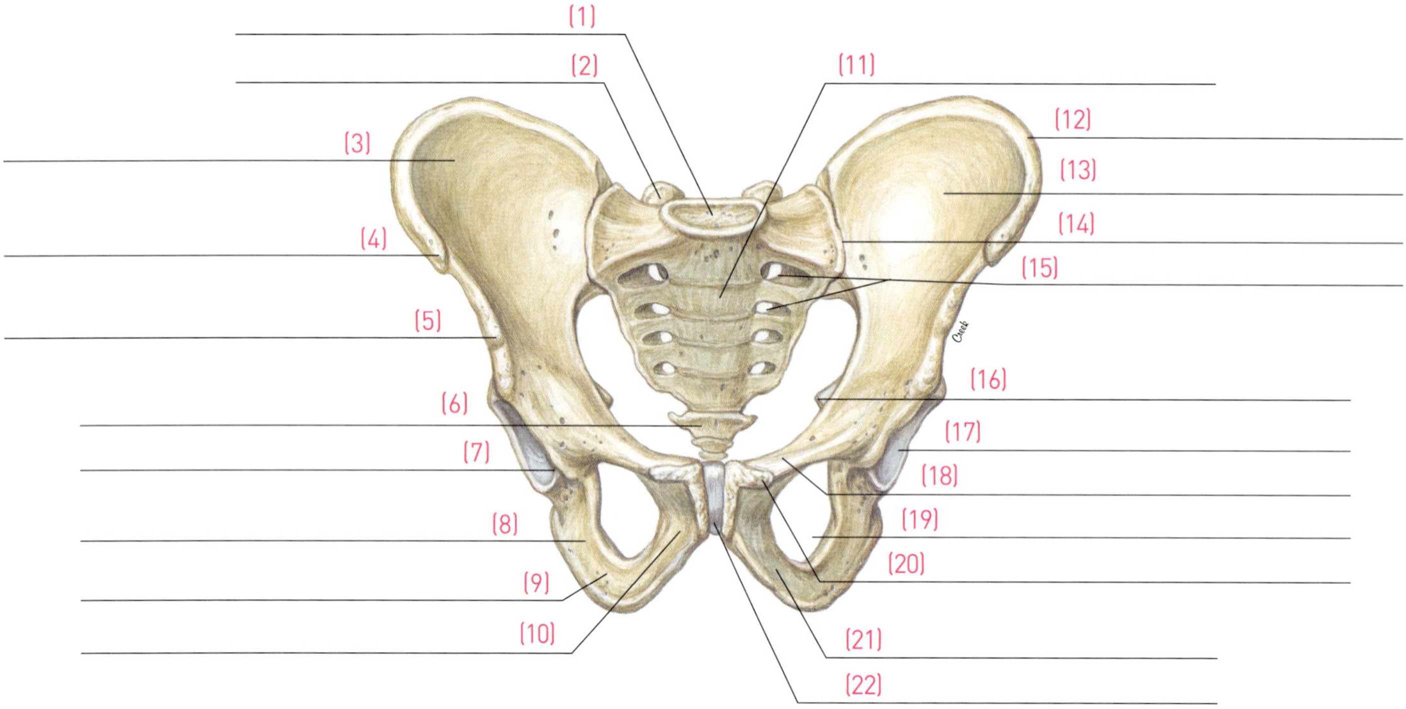

앞면

(1) 엉치뼈의 바닥면(천골의 기저면) Base of sacrum
(2) 엉치뼈의 위관절돌기(천골의 상관절돌기) Superior articular process of sacrum
(3) 엉덩뼈오목(장골와) Iliac fossa
(4) 위앞엉덩뼈가시(상전장골극) Anterior superior iliac spine
(5) 아래앞엉덩뼈가시(하전장골극) Anterior inferior iliac spine
(6) 꼬리뼈(미골) Coccyx
(7) 볼기뼈절구패임(관골구절흔) Acetabular notch
(8) 궁둥뼈몸통(좌골체) Body of ischium
(9) 궁둥뼈가지(좌골지) Ramus of ischium
(10) 두덩뼈(치골) Pubis
(11) 엉치뼈의 골반면 Pelvic surface of sacrum
(12) 엉덩뼈능선(장골능) Iliac crest
(13) 엉덩뼈(장골) Ilium
(14) 엉치엉덩관절(천장관절) Sacroiliac joint
(15) 앞엉치뼈구멍(전천골공) Anterior sacral foramina
(16) 궁둥뼈가시(좌골극) Spine of ischium
(17) 볼기뼈절구(관골구) Acetabulum
(18) 두덩뼈위가지(치골상지) Superior ramus of pubis
(19) 폐쇄구멍(폐쇄공) Obturator foramen
(20) 두덩뼈결절(치골결절) Pubic tubercle
(21) 두덩뼈아래가지(치골하지) Inferior ramus of pubis
(22) 두덩결합(치골결합) Symphysis pubis

36 다리이음뼈 방사선 사진(Pelvic girdle radiograpy)

다리이음뼈는 척주에서 전달되는 몸무게를 지탱하고, 방광과 생식기관 등의 아래 내장과 발육 중인 태아를 지지하며 보호한다.

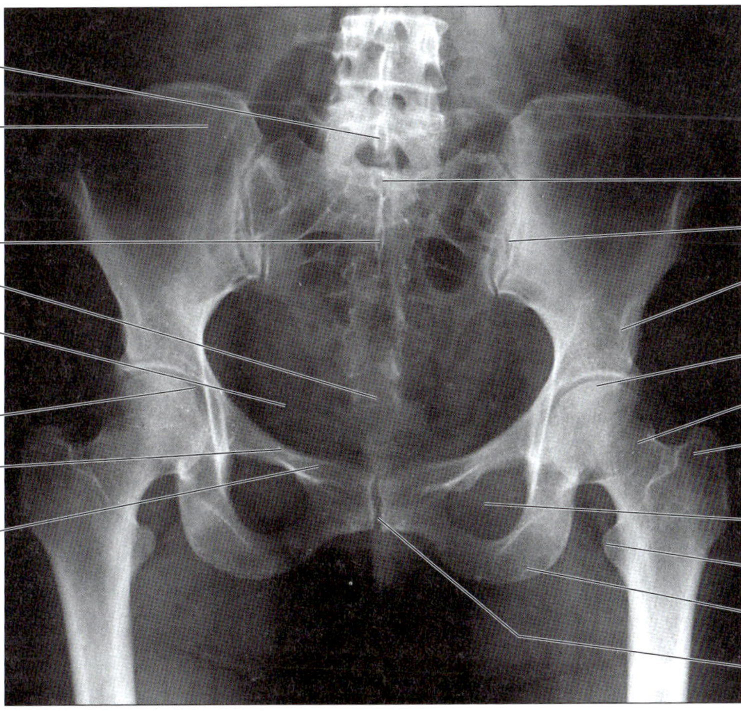

방사선 사진

(1) 다섯째허리뼈(제5요추) Fifth lumbar vertebra
(2) 엉덩뼈(장골) Ilium
(3) 엉치뼈(천골) Sacrum
(4) 꼬리뼈(미골) Coccyx
(5) 위골반문(골반입구) Pelvic inlet
(6) 볼기뼈절구(관골구) Acetabulum
(7) 골반 분계선 Terminal line of pelvis
(8) 두덩뼈(치골) Pubis
(9) 엉치뼈곶(천골갑각) Sacral promontory
(10) 엉치엉덩관절(천장관절) Sacroiliac joint
(11) 아래앞엉덩뼈가시(하전장골극) Anterior inferior iliac spine
(12) 넙다리뼈머리(대퇴골두) Head of femur
(13) 넙다리뼈목(대퇴골경) Neck of femur
(14) 넙다리뼈큰돌기(대퇴골대전자) Greater trochanter of femur
(15) 폐쇄구멍(폐쇄공) Obturator foramen
(16) 작은돌기(소전자) Lesser trochanter
(17) 궁둥뼈(좌골) Ischium
(18) 두덩결합(치골결합) Symphysis pubis

37 골반(Pelvis)

여성의 골반구조는 남성의 골반구조와 달라서 임신과 분만에 적합하도록 되어 있다. 정상 분만 시 신생아는 반드시 모체의 작은 골반을 지나야 한다.

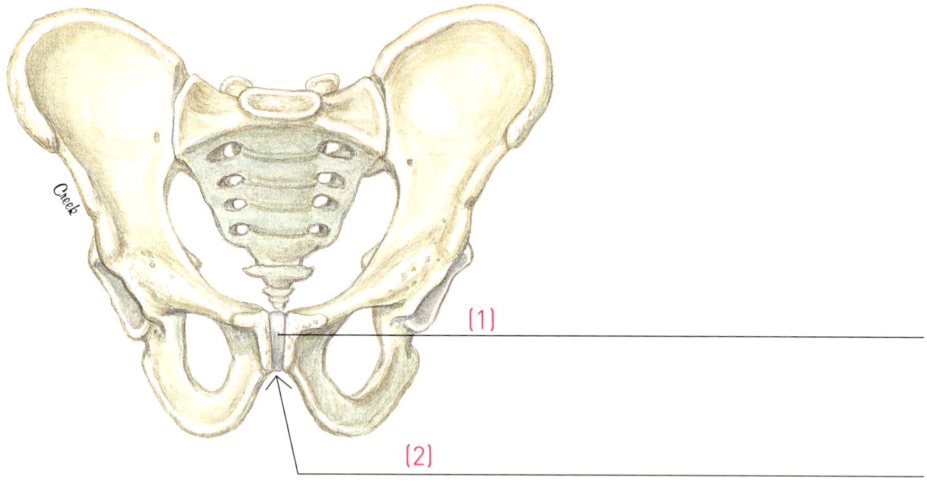

남성

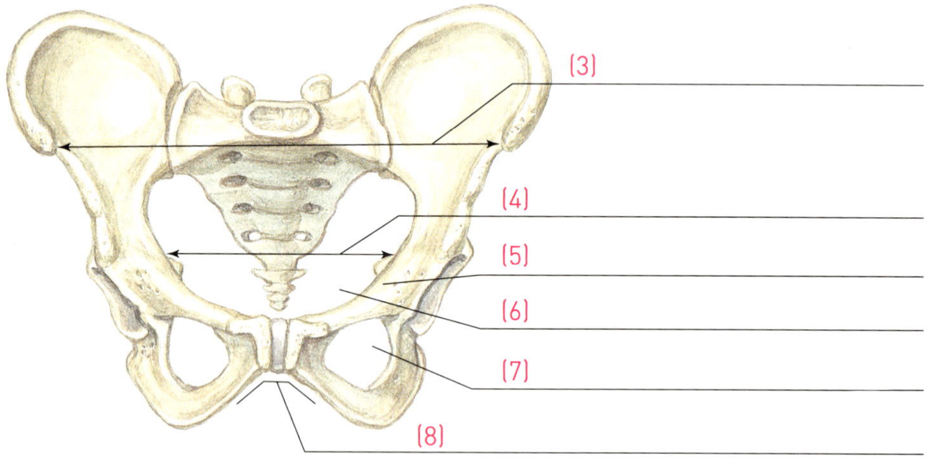

여성

(1) 두덩결합(치골결합) Symphysis pubis
(2) 두덩활(치골궁) Pubic arch
(3) 큰골반(대골반) Greater pelvis
(4) 작은골반(소골반) Lesser pelvis
(5) 분계선 Terminal line
(6) 위골반문(골반입구) Pelvic inlet
(7) 폐쇄구멍(폐쇄공) Obturator foramen
(8) 두덩활(치골궁) Pubic arch

38 볼기뼈(Hip bone)

엉덩뼈, 궁둥뼈, 두덩뼈로 구성되어 있다. 발달 중에는 각 뼈들이 연골결합에 의하여 연결되어 있으나 사춘기를 지나면서 하나로 유합되어 단일 뼈가 된다.

● 아래의 명칭에 맞는 지시선을 사진에 그리고 영문으로 기입하시오.

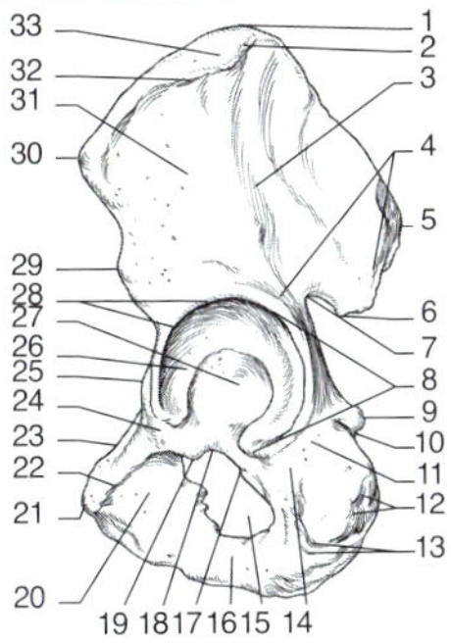

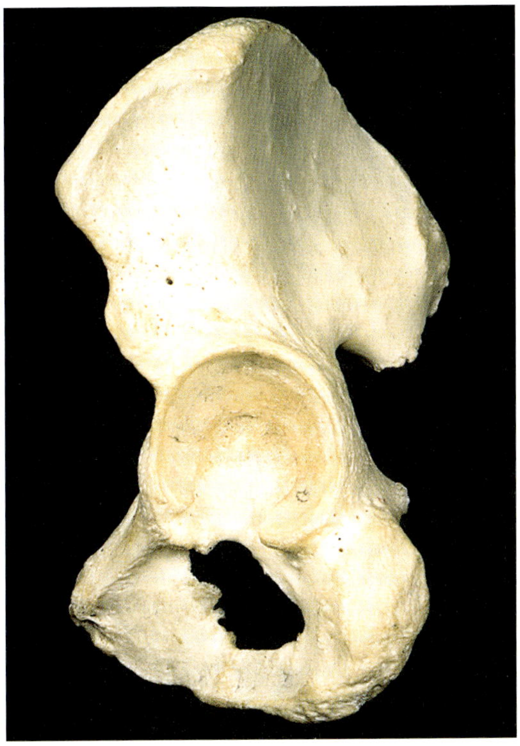

(1) Iliac crest
(2) Intermediate line of iliac crest
(3) Anterior gluteal line
(4) Inferior gluteal line
(5) Posterosuperior iliac spine
(6) Posteroinferior iliac spine
(7) Greater sciatic notch
(8) Acetabulum
(9) Ischial spine
(10) Lesser sciatic notch
(11) Body of ischium
(12) Ischial tuberosity
(13) Ramus of ischium
(14) Ischium
(15) Obturator foramen
(16) Inferior ramus of pubis
(17) Posterior obturator tubercle
(18) Acetabular notch
(19) Anterior obturator tubercle
(20) Body of pubis
(21) Pubic tubercle
(22) Obturator crest
(23) Pubic crest
(24) Body of ischium
(25) Iliopubic eminence
(26) Lunate surface of acetabulum
(27) Acetabular fossa
(28) Rim of acetabulum
(29) Anterior inferior iliac spine
(30) Anterior superior iliac spine
(31) Ilium
(32) External lip of iliac crest
(33) Tuberosity of ilium

39 넙다리뼈(Femur)

신체에서 가장 길고, 가장 무거우며, 가장 강한 뼈이다. 넙다리뼈머리의 관절면 중앙에는 얕고 거친 오목이 있는데, 넙다리뼈머리인대가 부착되어 인대를 통해 볼기뼈절구에 연결시키며 넙다리뼈머리에 영양을 공급하는 혈관이 이곳으로 들어간다.

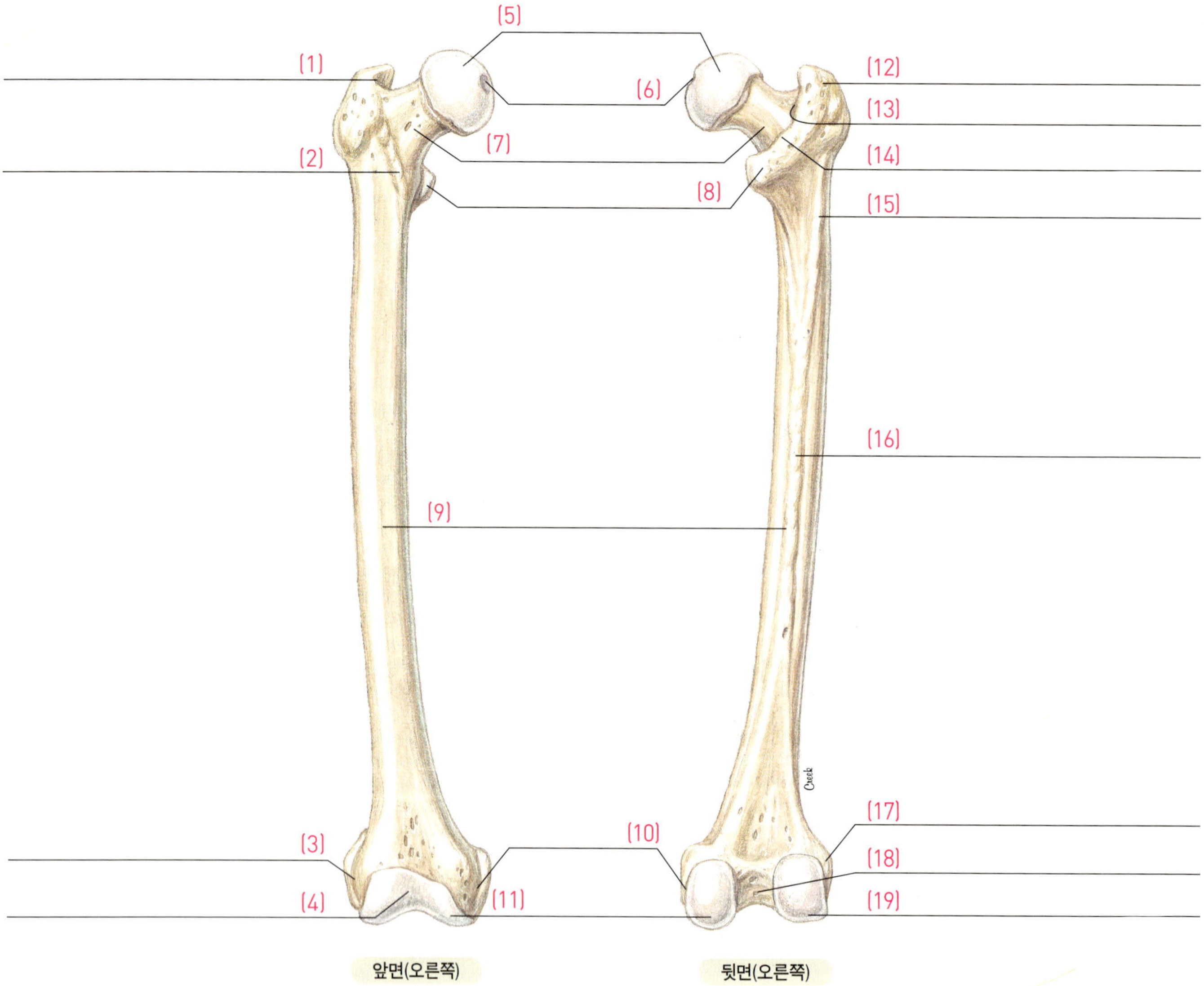

[1] 큰돌기(대전자) Greater trochanter
[2] 돌기사이선(전자간선) Intertrochanteric line
[3] 가쪽위관절융기(외측상과) Lateral epicondyle
[4] 무릎면(슬개면) Patellar surface
[5] 넙다리뼈머리(대퇴골두) Head of femur
[6] 넙다리뼈머리오목(대퇴골두와) Fovea of head of femur
[7] 넙다리뼈목(대퇴골경) Neck of femur
[8] 작은돌기(소전자) Lesser trochanter
[9] 넙다리뼈몸통(대퇴골체) Body of femur
[10] 안쪽위관절융기(내측상과) Medial epicondyle
[11] 안쪽관절융기(내측과) Medial condyle
[12] 큰돌기(대전자) Greater trochanter
[13] 돌기오목(전자와) Trochanteric fossa
[14] 돌기사이능선(전자간능) Intertrochanteric crest
[15] 볼기근거친면(둔근조면) Gluteal tuberosity
[16] 거친선(조선) Linea aspera
[17] 가쪽위관절융기(외측상과) Lateral epicondyle
[18] 융기사이오목(과간와) Intercondylar fossa
[19] 가쪽관절융기(외측과) Lateral condyle

40 무릎관절 방사선 사진(Knee joint radiograpy)

무릎관절은 넙다리뼈, 무릎뼈, 정강뼈 사이의 연결이다. 앞면에서 무릎뼈와 관절하는 인체에서 가장 크고 복잡한 복관절이다.

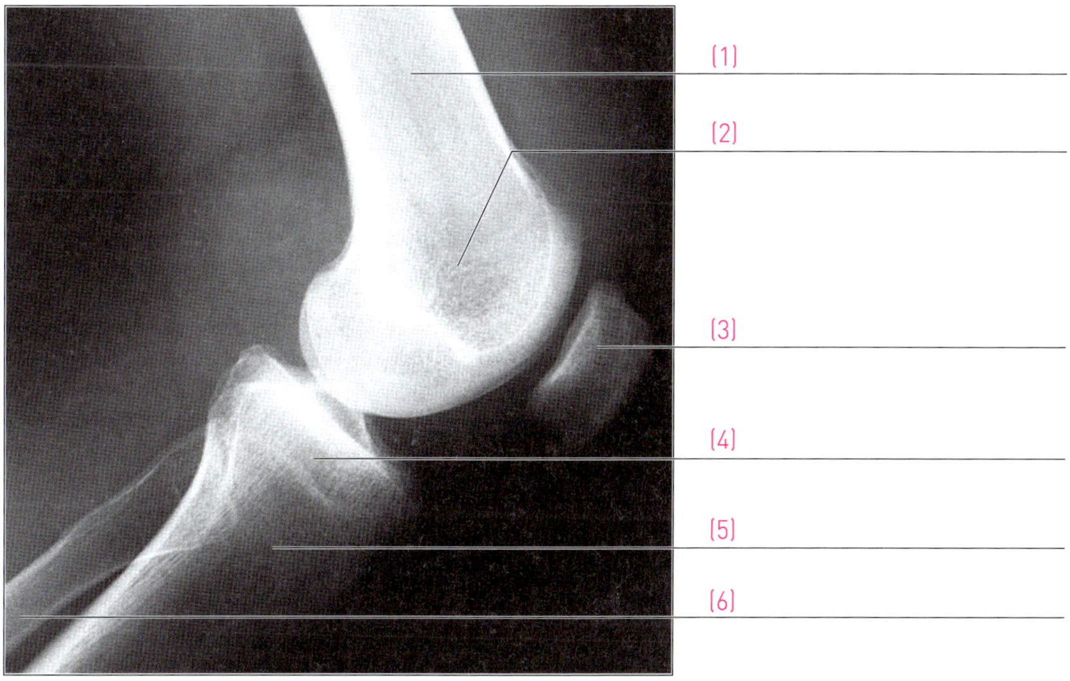

방사선 사진(오른쪽)

(1) 넙다리뼈(대퇴골) Femur
(2) 넙다리뼈의 가쪽위관절융기(대퇴골의 외측상과) Lateral epicondyle of femur
(3) 무릎뼈(슬개골) Patella
(4) 정강뼈머리(경골두) Head of tibia
(5) 정강뼈(경골) Tibia
(6) 종아리뼈(비골) Fibula

41 정강뼈(Tibia), 종아리뼈(Fibula), 무릎뼈(Patella)

종아리는 무릎과 발 사이를 말하며, 종아리뼈와 정강뼈라는 두 종류의 뼈가 있다. 정강뼈가 안쪽에 있다.

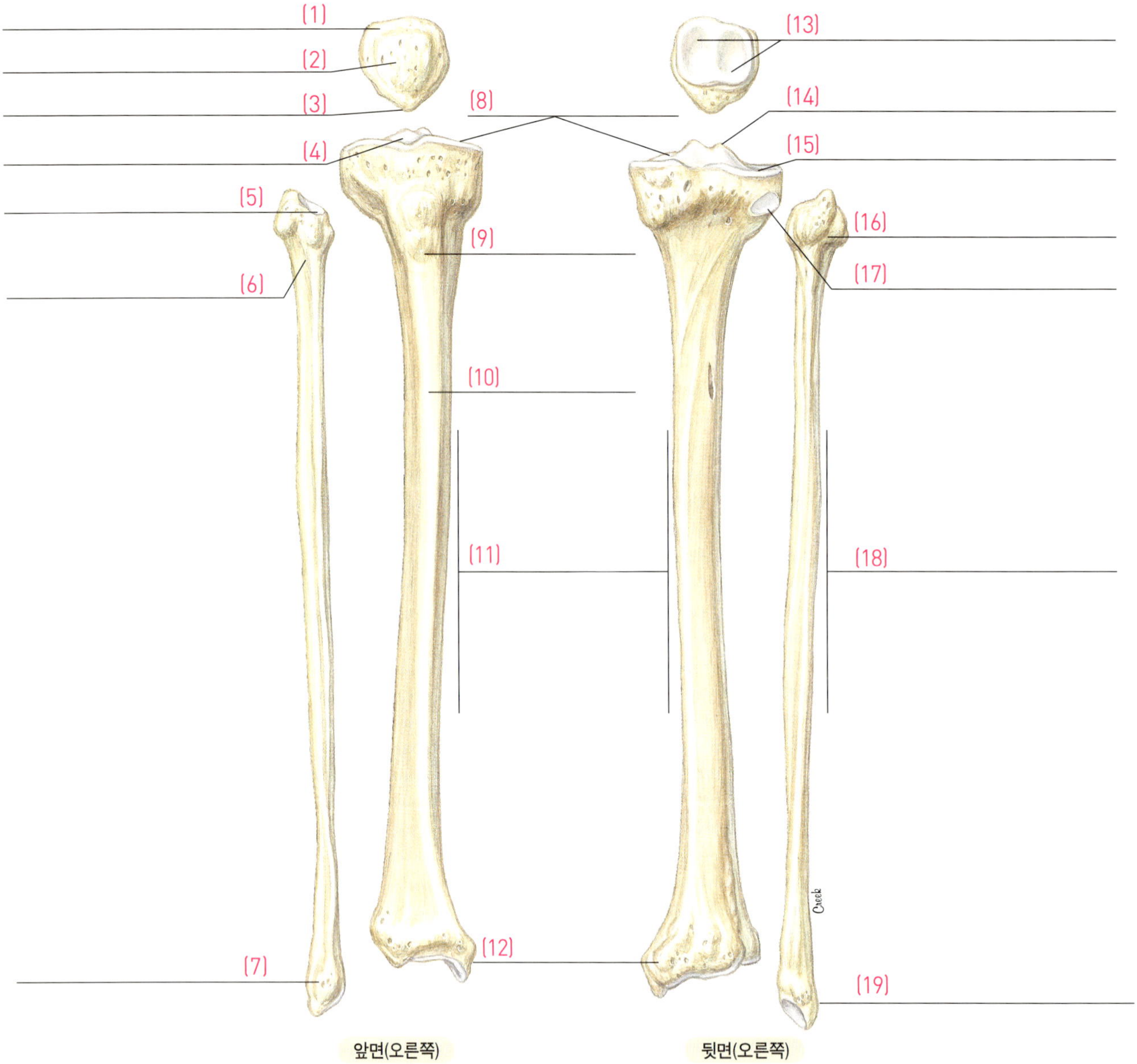

(1) 무릎뼈바닥(슬개골저) Base of patella
(2) 앞면(전면) Anterior surface
(3) 무릎뼈끝(슬개골첨) Apex of patella
(4) 융기사이융기(과간융기) Intercondylar eminence
(5) 종아리뼈머리관절면(비골두관절면) Articular surface of fibular head
(6) 종아리뼈목(비골경)Neck of fibula
(7) 가쪽복사(외과) Lateral malleolus
(8) 안쪽관절융기(내측과) Medial condyle
(9) 정강뼈거친면(경골조면) Tibial tuberosity
(10) 앞모서리(전연) Anterior border
(11) 정강뼈몸통(경골체) Body of tibia
(12) 안쪽복사(내과) Medial malleolus
(13) 관절면 Articular surface
(14) 융기사이융기(과간융기) Intercondylar eminence
(15) 가쪽관절융기(외측과) Lateral condyle
(16) 종아리뼈머리(비골두) Head of fibula
(17) 정강뼈관절면(비골관절면) Fibular articular surface
(18) 종아리뼈몸통(비골체) Body of fibula
(19) 가쪽복사(외과) Lateral malleolus

42 발뼈(Foot bone)

발을 구성하고 있는 뼈는 발목뼈, 발허리뼈, 발가락뼈로 이루어져 전체 26개의 뼈로 구성되어 있다.

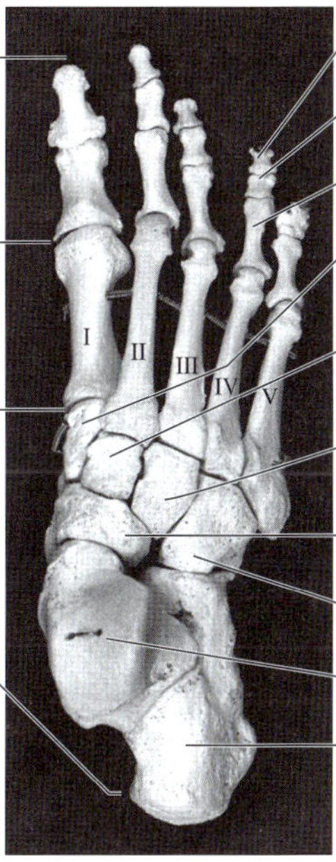

윗면(오른쪽)

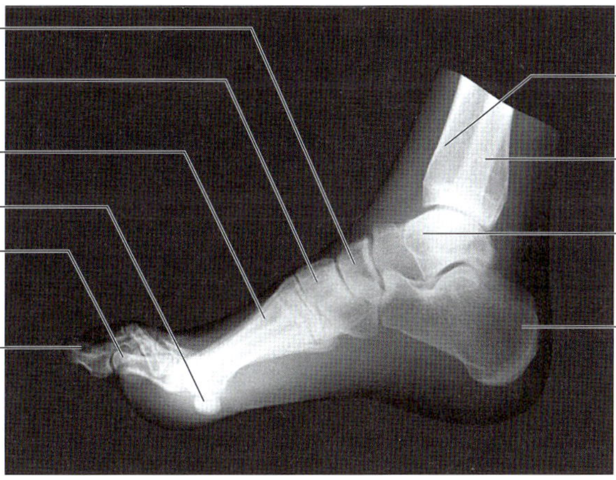

방사선사진(오른쪽 안쪽면)

(1) 발가락뼈(지골) Phalanges
(2) 발허리뼈(중족골) Metatarsal bones
(3) 발목뼈(족근골) Tarsal bones
(4) 끝마디뼈(말절골) Distal phalanx
(5) 중간마디뼈(중절골) Middle phalanx
(6) 첫마디뼈(기절골) Proximal phalanx
(7) 안쪽쐐기뼈(내측설상골) Medial cuneiform bone
(8) 중간쐐기뼈(중간설상골) Intermediate cuneiform bone
(9) 가쪽쐐기뼈(외측설상골) Lateral cuneiform bone
(10) 발배뼈(주상골) Navicular bone
(11) 입방뼈(입방골) Cuboid bone
(12) 목말뼈(거골) Talus
(13) 발꿈치뼈(종골) Calcaneus
(14) 발배뼈(주상골) Navicular bone
(15) 쐐기뼈(설상골) Cuneiform bone
(16) 발허리뼈(중족골) Metatarsal bones
(17) 종자뼈(종자골) Sesamoid bone
(18) 첫마디뼈(기절골) Proximal phalanx
(19) 끝마디뼈(말절골) Distal phalanx
(20) 정강뼈(경골) Tibia
(21) 종아리뼈(비골) Fibula
(22) 목말뼈(거골) Talus
(23) 발꿈치뼈(종골) Calcaneus

43 발바닥활(Arch of the foot)

활 모양으로 휘어진 발바닥활의 구조를 하고 있다. 뼈의 구조와 배열로 형성되고 인대나 힘줄로 유지된다.

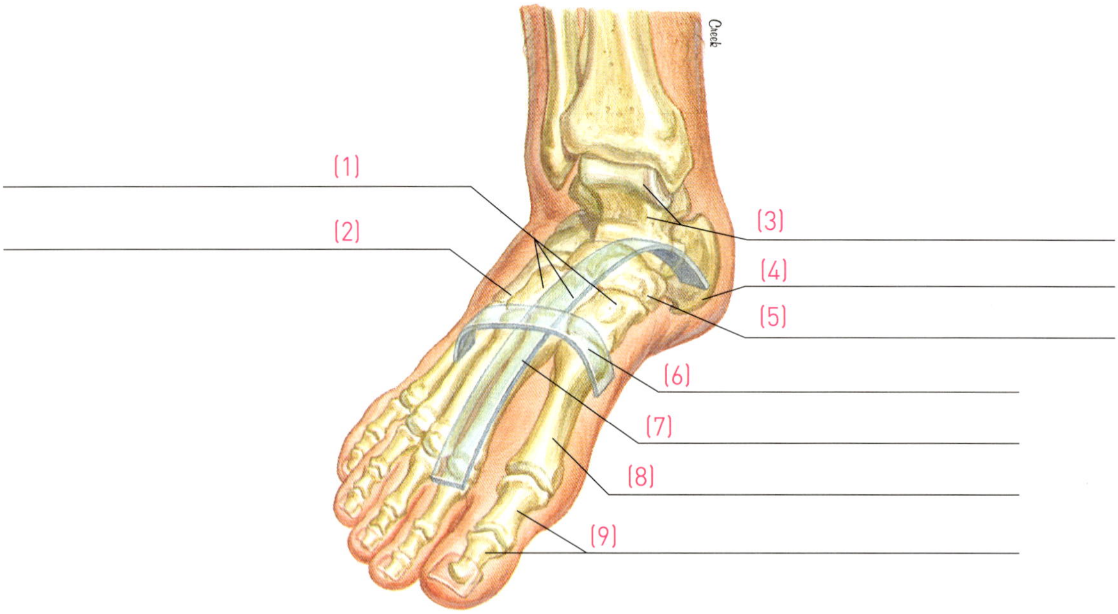

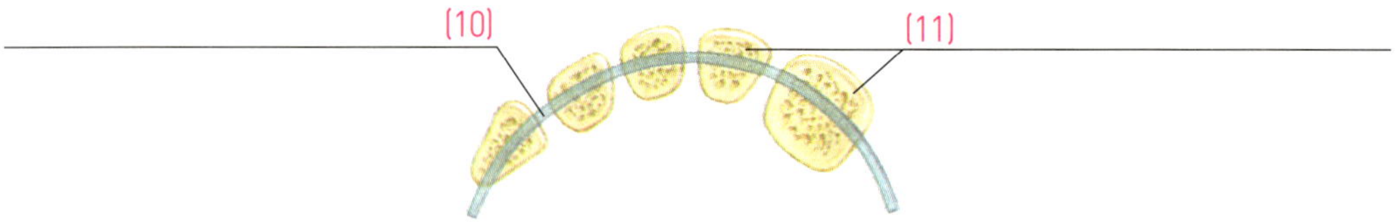

(1) 쐐기뼈(설상골) Cuneiform bones
(2) 입방뼈(입방골) Cuboid bone
(3) 목말뼈(거골) Talus
(4) 발꿈치뼈(종골) Calcaneus
(5) 발배뼈(주상골) Navicular bone
(6) 가로발바닥활(횡족궁) Transverse arch
(7) 세로발바닥활(종족궁) Longitudinal arch
(8) 첫째발허리뼈(제1중족골) First metatarsal bone
(9) 발가락뼈(지골) Phalanges
(10) 가로발바닥활(횡족궁) Transverse arch
(11) 발허리뼈바닥(중족골저) Bases of metatarsal bones

제4장 관절계통
Articular System

CHAPTER 04

01 턱관절(Temporomandibular joint)

머리뼈의 유일한 가동관절이다. 아래턱뼈의 관절돌기와 관자뼈의 턱관절오목에 의해 이루어진다.

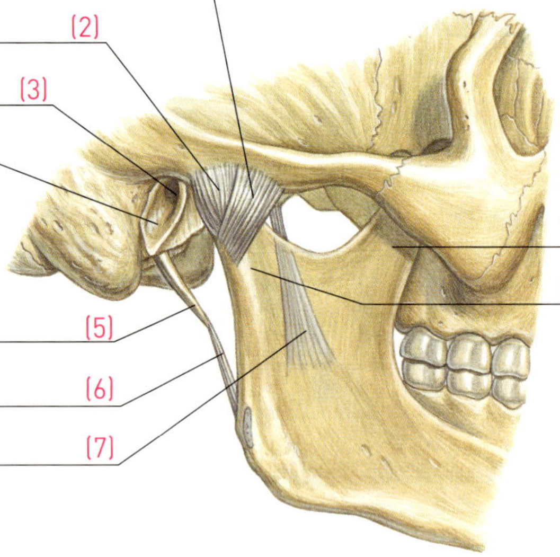

가쪽면

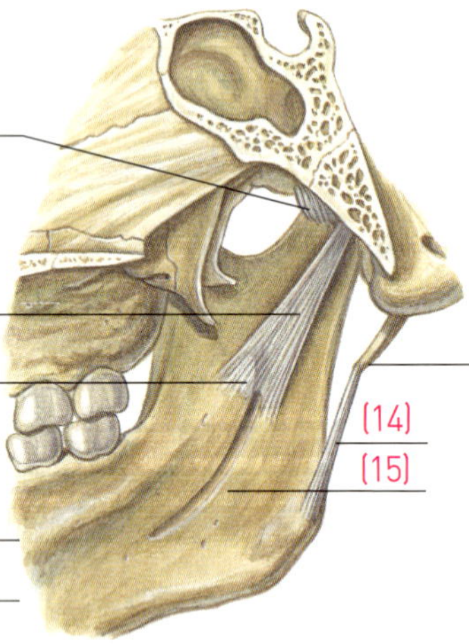

안쪽면

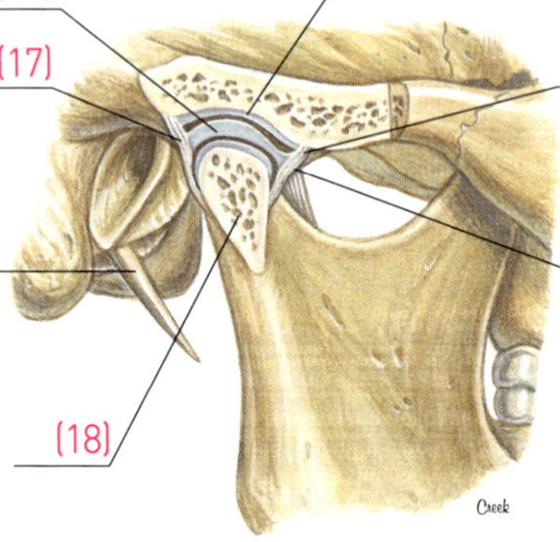

시상면

(1) 턱(악)관절 가쪽(외측)인대
Lateral ligament of temporomandibular joint
(2) 관절주머니(관절낭) Joint capsule
(3) 바깥귀길(외이도) External acoustic meatus
(4) 관자뼈 고실부분(측두골 고실부)
Tympanic part of temporal bone
(5) 붓돌기(경상돌기) Styloid process
(6) 붓아래턱인대(경돌하악인대)
Stylomandibular ligament
(7) 나비아래턱인대(접형하악인대)
Sphenomandibular ligament

(8) 아래턱뼈의 근육돌기(하악골의 근돌기, 구상돌기)
Coronoid process of mandible
(9) 아래턱뼈목(하악골경) Neck of mandible
(10) 관절주머니(관절낭) Joint capsule
(11) 나비아래턱인대(접형하악인대)
Sphenomandibular ligament
(12) 턱뼈혀돌기(하악골소설) Lingula of mandible
(13) 붓돌기(경상돌기) Styloid process
(14) 붓아래턱인대(경돌하악인대)
Stylomandibular ligament

(15) 턱목뿔근신경고랑(악설골근신경구)
Mylohyoid groove
(16) 관절원반(관절원판) Articular disc
(17) 관절주머니(관절낭) Joint capsule
(18) 아래턱뼈머리(하악골두) Head of mandible
(19) 턱관절오목(하악와)의 관절면
Articular surface of mandibular fossa
(20) 관절결절 Articular tubercle
(21) 관절주머니(관절낭) Joint capsule

02 복장빗장관절(Sternoclavicular joint)

빗장뼈의 복장끝과 복장뼈의 복장뼈자루에 의해 이루어진 관절이다. 관절을 지지하고 유연성을 제공하는 4개의 인대가 있다.

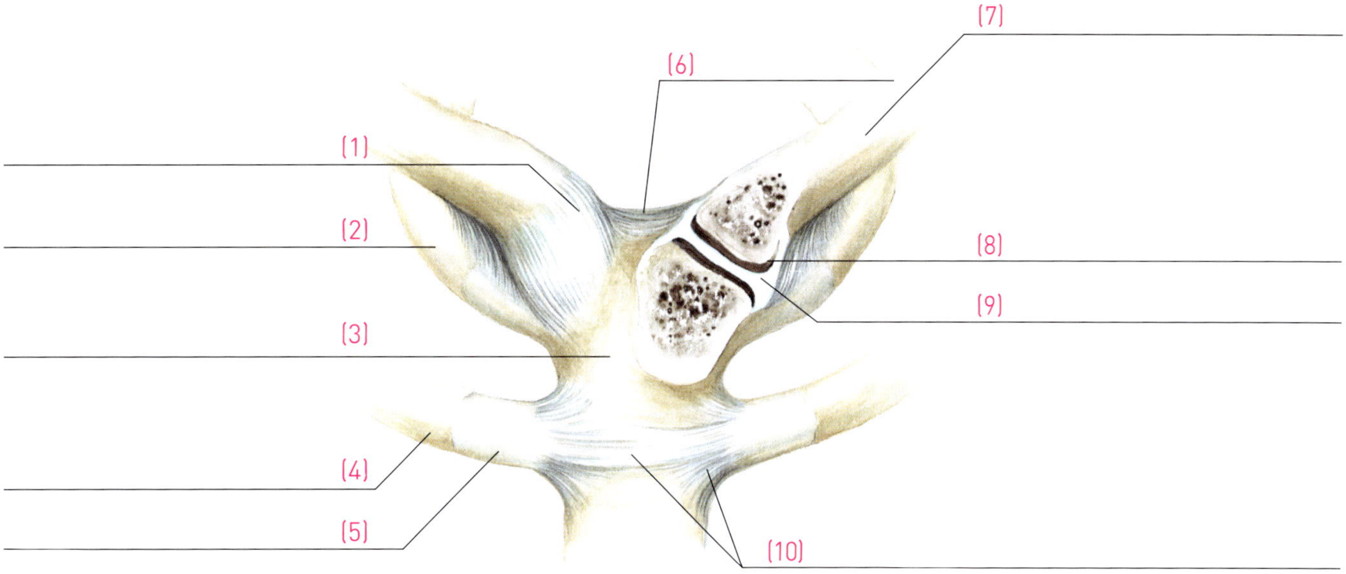

앞면

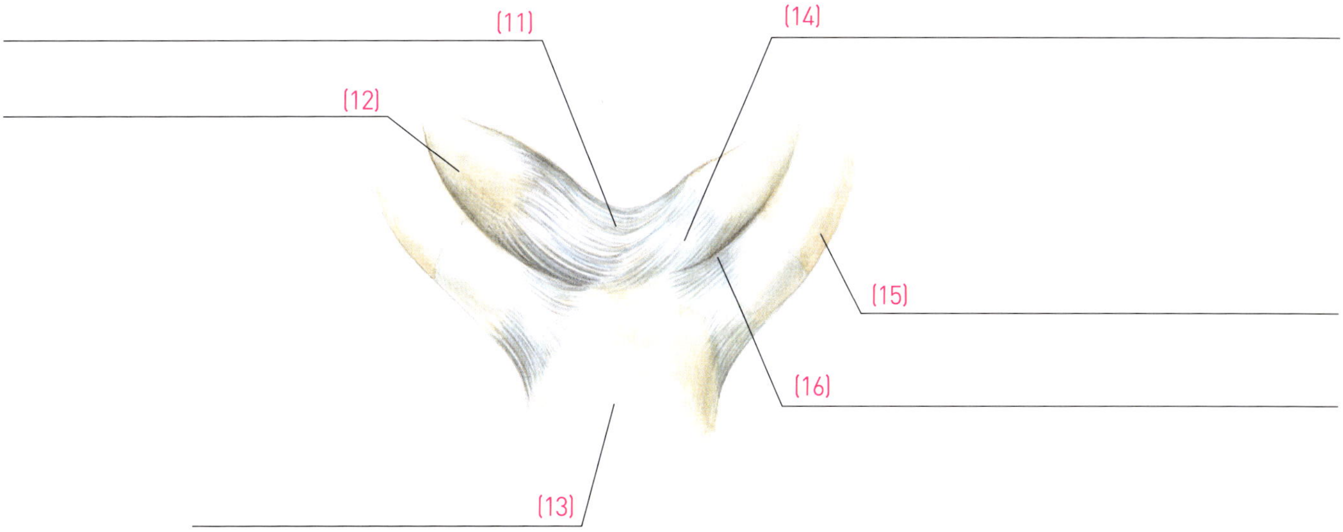

뒷면

(1) 앞복장빗장인대(전흉쇄인대) Anterior sternoclavicular ligament
(2) 첫째갈비뼈(제1늑골) First rib
(3) 복장뼈자루(흉골병) Manubrium of sternum
(4) 둘째갈비뼈(제2늑골) Second rib
(5) 갈비연골(늑연골) Costal cartilage
(6) 빗장사이인대(쇄골간인대) Interclavicular ligament
(7) 빗장뼈(쇄골) Clavicle
(8) 관절주머니(관절낭) Joint capsule
(9) 관절원반(관절원판) Articular disc
(10) 부채꼴복장갈비인대(방사상흉늑인대) Radiate sternocostal ligament
(11) 빗장사이인대(쇄골간인대) Interclavicular ligament
(12) 빗장뼈(쇄골) Clavicle
(13) 복장뼈자루(흉골병) Manubrium of sternum
(14) 뒤복장빗장인대(후흉쇄인대) Posterior sternoclavicular ligament
(15) 첫째갈비뼈(제1늑골) First rib
(16) 갈비빗장인대(늑쇄인대) Costoclavicular ligament

03 어깨관절(Glenohumeral joint)

위팔뼈머리와 어깨뼈의 접시오목에 의해 형성된 절구관절이다. 인체에서 가장 활동범위가 큰 관절이다.

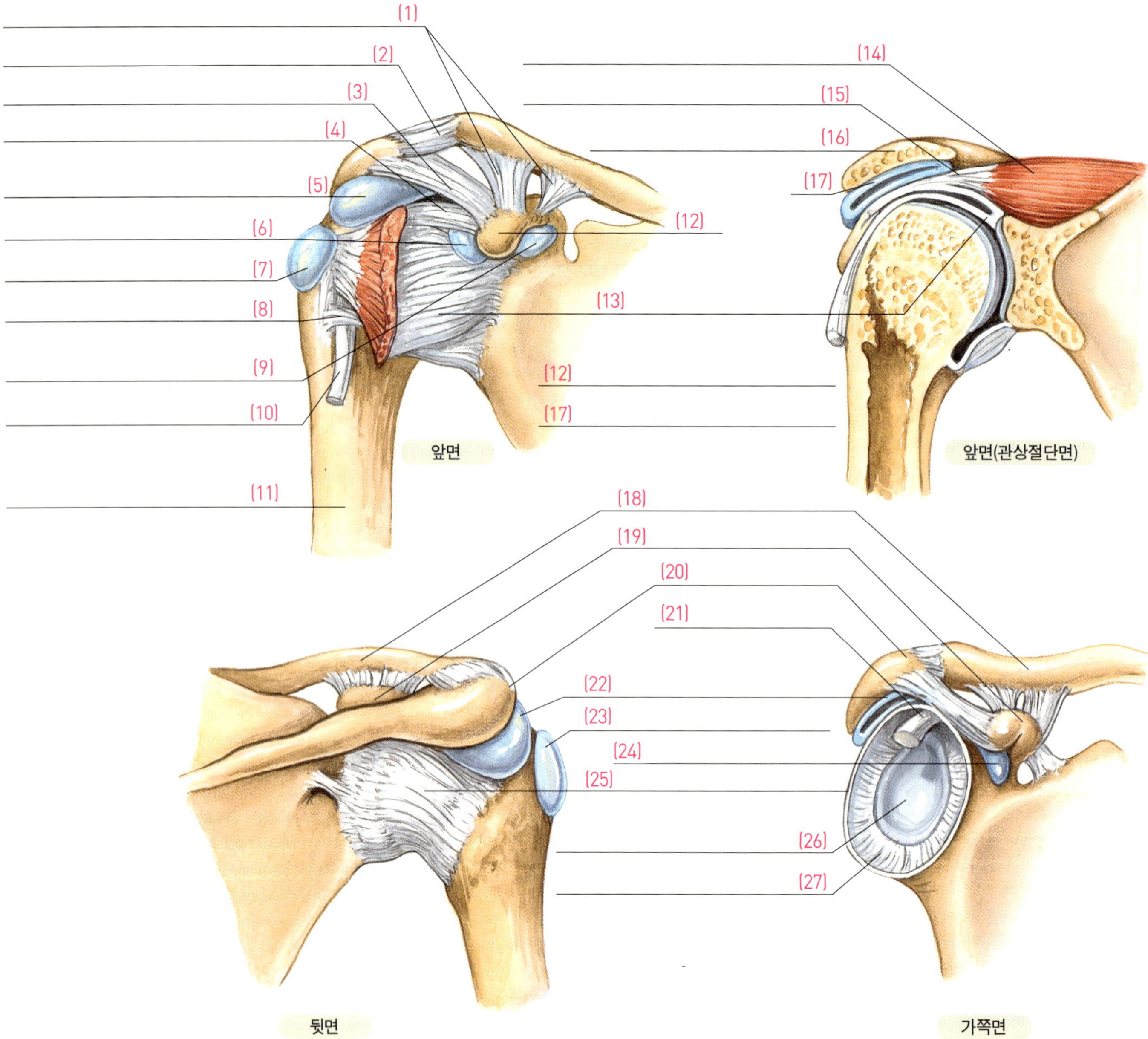

(1) 부리빗장(오훼쇄골)인대 Coracoclavicular ligament
(2) 봉우리빗장(견쇄)인대 Acromioclavicular ligament
(3) 부리봉우리(오훼견봉)인대 Coracoacromial ligament
(4) 부리위팔(오훼상완)인대 Coracohumeral ligament
(5) 봉우리밑(견봉하)주머니 Subacromial bursa
(6) 부리돌기밑(오훼돌기하)주머니 Subcoracoid bursa
(7) 어깨세모근밑(삼각근하)주머니 Subdeltoid bursa
(8) 가로위팔지지띠(횡상완지대) Transverse humeral retinaculum
(9) 어깨뼈밑(견갑골하)주머니 Subscapular
(10) 위팔두갈래근의 긴갈래힘줄(상완이두근 장두건) Tendon of long head of biceps brachii m.
(11) 위팔뼈(상완골) Humerus
(12) 부리돌기(오훼돌기) Coracoid process
(13) 관절주머니(관절낭) Joint capsule
(14) 가시위근(극상근) Supraspinatus m.
(15) 가시위근힘줄(극상근건) Tendon of supraspinatus m.
(16) 봉우리(견봉) Acromion
(17) 봉우리밑주머니(견봉하낭) Subacromial bursa
(18) 빗장뼈(쇄골) Clavicle
(19) 부리돌기(오훼돌기) Coracoid process
(20) 봉우리(견봉) Acromion
(21) 위팔두갈래근의 긴갈래힘줄(상완이두근 장두건) Tendon of long head of biceps brachii m.
(22) 봉우리밑(견봉하)주머니 Subacromial bursa
(23) 어깨세모근밑(삼각근하)주머니 Subdeltoid bursa
(24) 부리돌기밑(오훼돌기하)주머니 Subcoracoid bursa
(25) 관절주머니(관절낭) Joint capsule
(26) 접시오목(관절강) Glenoid cavity
(27) 오목테두리(관절순) Glenoid labrum

04 팔꿉관절(Elbow joint)

위팔뼈의 도르래와 자뼈의 도르래패임에 의해 이루어지는 위팔자관절과 위팔뼈의 작은머리와 노뼈머리에 의해 이루어지는 위팔노관절로 구성된 경첩관절이다.

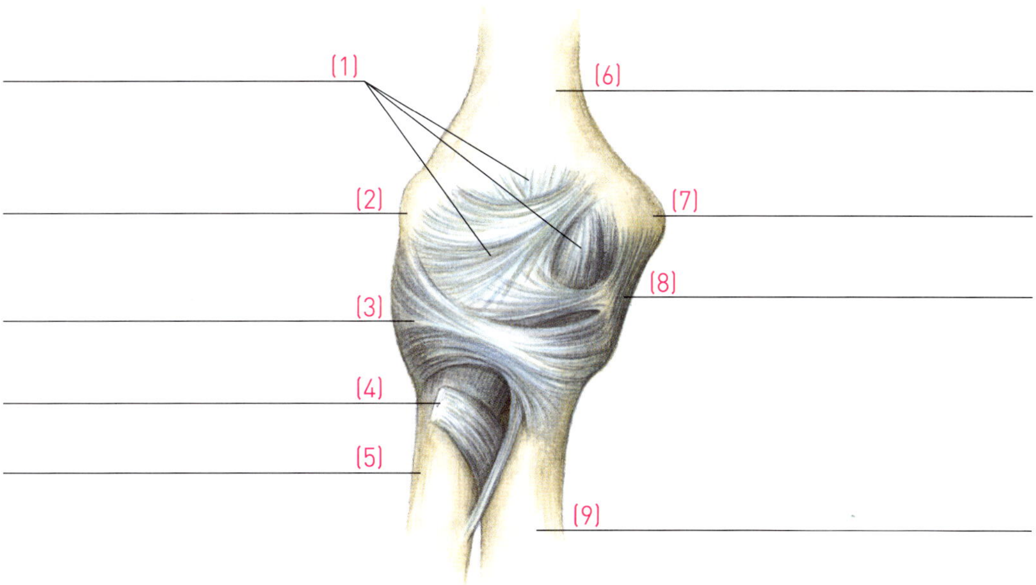

앞면

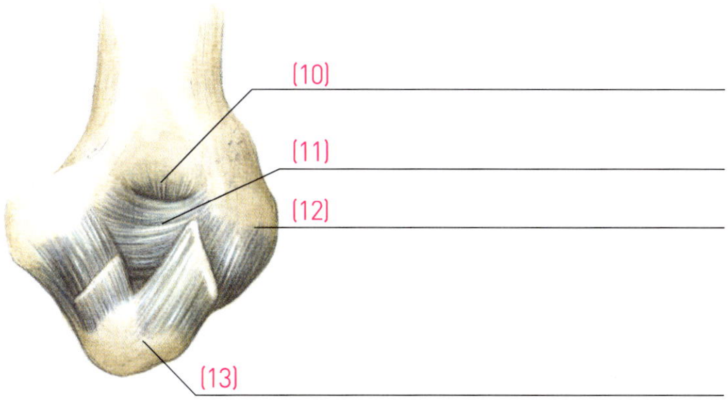

뒷면

(1) 관절주머니(관절낭) Joint capsule
(2) 위팔뼈의 가쪽위관절융기(상완골 외측상과) Lateral epicondyle of humerus
(3) 머리띠인대(윤상인대) Annular ligament
(4) 위팔두갈래근힘줄의 닿는곳(상완이두근건의 정지) Insertion of tendon of
(5) 노뼈(요골) Radius
(6) 위팔뼈(상완골) Humerus
(7) 위팔뼈의 안쪽위관절융기(상완골 내측상과) Medial epicondyle of humerus
(8) 안쪽곁인대(내측측부인대) Ulnar collateral ligament
(9) 자뼈(척골) Ulna
(10) 팔꿈치오목 위의 얇은 관절주머니 Thin joint capsule over olecranon fossa
(11) 관절주머니(관절낭) Joint capsule
(12) 위팔뼈의 가쪽위관절융기(상완골 외측상과) Lateral epicondyle of humerus
(13) 팔꿈치머리 Olecranon biceps brachii m.

05 팔꿉관절(Elbow joint)

복합관절이지만 하나의 관절주머니에 의해 둘러싸여 있으며, 뒷면은 관절의 윤활작용을 하는 팔꿈치주머니가 있다.

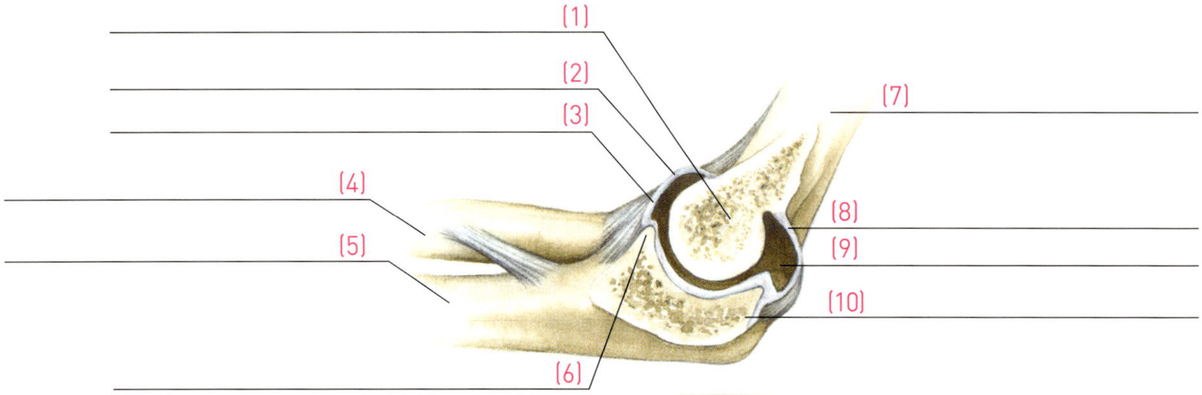

시상면

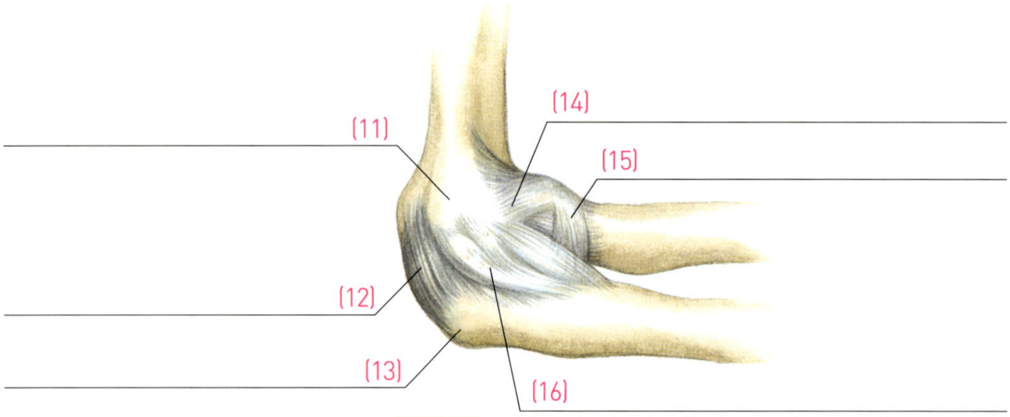

가쪽면

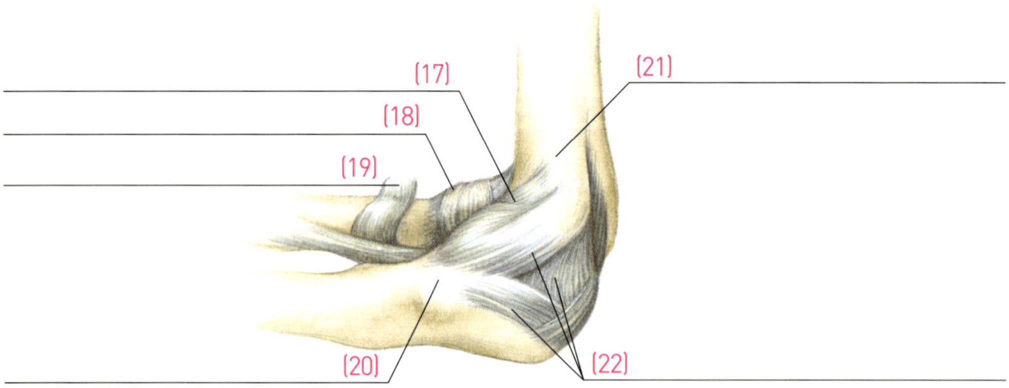

안쪽면

(1) 위팔뼈도르래(활차) Trochlea
(2) 관절주머니(관절낭) Joint capsule
(3) 윤활막(활막) Synovial membrane
(4) 노뼈(요골) Radius
(5) 자뼈(척골) Ulna
(6) 갈고리돌기(구상돌기) Coronoid process
(7) 위팔뼈(상완골) Humerus
(8) 윤활막(활막) Synovial membrane
(9) 팔꿈치머리주머니(주두낭) Olecranon bursa
(10) 팔꿈치머리(주두) Olecranon
(11) 가쪽위관절융기(외측상과) Lateral epicondyle
(12) 관절주머니(관절낭) Joint capsule
(13) 팔꿈치머리(주두) Olecranon
(14) 관절주머니(관절낭) Joint capsule
(15) 고리(윤상)인대 Annular ligament
(16) 안쪽곁인대(내측측부인대) Ulnar collateral ligament
(17) 관절주머니(관절낭) Joint capsule
(18) 머리띠인대(윤상인대) Annular ligament
(19) 위팔두갈래근의 힘줄(상완이두근의 건(단면)) Tendon of biceps brachii m.(cut)
(20) 갈고리돌기(구상돌기) Coronoid process
(21) 위팔뼈 안쪽위관절융기(상완골 내측상과) Medial epicondyle of humerus
(22) 안쪽곁인대(내측측부인대) Ulnar collateral ligament

06 팔굽관절 방사선 사진(Elbow joint radiograpy)

팔꿉관절의 방사선 사진이다. 관절이 오른쪽으로 굴곡된 상태에 있다.

● 아래의 명칭에 맞는 지시선을 사진에 그리고 영문으로 기입하시오.

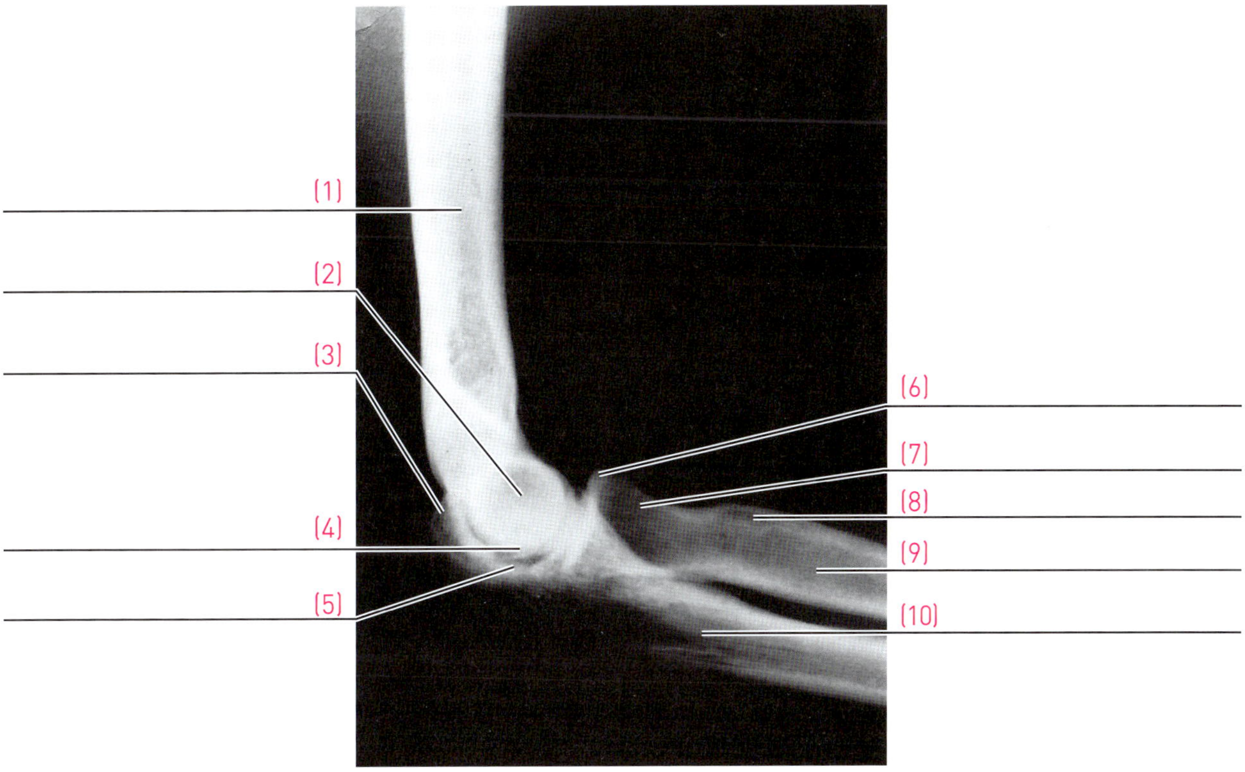

(1) Humerus
(2) Humeral condyle
(3) Olecranon process
(4) Trochlea of humerus
(5) Trochlear notch of ulna
(6) Head of radius
(7) Neck of radius
(8) Tuberosity of radius
(9) Radius
(10) Ulna

07 손의 관절(Articular of hand)

손허리손가락관절은 손허리뼈와 첫마디뼈의 연결이며, 손가락뼈사이관절은 인접한 손가락뼈이다. 앞쪽과 가쪽에는 지지하는 인대가 있으나 뒤쪽에는 지지인대가 없다.

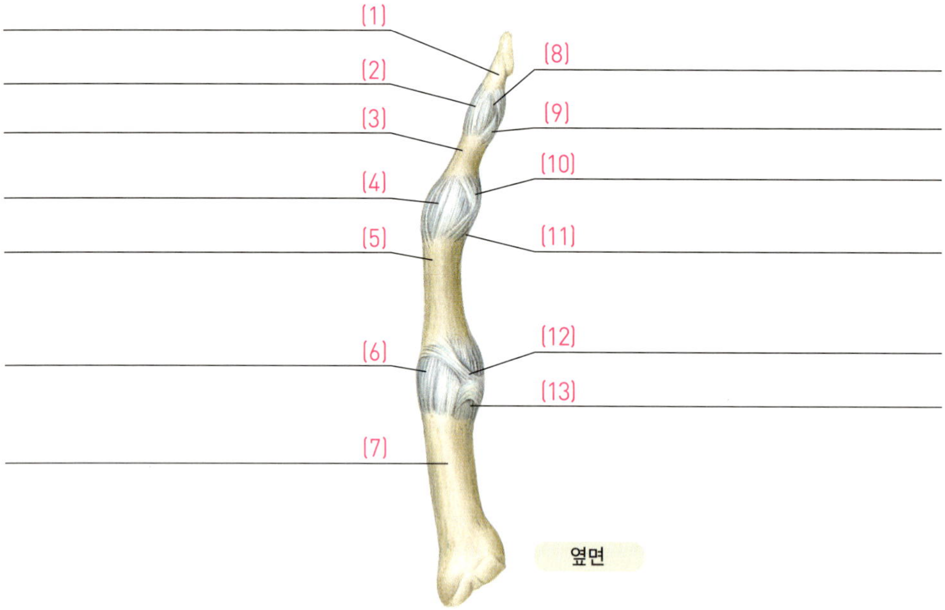

옆면

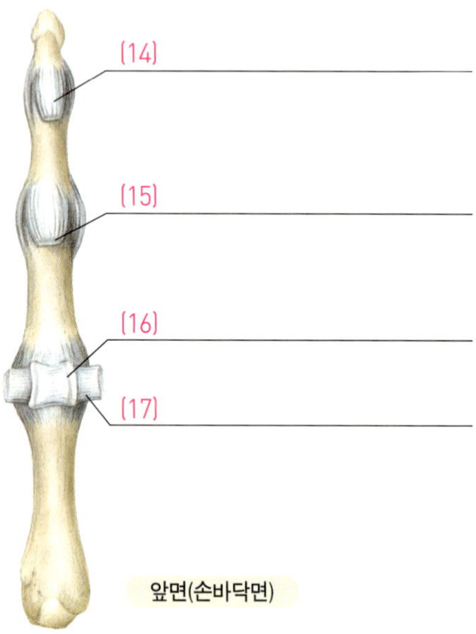

앞면(손바닥면)

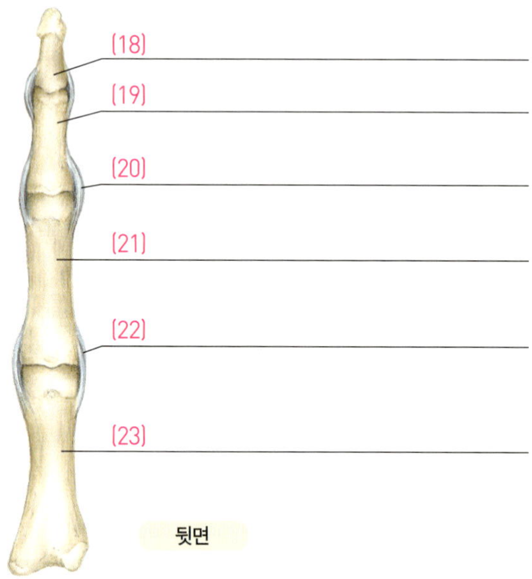

뒷면

(1) 끝마디뼈(말절골) Distal phalanx
(2) 관절주머니(관절낭) Joint capsule
(3) 중간마디뼈(중절골) Middle phalanx
(4) 관절주머니(관절낭) Joint capsule
(5) 첫마디뼈(기절골) Proximal phalanx
(6) 관절주머니(관절낭) Joint capsule
(7) 셋째손허리뼈(제3중수골) Third metacarpal bone
(8) 곁인대(측부인대) Collateral ligament
(9) 바닥쪽인대(장측인대) Palmar ligament
(10) 곁인대(측부인대) Collateral ligament
(11) 바닥쪽인대(장측인대) Palmar ligament
(12) 곁인대(측부인대) Collateral ligament
(13) 바닥쪽인대(장측인대) Palmar ligament
(14) 깊은손가락굽힘근의 닿는곳(심지굴근의 정지) Insertion of flexor digitorum profundus m.
(15) 얕은손가락굽힘근의 닿는곳(천지굴근의 정지) Insertion of flexor digitorum superficialis m.
(16) 바닥쪽인대(장측인대) Palmar ligament
(17) 깊은가로손허리(심횡중수)인대 Deep transverse metacarpal ligament
(18) 끝마디뼈(말절골) Distal phalanx
(19) 중간마디뼈(중절골) Middle phalanx
(20) 곁인대(측부인대) Collateral ligament
(21) 첫마디뼈(기절골) Proximal phalanx
(22) 곁인대(측부인대) Collateral ligament
(23) 셋째손허리뼈(제3중수골) Third metacarpal bone

08 엉덩관절(Coxal joint)

넙다리뼈와 볼기뼈의 절구에 의해 형성된 절구관절이다. 엉덩관절은 인체의 체중을 지탱하므로 강한 섬유관절주머니, 여러 인대들과 강력한 근육에 의해 보호된다.

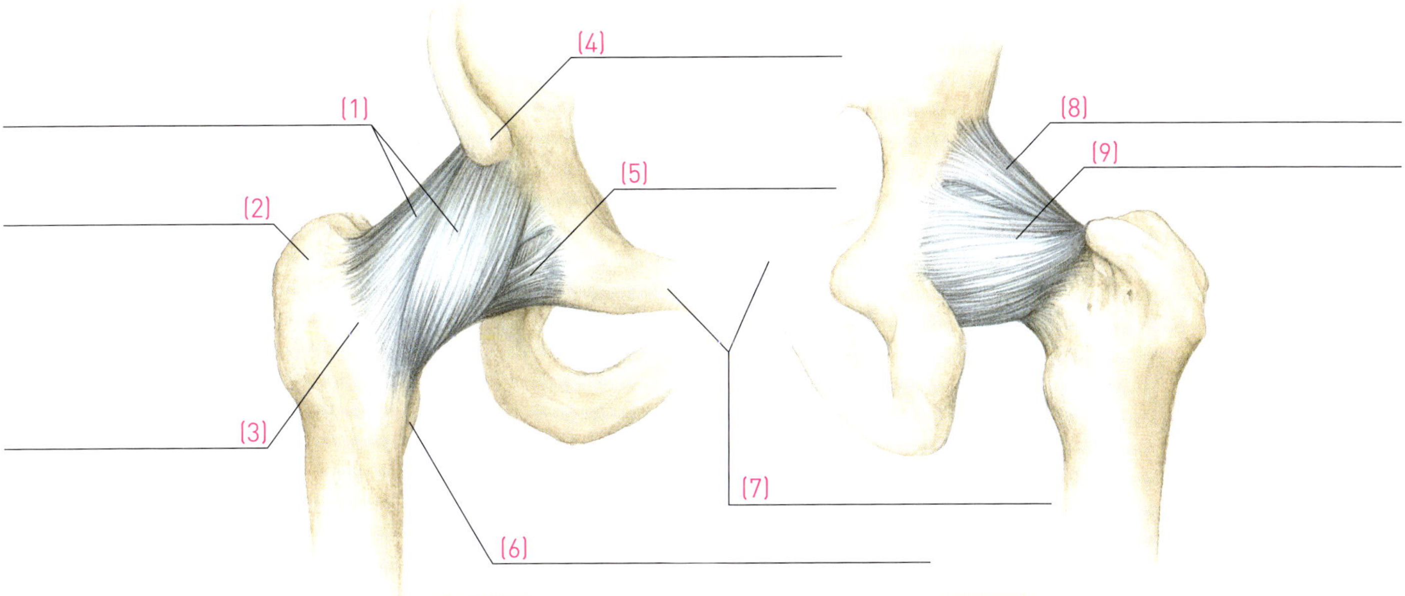

옆면

뒷면

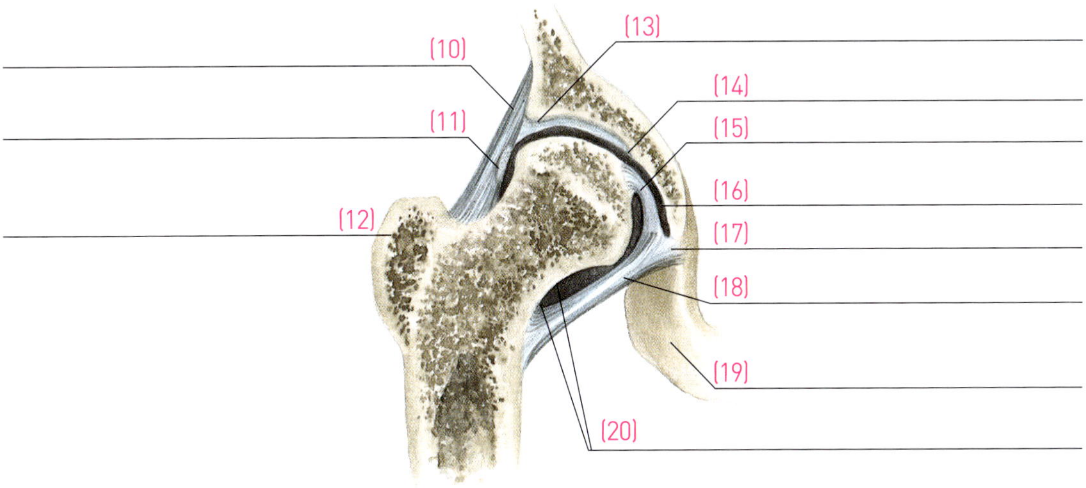

관상절단면

(1) 엉덩넙다리인대(장골대퇴인대) Iliofemoral ligament
(2) 넙다리뼈 큰돌기(대퇴골 대전자) Greater trochanter of femur
(3) 돌기사이선(전자간선) Intertrochanteric line
(4) 아래앞엉덩뼈가시(하전장골극) Anterior inferior iliac spine
(5) 두덩넙다리인대(치골대퇴인대) Pubofemoral ligament
(6) 넙다리뼈 작은돌기(대퇴골 소전자) Lesser trochanter of femur
(7) 두덩뼈(치골) Pubis
(8) 엉덩넙다리인대(장골대퇴인대) Iliofemoral ligament
(9) 궁둥넙다리인대(좌골대퇴인대) Ischiofemoral ligament
(10) 관절주머니(낭) Joint capsule
(11) 관절주머니의 돌림섬유(관절낭 윤상섬유) Circular fibers of capsule
(12) 넙다리뼈 큰돌기(대퇴골 대전자) Greater trochanter of femur
(13) 절구테두리(관절순) Acetabular labrum
(14) 절구(관골구) Acetabulum
(15) 넙다리뼈머리인대(대퇴골두인대) Ligamentum capitis femoris
(16) 절구오목(관절구와) Acetabular fossa
(17) 절구패임(관절구절흔) Acetabular notch
(18) 두덩넙다리인대(치골대퇴인대) Pubofemoral ligament
(19) 궁둥뼈(좌골) Ischium
(20) 윤활막(활막) Synovial membrane

09 무릎관절(Knee joint)

넙다리뼈와 정강뼈 사이에 위치한 무릎관절은 인체의 관절중에서 가장 크고, 복잡하며, 가장 손상받기 쉬운 관절이다.

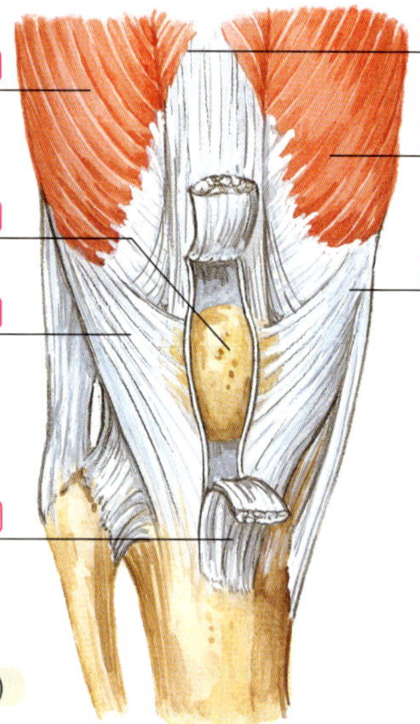

앞면(오른쪽)

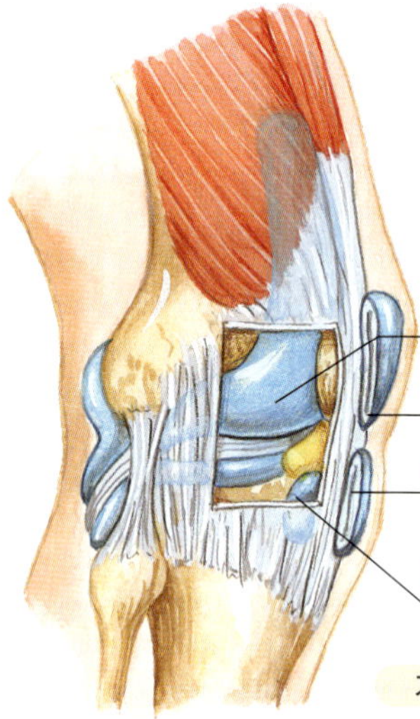

가쪽면

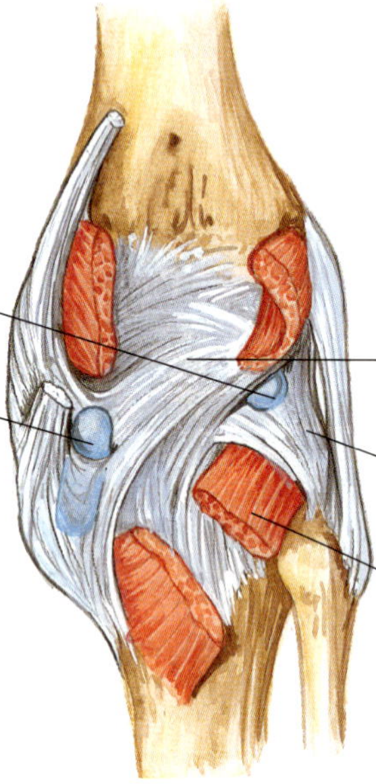

얕은층(뒷면)

(1) 가쪽넓은근(외측광근) Vastus lateralis m.
(2) 무릎뼈(슬개골) Patella
(3) 가쪽무릎지지띠(외측슬개지대) Lateral patellar retinaculum
(4) 무릎인대(슬개인대) Patellar ligament
(5) 넙다리곧은근(대퇴직근) Rectus femoris m.
(6) 안쪽넓은근(내측광근) Vastus medialis m.
(7) 안쪽무릎지지띠(내측슬개지대) Medial patellar retinaculum
(8) 무릎위주머니(슬개상활액낭) Suprapatellar bursa
(9) 무릎앞피부밑주머니(슬개전피하활액낭) Subcutaneous prepatellar bursa
(10) 무릎아래피부밑주머니(슬개하피하활액낭) Subcutaneous infrapatellar bursa
(11) 깊은무릎아래주머니(심슬개하활액낭) Deep infrapatellar bursa
(12) 오금주머니(슬와활액낭) Popliteal bursa bursae
(13) 반막근(반막양근) Semimembranosus
(14) 빗오금인대(사슬와인대) Oblique Popliteal ligaments
(15) 활꼴오금인대(궁상인대) Arcuate
(16) 오금근(슬와근) Popliteus m.

10 무릎관절(Knee joint)

무릎관절은 복합관절로 경첩관절의 형태이다. 주된 운동은 굽힘과 폄운동이다.

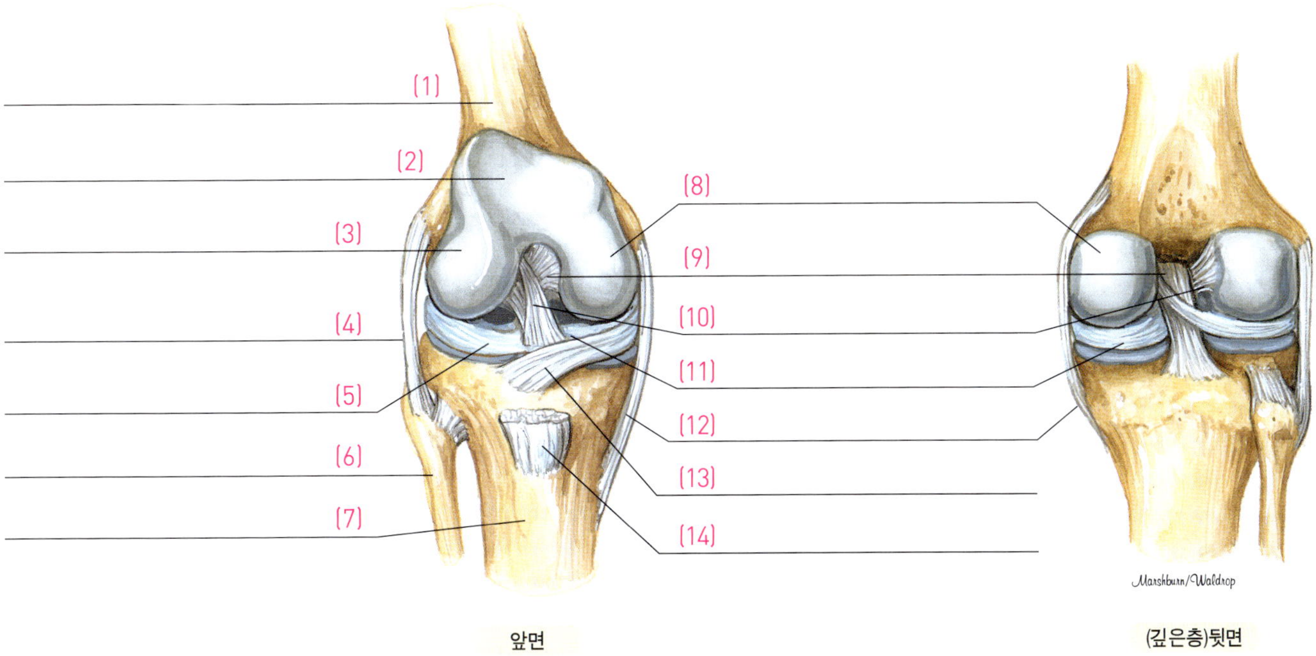

[1] 넙다리뼈(대퇴골) Femur

[2] 무릎면(슬개면) Patellar surface

[3] 넙다리뼈의 가쪽관절융기(대퇴골 외측과) Lateral condyle of femur

[4] 가쪽곁(외측측부)인대 Fibular collateral ligament

[5] 가쪽반달(외측반월) Lateral meniscus

[6] 종아리뼈(비골) Fibula

[7] 정강뼈(경골) Tibia

[8] 넙다리뼈의 안쪽관절융기(대퇴골 내측과) Medial condyle of femur

[9] 뒤(후)십자인대 Posterior cruciate ligament

[10] 앞(전)십자인대 Anterior cruciate ligament

[11] 안쪽반달(내측반월) Medial meniscus

[12] 안쪽곁(내측측부)인대 Tibial collateral ligament

[13] 가로인대(슬횡인대) Transverse ligament

[14] 무릎인대(슬개인대) Patellar ligament

11 무릎관절(Knee joint)

무릎관절의 앞쪽에서 미끄러짐 운동이 일어나는 무릎넙다리관절은 무릎인대와 무릎뼈에 의해 안정되고 보호된다.

● 아래의 명칭에 맞는 영문을 기입하시오.

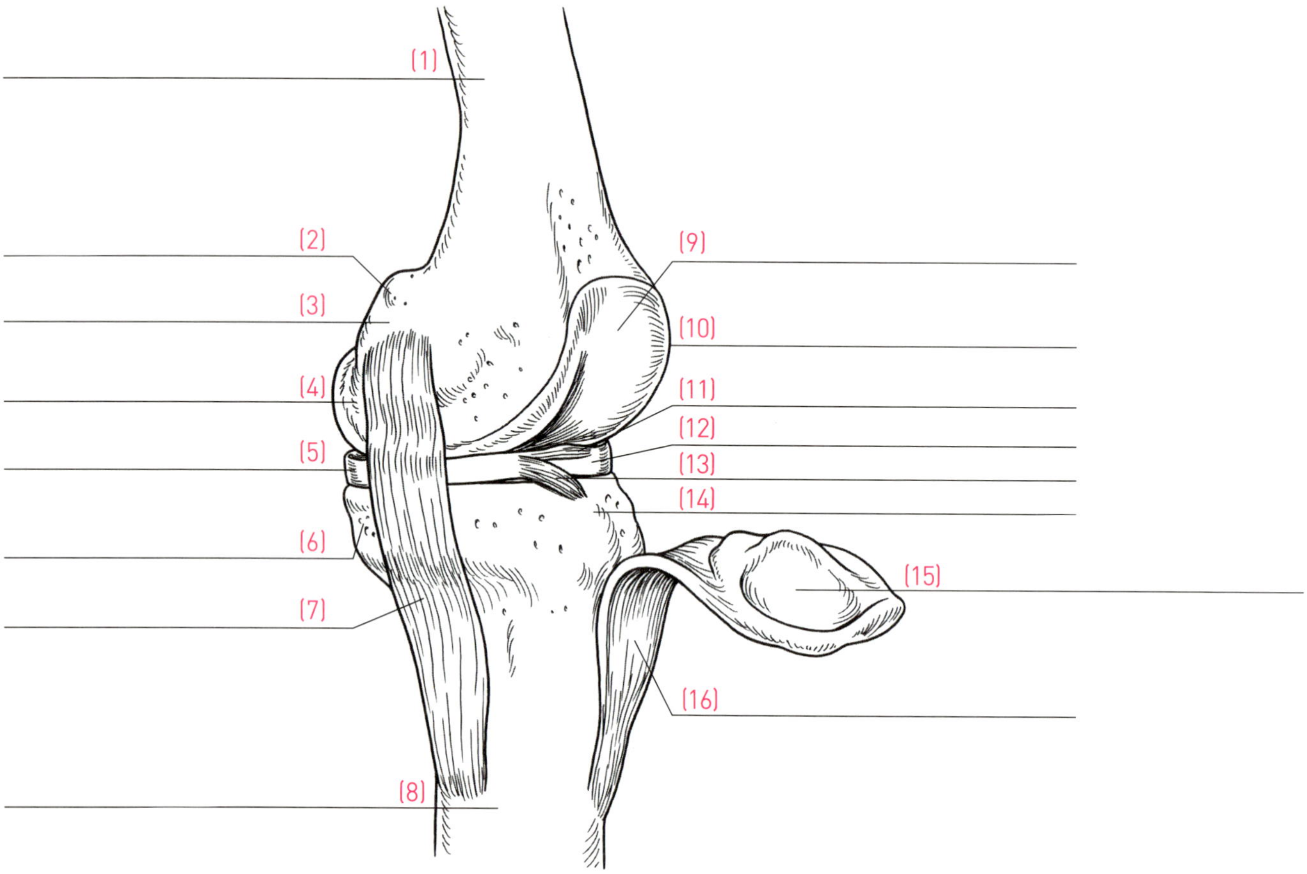

(1) Femur
(2) Adductor tubercle
(3) Medial epicondyle of femur
(4) Articular surface of medial posterior femoral condyle
(5) Medial meniscus
(6) Medial condyle of tibia
(7) Tibial collateral ligament
(8) Tibia
(9) Patellar articular surface
(10) Lateral femoral condyle
(11) Transverse ligament of knee
(12) Lateral meniscus
(13) Medial meniscus
(14) Lateral condyle of tibia
(15) Patella (articular surface)
(16) Patellar ligament

12 발목관절(Talocrural joint)

2개의 주된 관절로 구성된다. 1개의 관절주머니가 3개 뼈를 관절하여 둘러싸고 있으며, 4개의 인대들이 관절주머니 바깥에서 발목관절을 지지하고 있다.

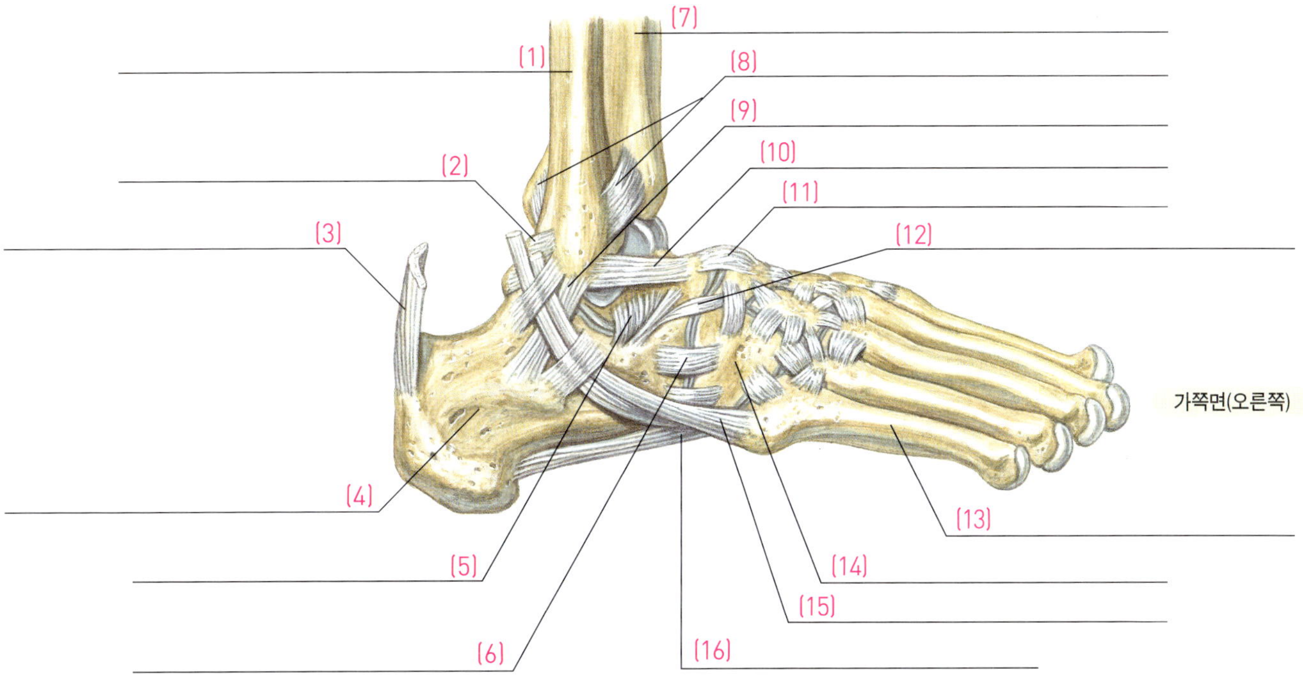

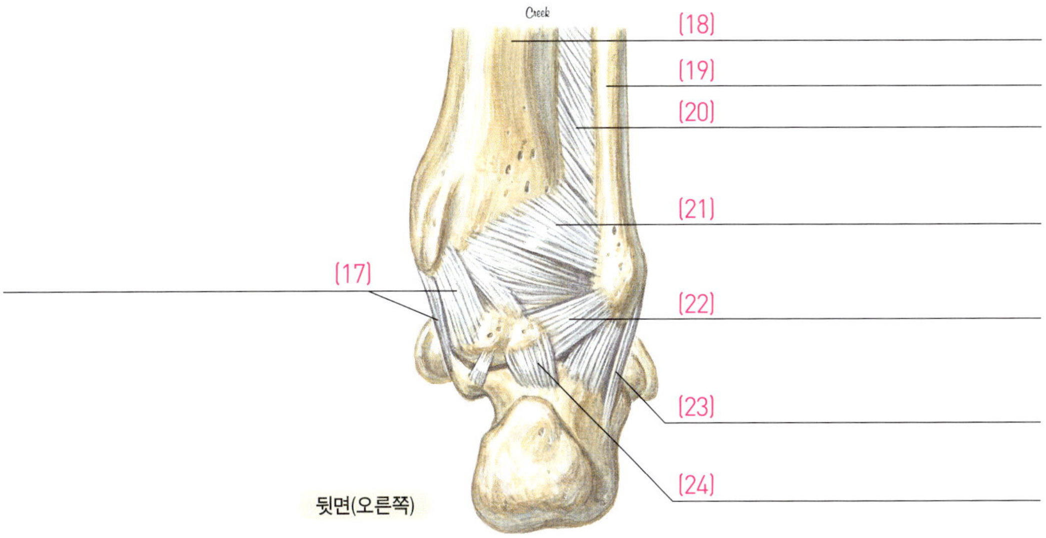

[1] 종아리뼈(비골) Fibula
[2] 뒤목말종아리인대(후거비인대) Posterior talofibular
[3] 발꿈치힘줄(종골건) Tendo calcaneus
[4] 발꿈치뼈(종골) Calcaneus
[5] 뼈사이목말발꿈치인대(골간거종인대) Interosseous talocalcaneal ligament
[6] 등쪽발꿈치인대(배측종입방인대) Dorsal calcaneocuboid ligament
[7] 정강뼈(경골) Tibia
[8] 앞 · 뒤정강종아리인대(전 · 후경비인대) Anterior and posterior tibiofibular ligament
[9] 발꿈치종아리인대(종비인대) Calcaneofibular ligament
[10] 앞목말종아리인대(전거비인대) Anterior talofibular ligament
[11] 등쪽목말발배인대(배측거주인대) Dorsal talonavicular ligament
[12] 두갈래인대(이분인대) Bifurcate ligament
[13] 다섯째발허리뼈(제5중족골) Fifth metatarsal bone
[14] 입방뼈(입방골) Cuboid bone
[15] 짧은종아리근힘줄(단비골근건) Tendon of peroneus brevis m.
[16] 긴발바닥인대(장족저인대) Long plantar ligament
[17] 세모인대(삼각인대) Deltoid ligament
[18] 정강뼈(경골) Tibia
[19] 종아리뼈(비골) Fibula
[20] 뼈사이인대(골간인대) Interosseous ligament
[21] 뒤정강종아리인대(후경비인대) Posterior tibiofibular ligament
[22] 뒤목말종아리인대(후거비인대) Posterior talofibular ligament
[23] 발꿈치종아리인대(종비인대) Calcaneofibular ligament
[24] 뒤목말발꿈치인대(후거종인대) Posterior talocalcaneal ligament

13 발목관절(Ankel joint)

세모인대는 정강뼈와 관계가 있으며 가쪽곁인대, 목말종아리인대 및 발꿈치종아리인대는 종아리뼈와 관련되어 있다.

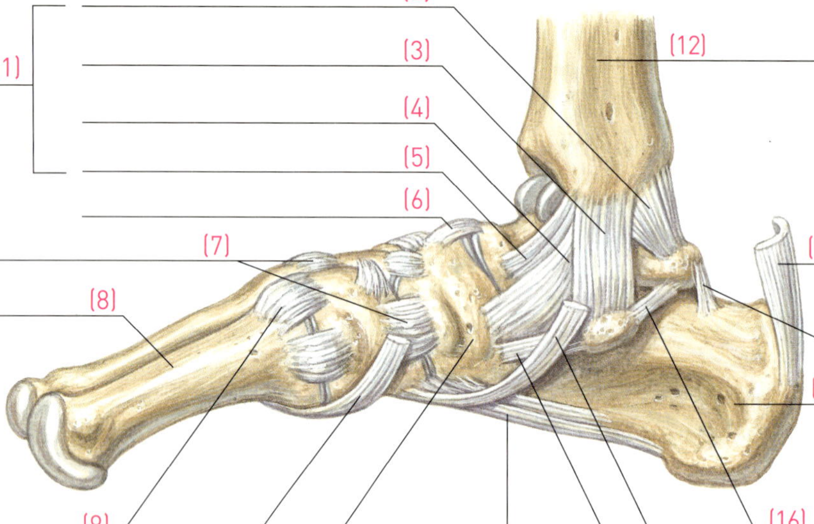

안쪽면(오른쪽)

(1) 세모인대(삼각인대) Deltoid ligament
(2) 뒤정강목말인대(후경거인대) Posterior tibiotalar ligament
(3) 정강발꿈치인대(경종인대) Tibiocalcaneal ligament
(4) 정강발배인대(경주인대) Tibionavicular ligament
(5) 앞정강목말인대(전경거인대) Anterior tibiotalar ligament
(6) 등쪽목말발배인대(배측거주인대) Dorsal talonavicular ligament
(7) 등쪽쐐기발배인대(배측설주인대) Dorsal cuneonavicular ligament
(8) 첫째발허리뼈(제1중족골) First metatarsal bone
(9) 등쪽발목발허리인대(배측족근중족인대) Dorsal taarsometatarsal ligament
(10) 앞정강근힘줄(전경골근건) Tendon of tibialis anterior m.
(11) 발배뼈(주상골) Navicular bone
(12) 정강뼈(경골) Tibia
(13) 발꿈치힘줄(종골건) Tendo calcaneus
(14) 뒤목말발꿈치인대(후거종인대) Posterior talocalcaneal ligament
(15) 발꿈치뼈(종골) Calcaneus
(16) 안쪽목말발꿈치인대(내측거종인대) Medial talocalcaneal ligament
(17) 뒤정강근힘줄(후경골근건) Tendon of tibialis posterior m.
(18) 바닥쪽발꿈치발배인대(저측종주인대) Plantar calcaneonavicular ligament
(19) 긴발바닥인대(장족저인대) Long plantar ligament

14 발의 시상절단면(Sagittal plane of foot)

손목에서의 융기관절과는 다르게 발목관절의 운동은 굽힘과 폄으로 제한된다.

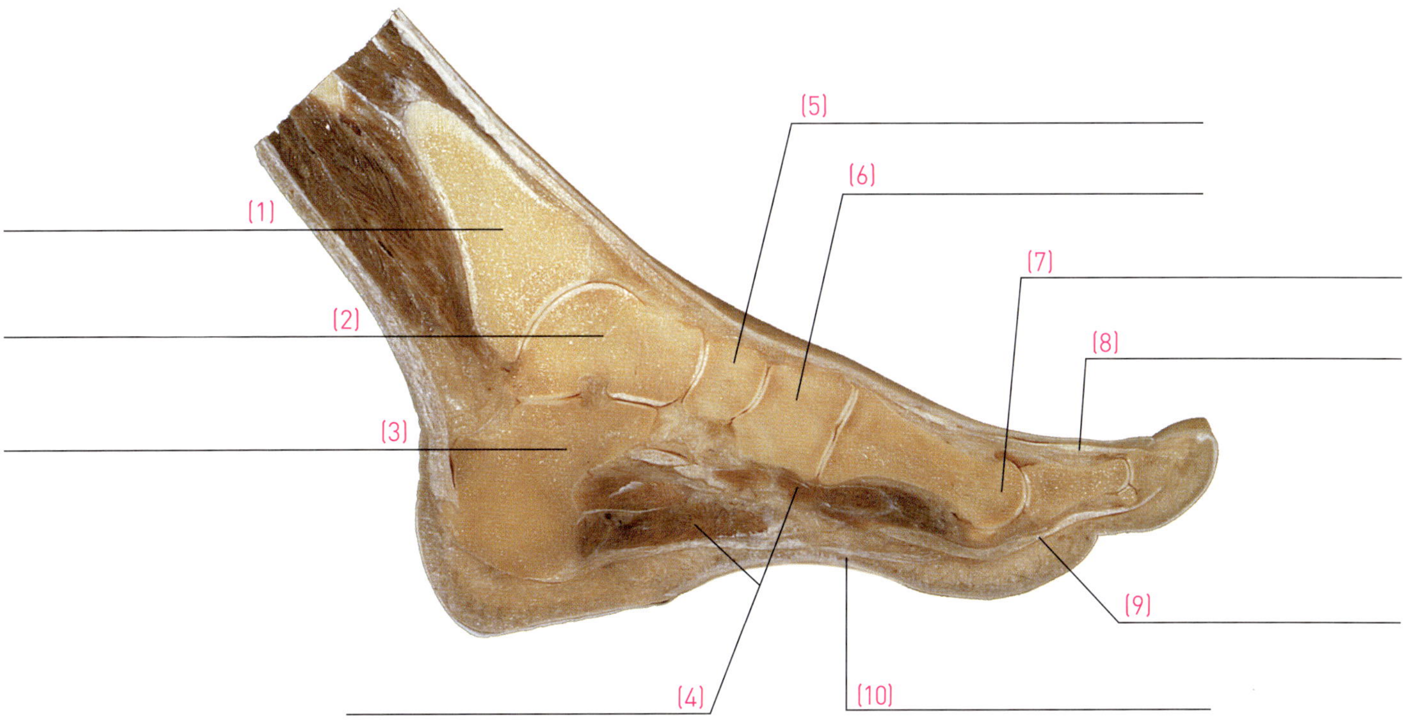

(1) 정강뼈(경골) Tibia

(2) 목말뼈(거골) Talus

(3) 발꿈치뼈(종골) Calcaneus

(4) 고유근(내재근) Intrinsic muscles

(5) 발배뼈(주상골) Navicular

(6) 안쪽쐐기뼈(내측설상골) Medial cuneiform

(7) 첫째발허리뼈머리(중족골두) Head of first metatarsal bone

(8) 긴엄지폄근힘줄(장무지신근건) Tendon of extensor hallucis longus m.

(9) 긴엄지굽힘근힘줄(장무지굴근건) Tendon of flexor hallucis longus m.

(10) 발바닥널힘줄(족저건막) Plantar aponeurosis

제5장 근육계통
Muscular System

CHAPTER 05

01 전신의 얕은층근육(Superficial muscle of Human)

체중의 약 40~50%를 차지하는 근육은 수축과 이완을 통해서 신체의 운동을 일으킨다.

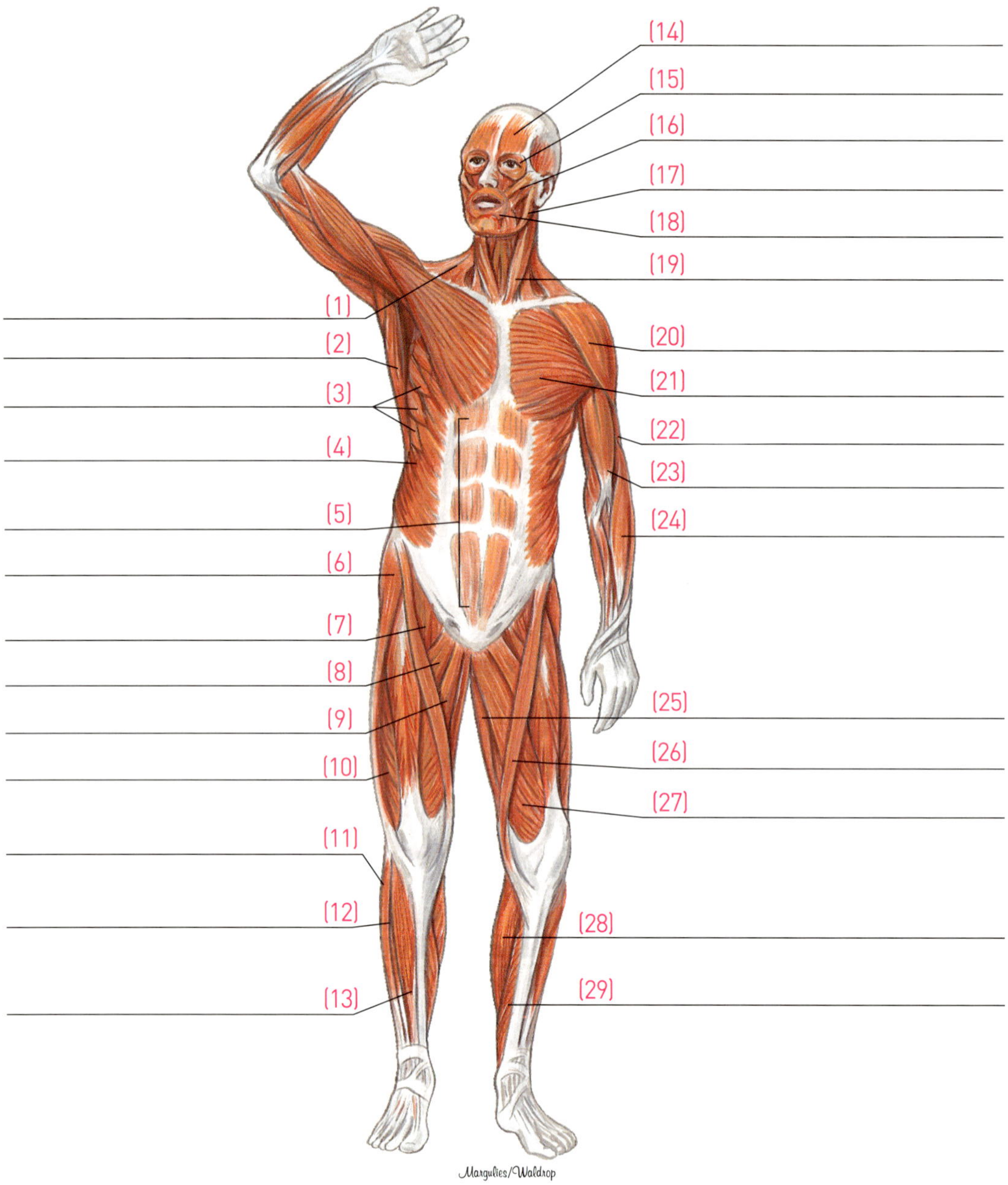

앞면

(1) 등세모근(승모근) Trapezius
(2) 넓은등근(광배근) Latissimus dorsi
(3) 앞톱니근(전거근) Serratus anterior
(4) 배바깥빗근(외복사근) External abdominal oblique
(5) 배곧은근(복직근) Rectus abdominis
(6) 넙다리근막긴장근(대퇴근막장근) Tensor fasciae latae
(7) 엉덩허리근(장요근) Iliopsoas
(8) 두덩근(치골근) Pectineus
(9) 긴모음근(장내전근) Adductor longus
(10) 가쪽넓은근(외측광근) Vastus lateralis
(11) 긴종아리근(장비골근) Peroneus longus
(12) 긴발가락폄근(장지신근) Extensor digitorum longus
(13) 앞정강근(전경골근) Tibialis anterior
(14) 이마근(전두근) Frontalis
(15) 눈둘레근(안륜근) Orbicularis oculi
(16) 광대근(관골근) Zygomaticus
(17) 깨물근(교근) Masseter
(18) 입둘레근(구륜근) Orbicularis oris
(19) 목빗근(흉쇄유돌근) Sternocleido-mastoid
(20) 어깨세모근(삼각근) Deltoid
(21) 큰가슴근(대흉근) Pectoralis major
(22) 위팔근(상완근) Brachialis
(23) 위팔두갈래근(상완이두근) Biceps brachii
(24) 위팔노근(완요골근) Brachioradialis
(25) 두덩정강근(박근) Gracilis
(26) 넙다리빗근(봉공근) Sartorius
(27) 안쪽넓은근(내측광근) Vastus medialis
(28) 장딴지근(비복근) Gastrocnemius
(29) 가자미근 Soleus

02 전신의 얕은층근육(Superficial muscle of Human)

뼈와 관절을 수동적 운동기관, 골격근을 능동적 운동기관이라 한다.

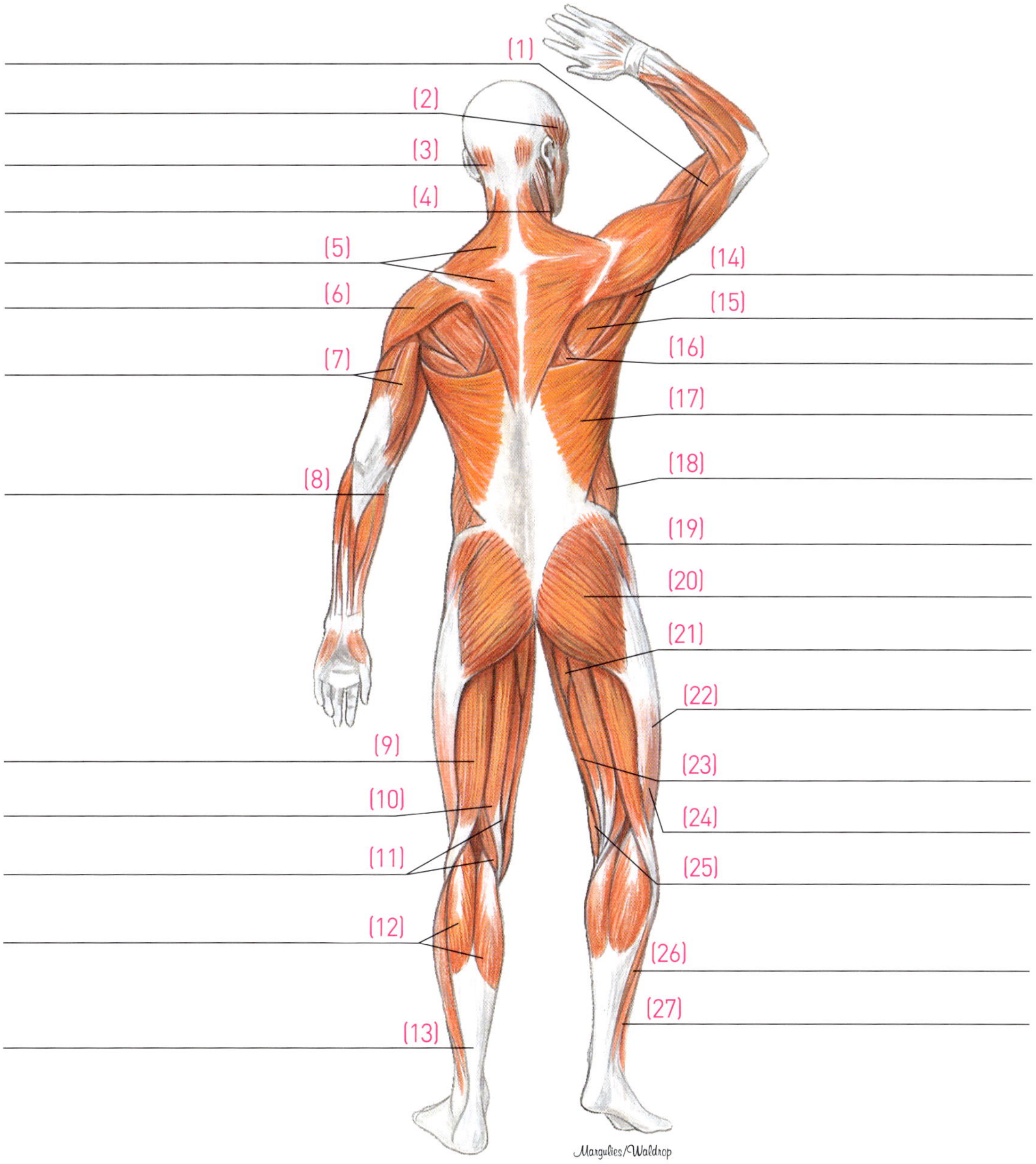

뒷면

(1) 위팔근(상완근) Brachialis
(2) 관자근(측두근) Temporalis
(3) 뒤통수근(후두근) Occipitalis
(4) 목빗근(흉쇄유돌근) Sternocleidomastoid
(5) 등세모근(승모근) Trapezius
(6) 어깨세모근(삼각근) Deltoid
(7) 위팔세갈래근(상완삼두근) Triceps brachii
(8) 위팔노근(완요골근) Brachioradialis
(9) 넙다리두갈래근(대퇴이두근) Biceps femoris
(10) 반힘줄근(반건양근) Semitendinosus
(11) 반막근(반막양근) Semimembranosus
(12) 장딴지근(비복근) Gastrocnemius
(13) 발꿈치힘줄(종골건) Tendo calcaneus
(14) 큰원근(대원근) Teres major
(15) 가시아래근(극하근) Infraspinatus
(16) 마름근(능형근) Rhomboideus
(17) 넓은등근(광배근) Latissimus dorsi
(18) 배바깥빗근(외복사근) External abdominal oblique
(19) 중간볼기근(중둔근) Gluteus medius
(20) 큰볼기근(대둔근) Gluteus maximus
(21) 큰모음근(대내전근) Adductor magnus
(22) 엉덩정강근막띠(장경인대) Iliotibial tract
(23) 두덩정강근(박근) Gracilis
(24) 가쪽넓은근(외측광근) Vastus lateralis
(25) 넙다리빗근(봉공근) Sartorius
(26) 가자미근 Soleus
(27) 긴종아리근(장비골근) Peroneus longus

03 근육뼈대계통의 관계 (Relationship of muscle and skeleton)

근육의 부착점이 보다 몸쪽부위에 위치하고, 운동성이 적고 안정적일 경우 이는곳이라 한다. 근육의 수축은 관절에서 각각 다른 뼈의 움직임이 일어나도록 한다.

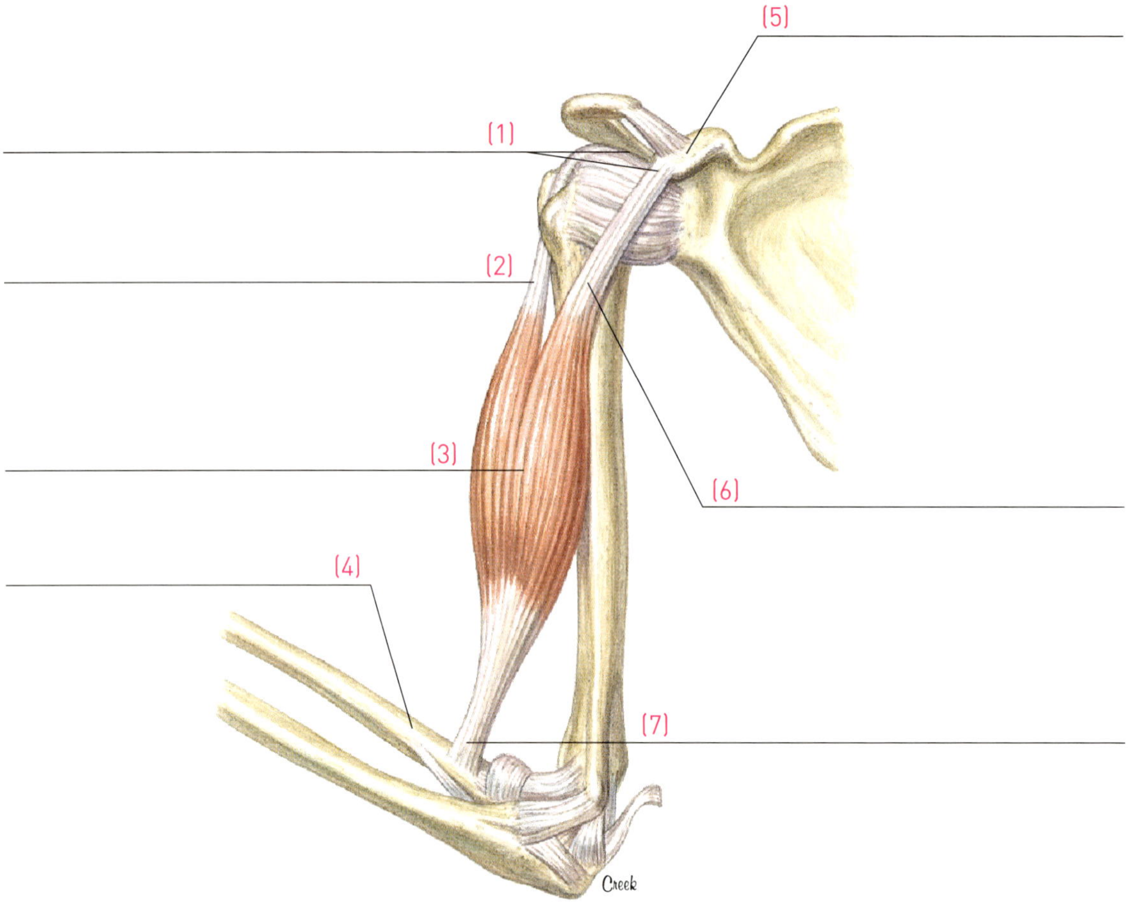

(1) 위팔두갈래근의 이는곳(상완이두근의 기시부) Origins of biceps brachii

(2) 긴갈래의 힘줄(장두의 건) Tendon of long head

(3) 위팔두갈래근(상완이두근) Biceps brachii

(4) 노뼈(요골) Radius

(5) 부리돌기(오훼돌기) Coracoid process

(6) 짧은갈래의 힘줄(단두의 건) Tendon of short head

(7) 위팔두갈래근의 닿는곳(상완이두근의 정지부) Insertion of biceps brachii

04 얼굴근육(Facial muscle)

표정을 나타내는 얼굴근육은 대부분 머리뼈, 얼굴, 목 등의 얕은 부위에 위치하며, 머리뼈나 근막에서 이는곳을 형성하고 피부에 닿게 된다.

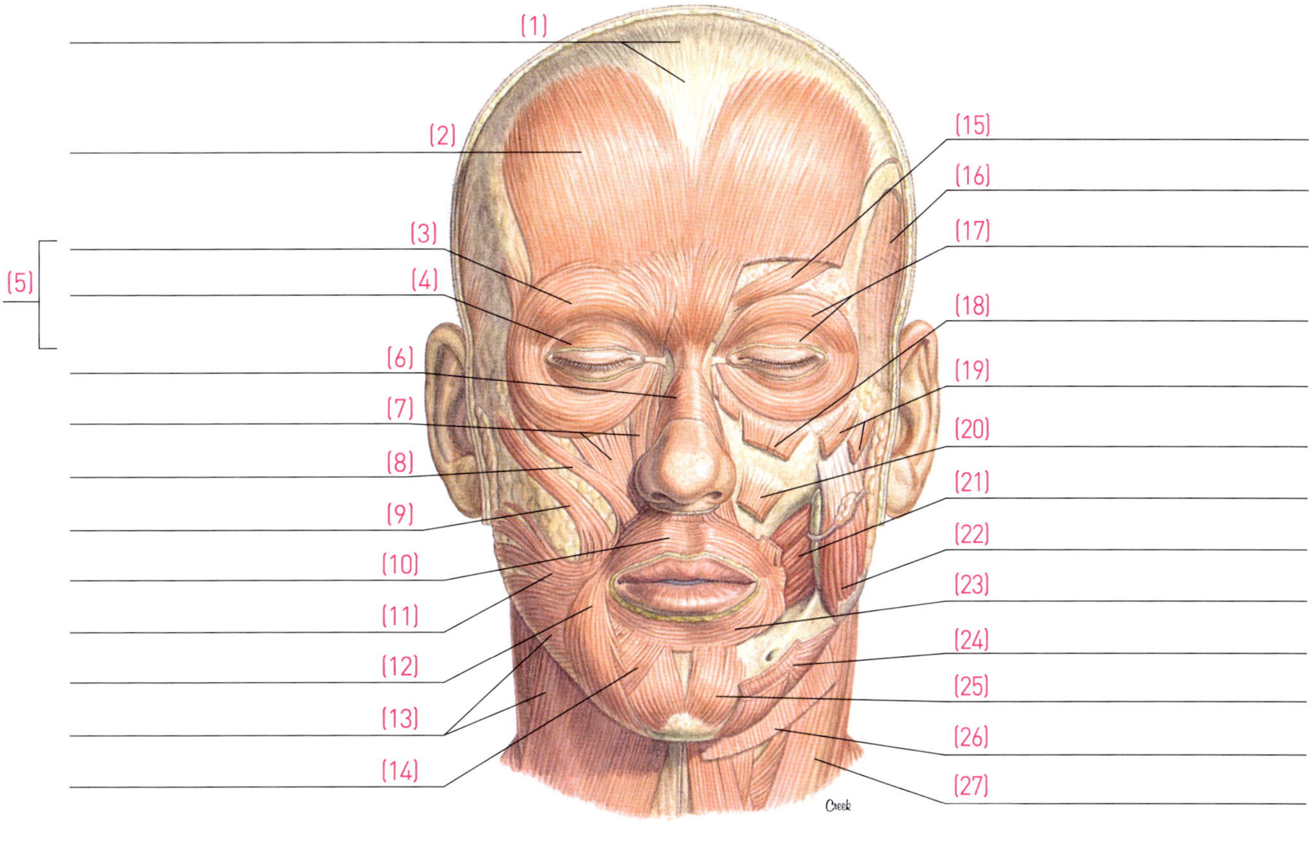

(5) ______________

앞면

(1) 머리덮개널힘줄(모상건막) Galea aponeurotica
(2) 이마근(전두근) Frontalis
(3) 눈확부위(안와부) Orbital
(4) 눈꺼풀부위(안검부) Palpebral
(5) 눈둘레근(안륜근) Orbicularis oculi
(6) 코근(비근) Nasalis
(7) 위입술올림근(상순거근) Lavator labii superioris
(8) 작은광대근(소관골근) Zygomaticus minor
(9) 큰광대근(대관골근) Zygomaticus major
(10) 입둘레근(구륜근) Orbicularis oris
(11) 입꼬리당김근(소근) Risorius
(12) 입꼬리내림근(구각하제근) Depressor anguli oris
(13) 넓은목근(광경근) Platysma
(14) 아래입술내림근(하순하제근) Depressor labii inferioris
(15) 눈썹주름근(추미근) Corrugator supercilli
(16) 관자근(측두근) Temporalis
(17) 눈둘레근(안륜근) Orbicularis oculi
(18) 위입술올림근(상순거근) Lavator labii superioris
(19) 작은·큰광대근(소·대관골근) Zygomaticus minor and major
(20) 입꼬리올림근(구각거근) Levator anguli oris
(21) 볼근(협근) Buccinator
(22) 깨물근(교근) Masseter
(23) 입둘레근(구륜근) Orbicularis oris
(24) 아래입술내림근(하순하제근) Depressor labii inferioris
(25) 턱끝근(이근) Mentalis
(26) 넓은목근(광경근) Platysma
(27) 목빗근(흉쇄유돌근) Sternoclidomastoid

05 얼굴근육(Facial muscle)

얼굴근육은 얼굴신경에 의해 지배를 받게 되며, 얼굴근육의 명칭이 대부분 얼굴근육의 부착점과 위치에서 고려되어 표현된다.

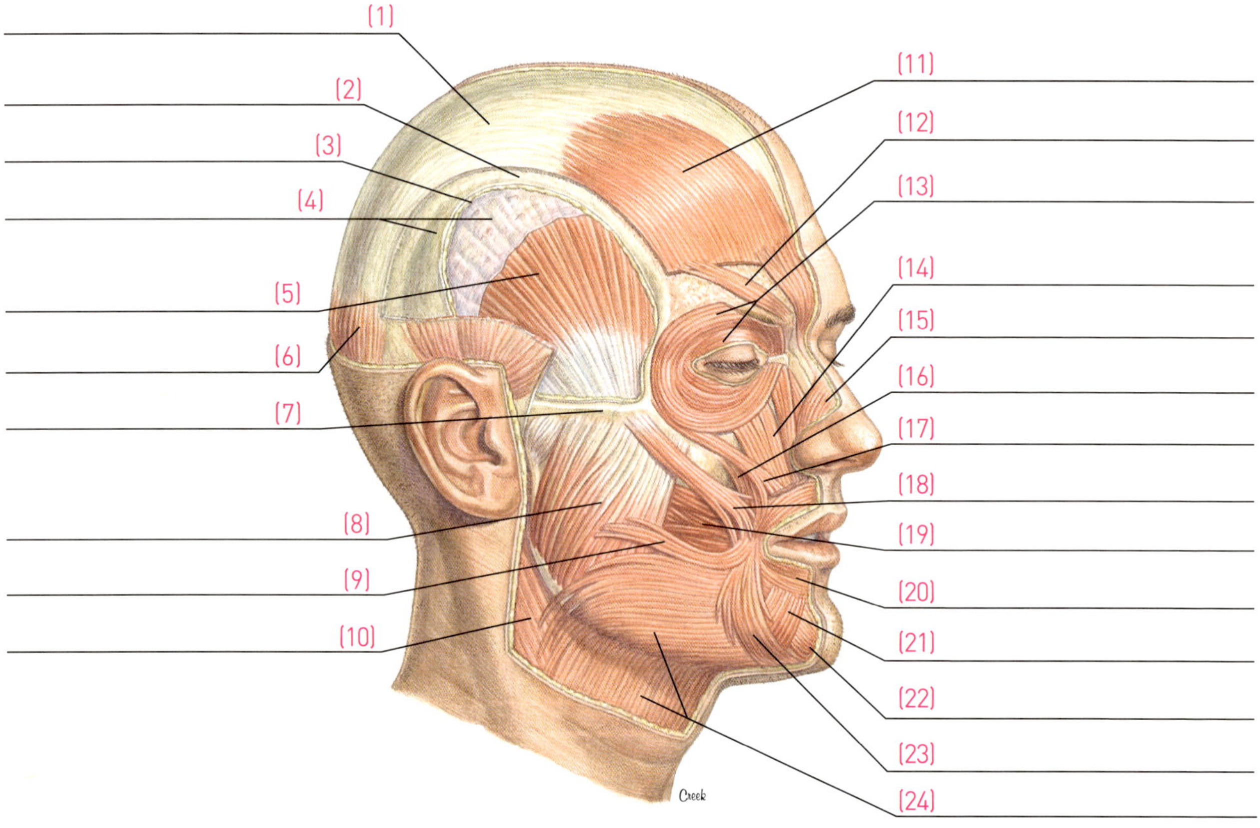

옆면

(1) 머리덮개널힘줄(모상건막) Galea aponeurtica
(2) 뼈(바깥)막(골외막) Periosteum
(3) 지방층 Adipose layer
(4) 관자근막의 얕은층과 깊은층(측두근막의 천층과 심층) Superficial and deep layers of temporal fascia
(5) 관자근(측두근) Temporalis
(6) 뒤통수근(후두근) Occipitalis
(7) 광대활(관골궁) Zygomatic arch
(8) 깨물근(교근) Masseter
(9) 입꼬리당김근(소근) Risorius
(10) 목빗근(흉쇄유돌근) Sternocleidomastoid
(11) 이마근(전두근) Frontalis(cut)
(12) 눈썹주름근(추미근) Corrugator supercilli
(13) 눈둘레근(안륜근) Orbicularis oculi
(14) 위입술올림근(상순거근) Levator labii superioris
(15) 코근(비근) Nasalis
(16) 입꼬리올림근(구각거근) Levator anguli oris
(17) 작은광대근(소관골근) Zygomaticus minor
(18) 큰광대근(대관골근) Zygomaticus major
(19) 볼근(협근) Buccinator
(20) 입둘레근(구륜근) Orbicularis oris
(21) 아래입술내림근(하순하제근) Depressor labii inferioris
(22) 턱끝근(이근) Mentalis
(23) 입꼬리내림근(구각하제근) Depressor anguli oris
(24) 넓은목근(광경근) Platysma

06 씹기근육(Masticatory muscle)

턱관절에 작용하여 아래턱뼈를 움직여 음식물을 씹는 기능을 하는 근육이다.

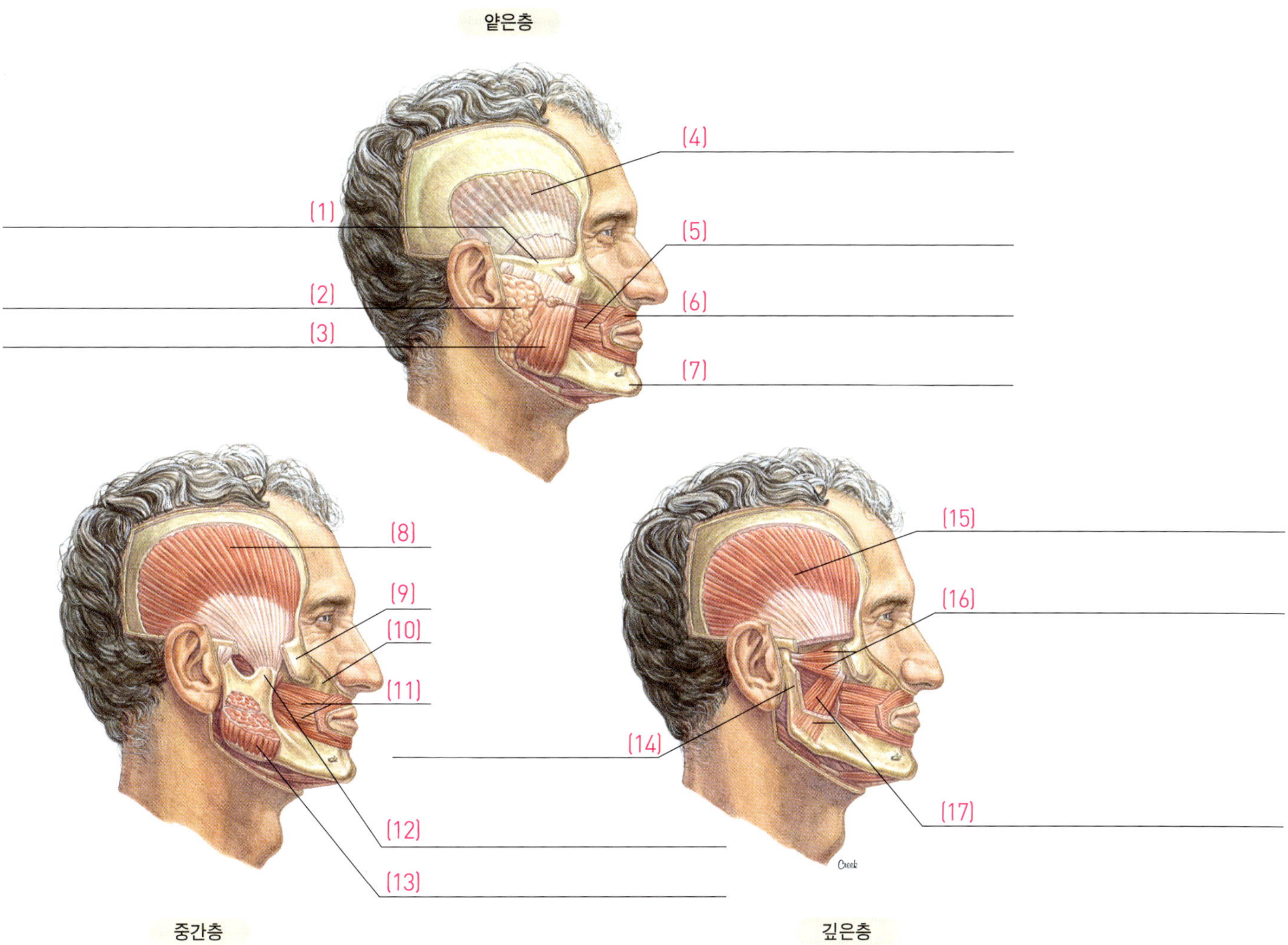

(8) ________ (10) ________

(9) ________ (11) ________

---

(1) 광대활(관골궁) Zygomatic arch
(2) 귀밑샘(이하선) Parotid gland
(3) 깨물근(교근) Masseter
(4) 관자근의 위깊은근막(측두근의 위심근막) Deep fascia of temporalis
(5) 볼근(협근) Buccinator
(6) 입둘레근(구륜근) Orbicularis oris
(7) 아래턱뼈(하악골) Mandible
(8) 관자근(측두근) Temporalis
(9) 광대뼈(관골) Zygomatic bone
(10) 위턱뼈(상악골) Maxilla
(11) 볼근(협근) Buccinator
(12) 아래턱뼈의 근육돌기(하악골의 근돌기) Coronoid process of mandible
(13) 깨물근(교근) Masseter
(14) 아래턱뼈(하악골) Mandible
(15) 관자근(측두근) Temporalis
(16) 가쪽날개근(외측익돌근) Lateralpterygoid
(17) 안쪽날개근(내측익돌근) Medial pterygoid

07 목 뒷부분의 깊은근육 (Deep cervial muscle of posterial portion)

목근육은 머리를 지지해주고 운동하게 해주며 목 주위의 구조물을 지지한다.

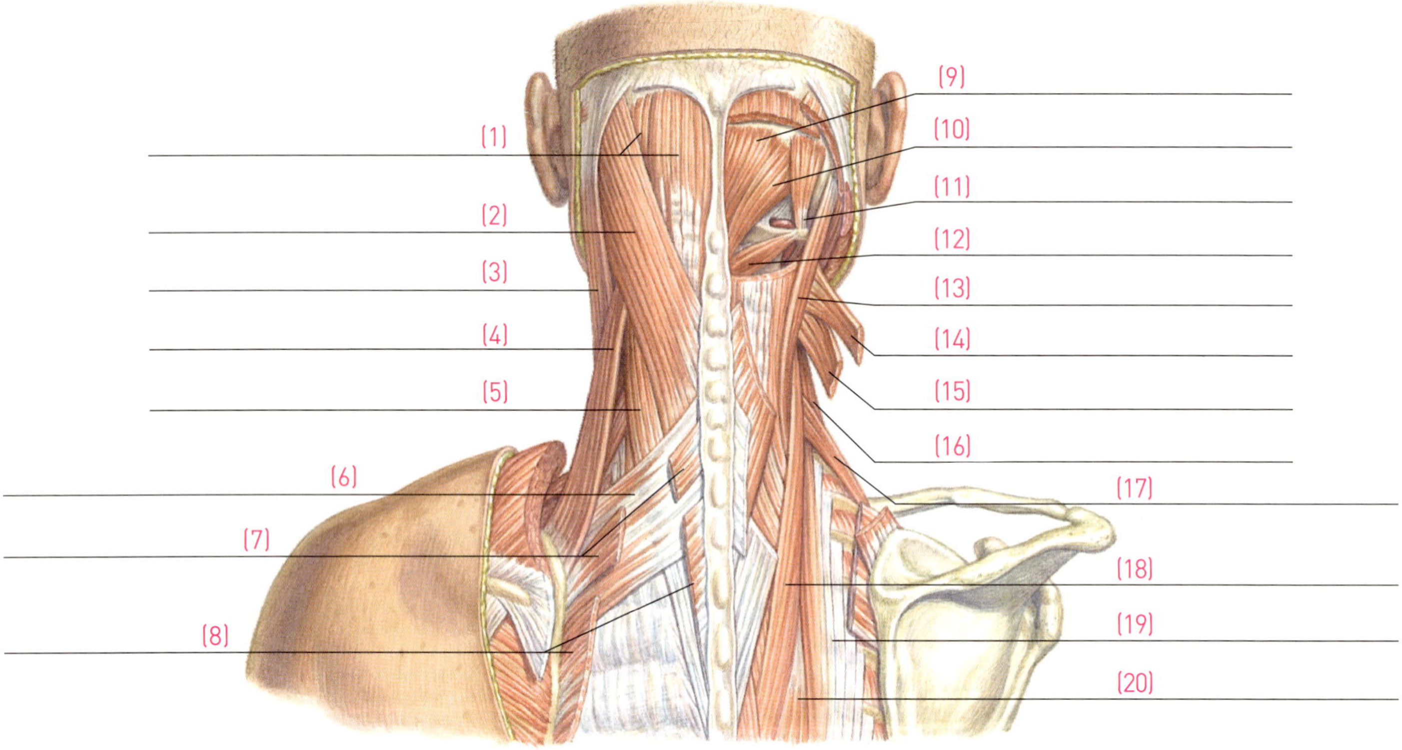

(1) 머리반가시근(두반극근) Semispinalis capitis
(2) 머리널판근(두판상근) Splenius capitis
(3) 목빗근(흉쇄유돌근) Sternocleidomastoid
(4) 어깨올림근(견갑거근) Levator scapulae
(5) 목널판근(경판상근) Splenius cervicis
(6) 위뒤톱니근(상후거근) Serratus posterior superior
(7) 작은마름근(소능형근) Rhomboideus minor
(8) 큰마름근(대능형근) Rhomboideus major
(9) 작은뒤머리곧은근(소후두직근) Rectus capitis posterior minor
(10) 큰뒤머리곧은근(대후두직근) Rectus capitis posterior major
(11) 위머리경사근(상두사근) Obliquus capitis superior
(12) 아래머리경사근(하두사근) Obliquus capitis inferior
(13) 머리가장긴근(두최장근) Longissimus capitis
(14) 목널판근(경판상근) Splenius cervicis
(15) 어깨올림근(견갑거근) Levator scapulae
(16) 중간목갈비근(중사각근) Scalenus medius
(17) 뒤목갈비근(후사각근) Scalenus posterior
(18) 목가장긴근(경최장근) Longissimus cervicis
(19) 목엉덩갈비근(경장늑근) Iliocostalis cervicis
(20) 등가장긴근(흉최장근) Longissimus thoracis

08 가쪽 목근육(Lateral cervical muscle)

일부 목근육은 목부위에 위치하지만 계통적인 분류면에서 등근육과 팔근육으로 분류될 수 있다.

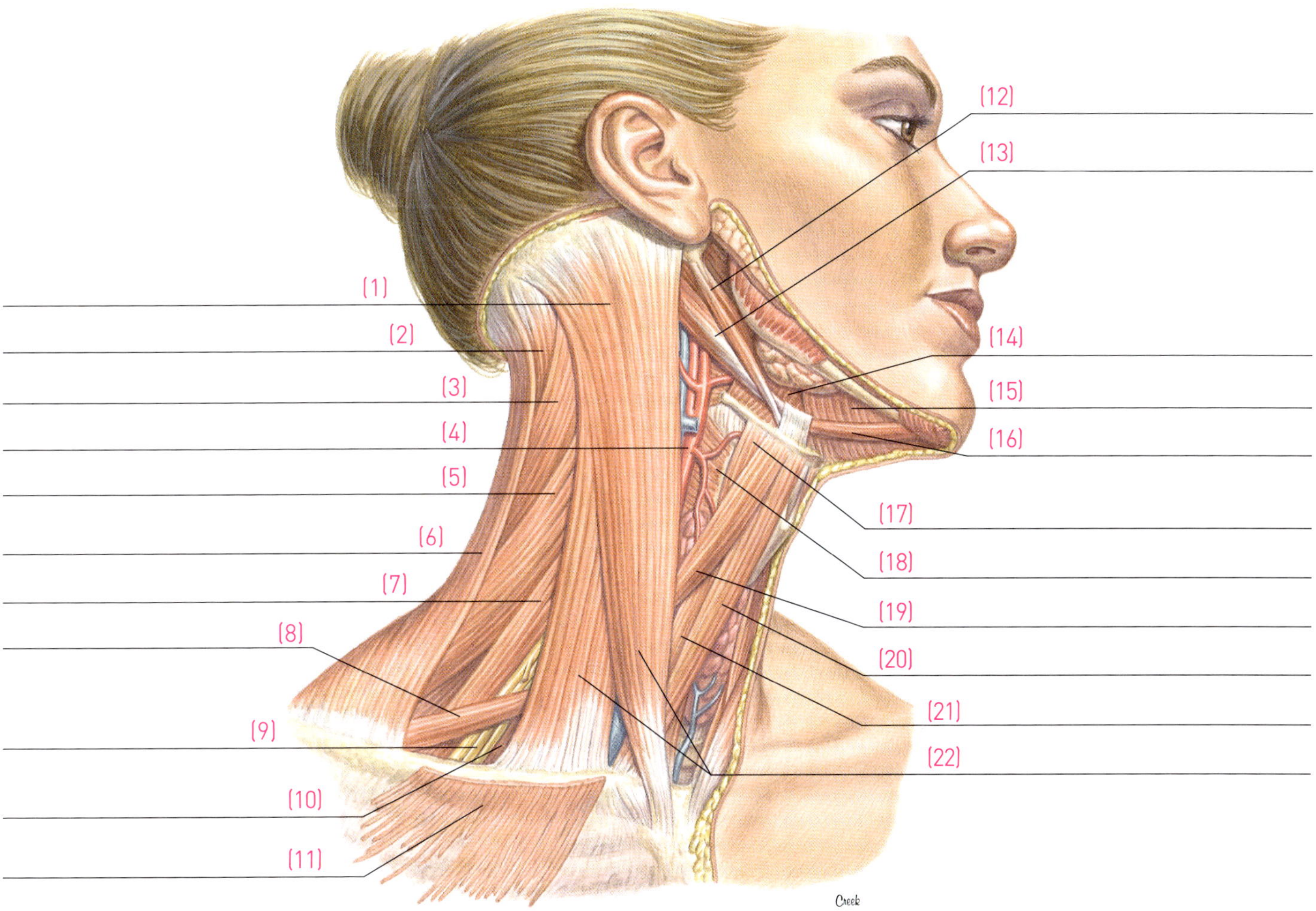

(1) 목빗근(흉쇄유돌근) Sternocleidomastoid
(2) 머리반가시근(두반극근) Semispinalis capitis
(3) 머리널판근(두판상근) Splenius capitis
(4) 온목동맥(총경동맥) Common carotid artery
(5) 어깨올림근(견갑거근) Levator scapulae
(6) 등세모근(승모근) Trapezius
(7) 중간목갈비근(중사각근) Scalenus medius
(8) 어깨목뿔근의 아래힘살(견갑설골근의 하복) Inf. belly of omohyoid
(9) 팔신경얼기(완신경총) Brachial plexus
(10) 앞목갈비근(전사각근) Scalenus anterior
(11) 넓은목근(광경근) Platysma
(12) 붓목뿔근(경돌설골근) Stylohyoid
(13) 두힘살근의 뒤힘살(악이복근의 후복) Posterior belly of digastric
(14) 목뿔혀근(설골설근) Hyoglossus
(15) 턱목뿔근(악설골근) Mylohyoid
(16) 두힘살근의 앞힘살(악이복근의 전복) Anterior belly of digastric
(17) 방패목뿔근(갑상설골근) Thyrohyoid
(18) 아래인두수축근(하인두수축근) Inferior constrictor
(19) 어깨목뿔근의 위힘살(견갑설골근의 상복) Sup. belly of omohyoid
(20) 복장목뿔근(흉골설골근) Sternohyoid
(21) 복장방패근(흉골갑상근) Sternothyroid
(22) 목빗근(흉쇄유돌근) Sternocleidomastoid

09 골반의 근육(Pelvic muscle)

골반은 골반가로막과 비뇨생식가로막으로 구분된다. 비뇨생식가로막은 바깥생식기의 깊은곳에 위치하고, 골반가로막은 내장 가까이 위치한다.

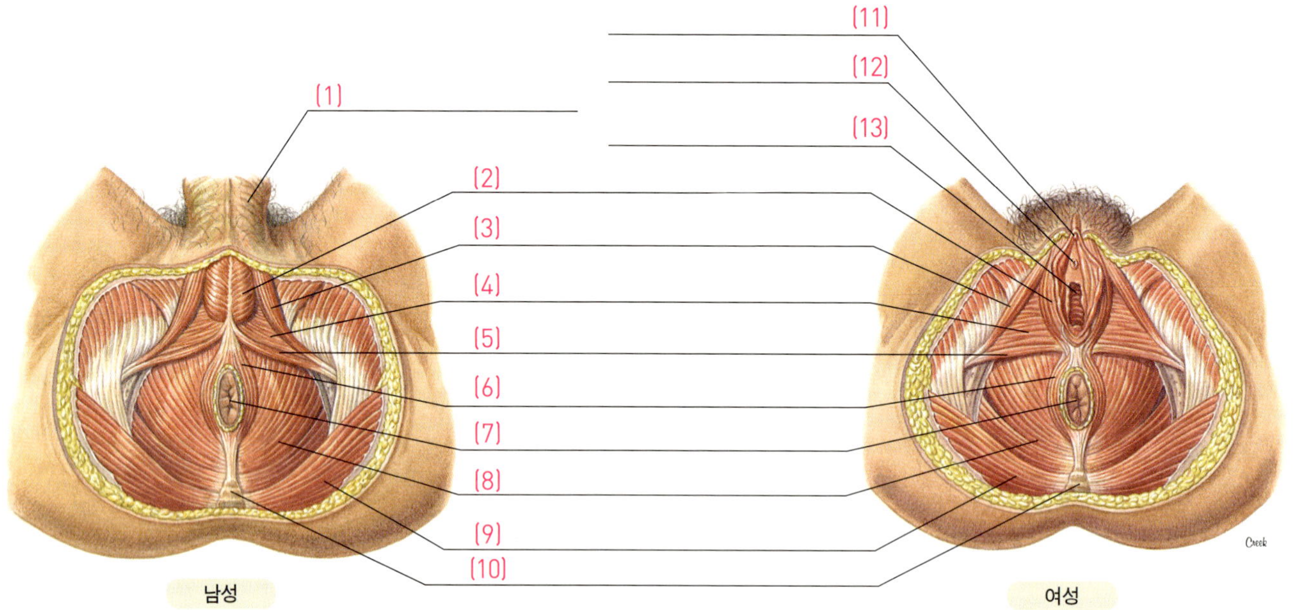

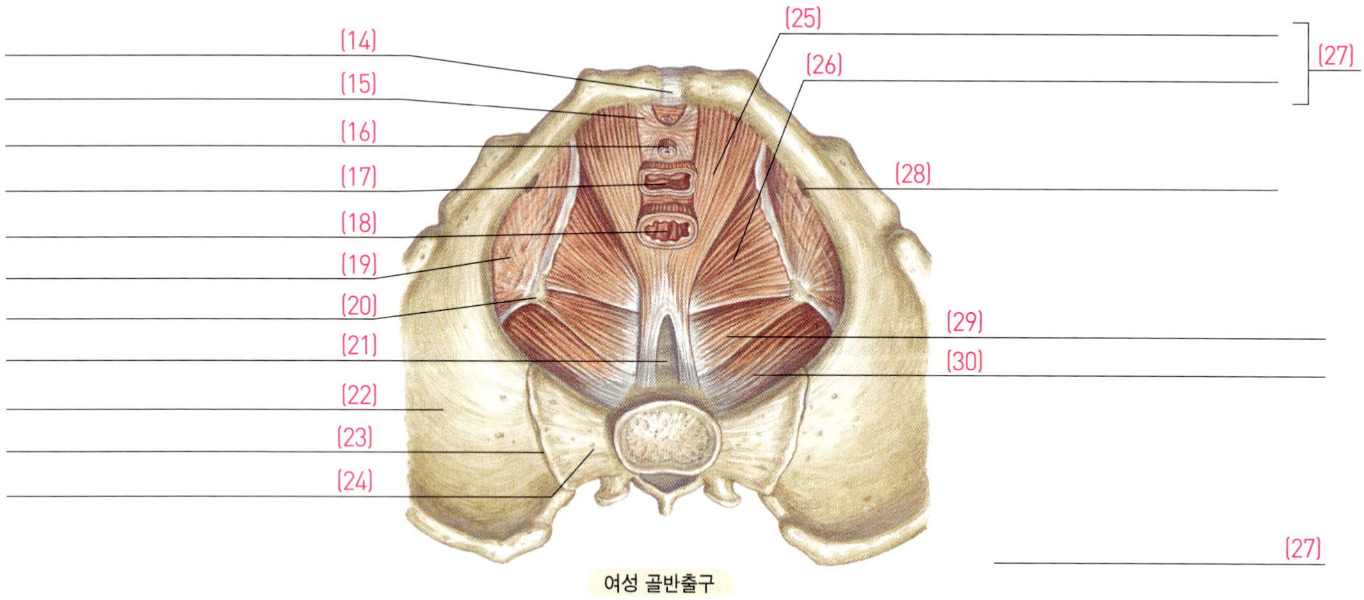

여성 골반출구

(1) 음낭 Scrotum
(2) 망울해면체근(구해면체근) Bulbospongiosus
(3) 궁둥해면체근(좌골해면체근) Ischiocavernosus
(4) 깊은샅가로근(심회음횡근) Deep transversus perinei
(5) 얕은샅가로근(천회음횡근) Superficial transversus perinei
(6) 바깥항문조임근(외항문괄약근) External anal sphincter
(7) 항문 Anus
(8) 항문올림근(항문거근) Levator ani
(9) 큰볼기근(대둔근) Gluteus maximus
(10) 꼬리뼈(미골) Coccyx
(11) 음핵 Clitoris
(12) 요도구멍(요도구) Urethral orifice
(13) 질구멍(질구) Vaginal orifice
(14) 두덩결합(치골결합) Symphysis pubis
(15) 비뇨생식가로막(요생식격막) Urogenital diaphragm
(16) 요도 Urethra
(17) 질 Vagina
(18) 항문관 Anal canal
(19) 속폐쇄근(내폐쇄근) Obturator internus
(20) 궁둥뼈가시(좌골극) Ischial spine
(21) 꼬리뼈(미골) Coccyx
(22) 엉덩뼈(장골) Ilium
(23) 엉치엉덩관절(천장관절) Sacroiliac articulation
(24) 엉치뼈(천골) Sacrum
(25) 두덩꼬리근(치골미골근) Pubococcygeus
(26) 엉덩꼬리근(장골미골근) Iliococcygeus
(27) 항문올림근(항문거근) Levator ani
(28) 폐쇄굴(폐쇄관) Obturator canal
(29) 꼬리근(미골근) Coccygeus
(30) 궁둥구멍근(이상근) Piriformis

10 척주의 근육(Vertebral column muscle)

척주의 뒷면에 위치하는 근육은 폄근으로, 굽힘근보다 더 강해야 한다. 폄근은 얕은층과 깊은층으로 구분할 수 있다.

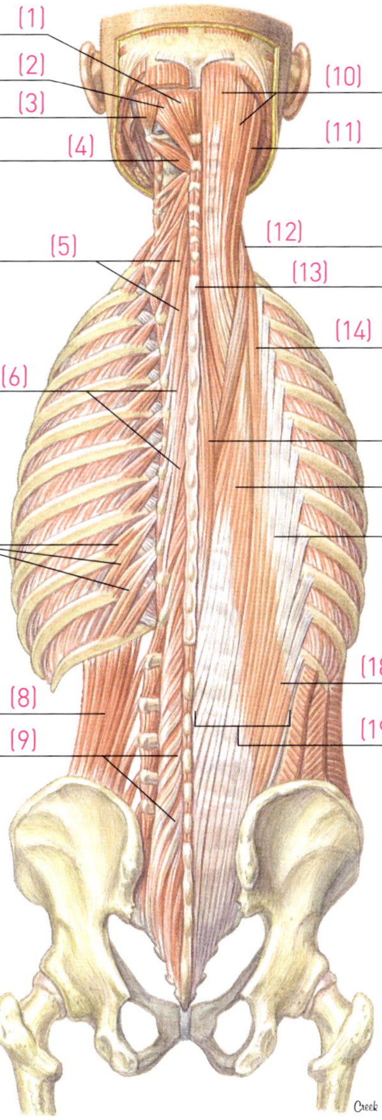

(1) 작은뒤머리곧은근(소후두직근) Rectus capitis posterior minor
(2) 큰뒤머리곧은근(대후두직근) Rectus capitis posterior major
(3) 위머리빗근(상두사근) Obliquus capitis superior
(4) 아래머리빗근(하두직근) Obliquus capitis inferior
(5) 목반가시근(경반극근) Semispinalis cervicis
(6) 등반가시근(흉반극근) Semispinalis thoracis
(7) 갈비올림근(늑골거근) Levator costarum
(8) 허리네모근(요방형근) Quadratus lumborum
(9) 뭇갈래근(다열근) Multifidus
(10) 머리반가시근(두반극근) Semispinalis capitis
(11) 머리가장긴근(두최장근) Longissimus capitis
(12) 목가장긴근(경최장근) Longissimus cervicis
(13) 첫째등뼈(제1흉추) First thoracic vertebra
(14) 목엉덩갈비근(경장늑근) Iliocostalis cervicis
(15) 등가시근(흉극근) Spinalis thoracis
(16) 등가장긴근(흉최장근) Longissimus thoracis
(17) 등엉덩갈비근(흉장늑근) Iliocostalis thoracis
(18) 허리엉덩갈비근(요장늑근) Iliocostalis lumborum
(19) 척추세움근(척주기립근) Erector spinae

11 상체 근육(Upper body muscle)

어깨관절에 걸쳐 있으면서 위팔뼈에 닿는 9개의 근육 중 오직 큰가슴근과 넓은등근이 어깨뼈에서 이는곳을 형성하지 않는다.

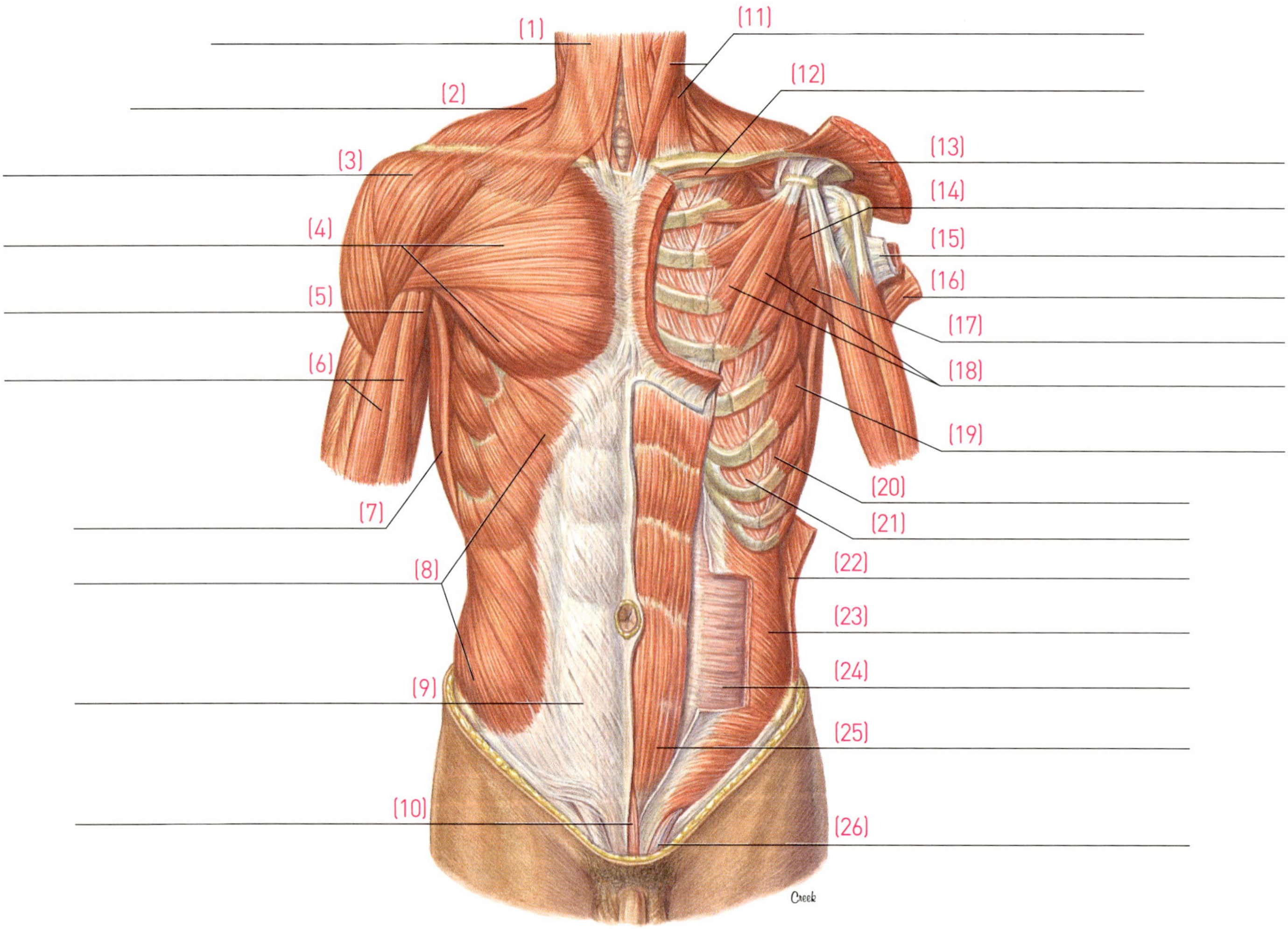

앞면

(1) 넓은목근(광경근) Platysma
(2) 등세모근(승모근) Trapezius
(3) 어깨세모근(삼각근) Deltoid
(4) 큰가슴근(대흉근) Pectoralis major
(5) 부리위팔근(오훼완근) Coracobrachialis
(6) 위팔두갈래근(상완이두근) Biceps brachii
(7) 넓은등근(광배근) Latissimus dorsi
(8) 배바깥빗근(외복사근) External abdominal oblique
(9) 배곧은근집의 앞층(복직근초의 전층) Anterior layer of rectus sheath
(10) 배세모근(추체근) Pyramidalis
(11) 목빗근(흉쇄유돌근) Sternocleidomastoid
(12) 빗장밑근(쇄골하근) Subclavius
(13) 어깨세모근(삼각근) Deltoid
(14) 어깨밑근(견갑하근) Subscapularis
(15) 큰가슴근(대흉근) Pectoralis major
(16) 어깨세모근(삼각근) Deltoid
(17) 큰원근(대원근) Teres major
(18) 작은가슴근(소흉근) Pectoralis minor
(19) 앞톱니근(전거근) Serratus anterior
(20) 바깥갈비사이근(외늑간근) External intercostal
(21) 속갈비사이근(내늑간근) Internal intercostal
(22) 배바깥빗근(외복사근) External abdominal oblique
(23) 배속빗근(내복사근) Internal abdominal oblique
(24) 배가로근(복횡근) Transversus abdominis
(25) 배곧은근(복직근) Rectus abdominis
(26) 정삭 Spermatic cord

12 상체 근육(Upper body muscle)

몸통근육에는 큰가슴근과 넓은등근이 있다. 큰가슴근은 위팔뼈를 팔이음뼈에 결합시켜 주는 부채꼴의 큰 가슴근육으로 어깨뼈의 주요 굽힘근이다.

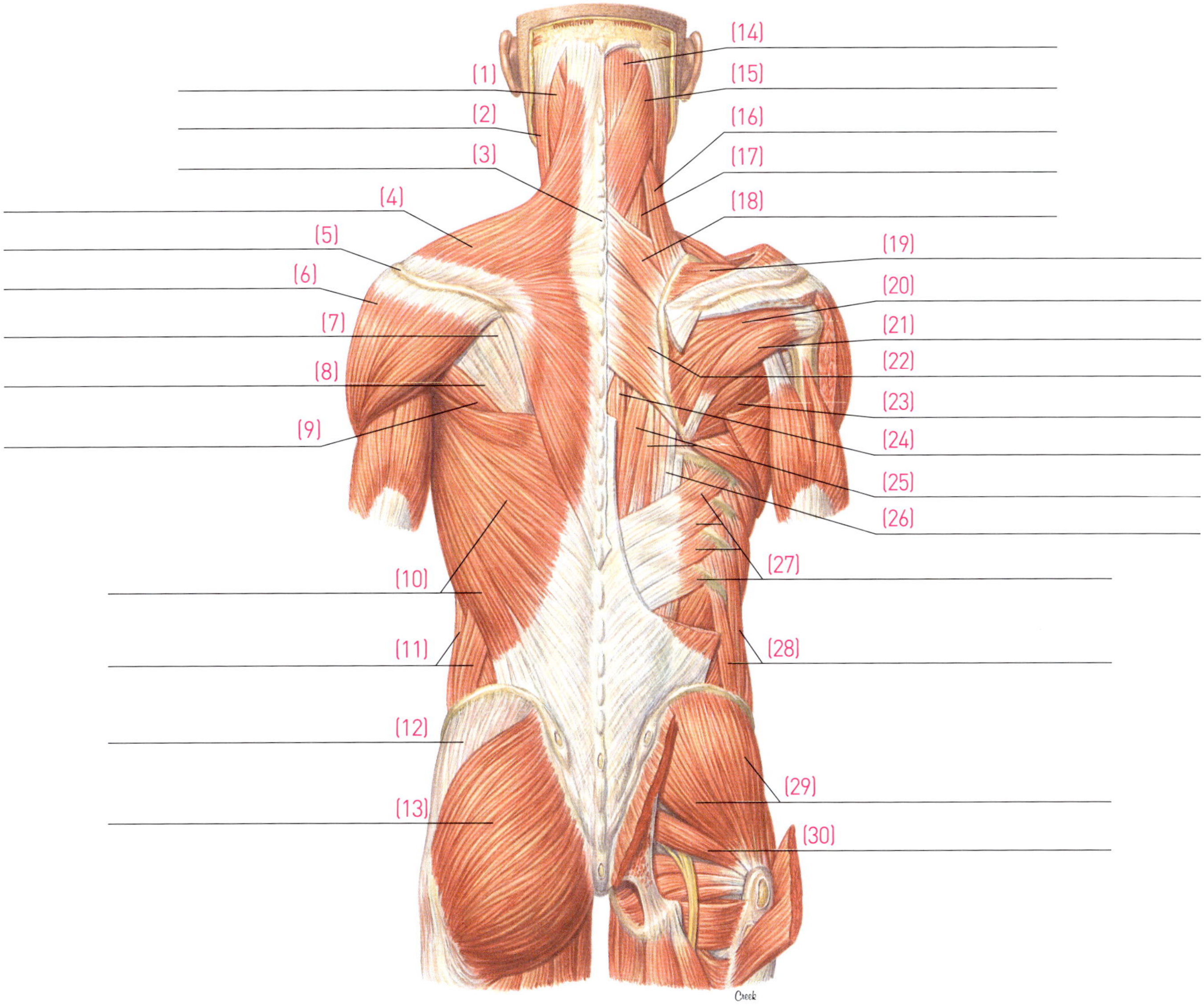

뒷면

(1) 머리널판근(두판상근) Splenius capitis
(2) 목빗근(흉쇄유돌근) Sternocleidomastoid
(3) 솟을뼈(융추, 제7목뼈) Vertebra prominens(C7)
(4) 등세모근(승모근) Trapezius
(5) 어깨뼈가시(견갑극) Spine of scapula
(6) 어깨세모근(삼각근) Deltoid
(7) 가시아래근(극하근) Infraspinatus
(8) 작은원근(소원근) Teres minor
(9) 큰원근(대원근) Teres major
(10) 넓은등근(광배근) Latissimus dorsi
(11) 배바깥빗근(외복사근) External abdominal oblique
(12) 엉덩근막(둔근막) Gluteal fascia
(13) 큰볼기근(대둔근) Gluteus maximus
(14) 머리반가시근(두반극근) Semispinalis capitis
(15) 머리널판근(두판상근) Splenius capitis
(16) 어깨올림근(견갑거근) Levator scapulae
(17) 목널판근(경판상근) Splenius cervicis
(18) 작은마름근(소능형근) Rhomboideus minor
(19) 가시위근(극상근) Supraspinatus
(20) 가시아래근(극하근) Infraspinatus
(21) 작은원근(소원근) Teres minor
(22) 큰마름근(대능형근) Rhomboideus major
(23) 큰원근(대원근) Teres major
(24) 등가시근(흉극근) Spinalis thoracis
(25) 등가장긴근(흉최장근) Longissimus thoracis
(26) 등엉덩갈비근(흉장늑근) Iliocostalis thoracis
(27) 아래뒤톱니근(하후거근) Serratus posterior inferior
(28) 배바깥빗근(외복사근) External abdominal oblique
(29) 중간볼기근(중둔근) Gluteus medius
(30) 궁둥구멍근(이상근) Piriformis

13 위팔 근육(Upper arm muscle)

위팔에 위치하는 강한 근육은 위팔두갈래근, 위팔근, 위팔노근, 위팔세갈래근으로 구성되며 팔꿉관절의 굽힘운동과 폄운동을 담당한다.

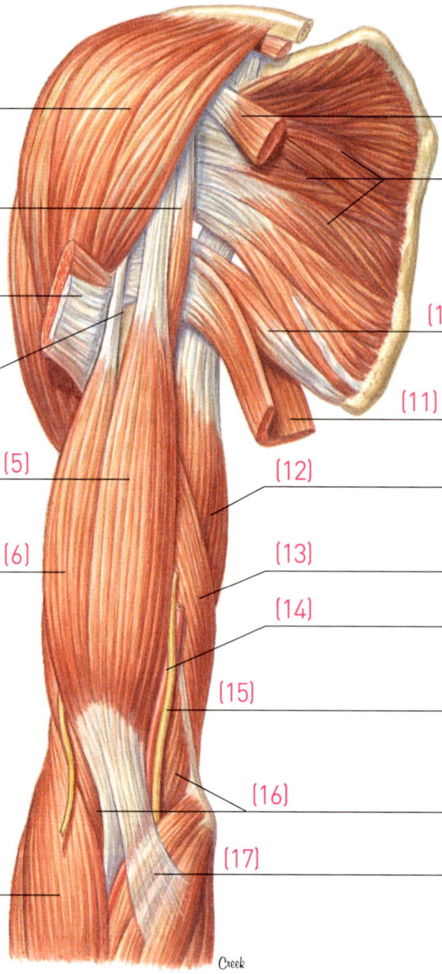

앞

(1) 어깨세모근(삼각근) Deltiod
(2) 부리위팔근(오훼완근) Coracobrachialis
(3) 큰가슴근(대흉근) Pectoralis major
(4) 위팔뼈(상완골) Humerus
(5) 위팔두갈래근의 짧은갈래(상완이두근의 단두) Short head of biceps brachii
(6) 위팔두갈래근의 긴갈래(상완이두근의 장두) Long head of biceps brachii
(7) 위팔노근(완요골근) Brachioradialis
(8) 작은가슴근(소흉근) Pectoralis minor
(9) 어깨밑근(견갑하근) Subscapularis
(10) 큰원근(대원근) Teres major
(11) 넓은등근(광배근) Latissmus dorsi
(12) 위팔세갈래근의 긴갈래(상완삼두근의 장두) Long head of triceps brachii
(13) 위팔세갈래근의 안쪽갈래(상완삼두근의 내측두) Medial head of triceps brachii
(14) 위팔동맥(상완동맥) Brachial artery
(15) 정중신경 Median nerve
(16) 위팔근(상완근) Brachialis
(17) 위팔두갈래근널힘줄(상완이두근건막) Bicipital aponeurosis

14 위팔 근육(Upper arm muscle)

위팔 뒤쪽에 위치하고 있는 위팔세갈래근은 팔꿉관절에서 아래팔을 펴는 근육으로 위팔두갈래근의 운동과 반대작용을 하므로 이 근육은 서로 대항근이 된다.

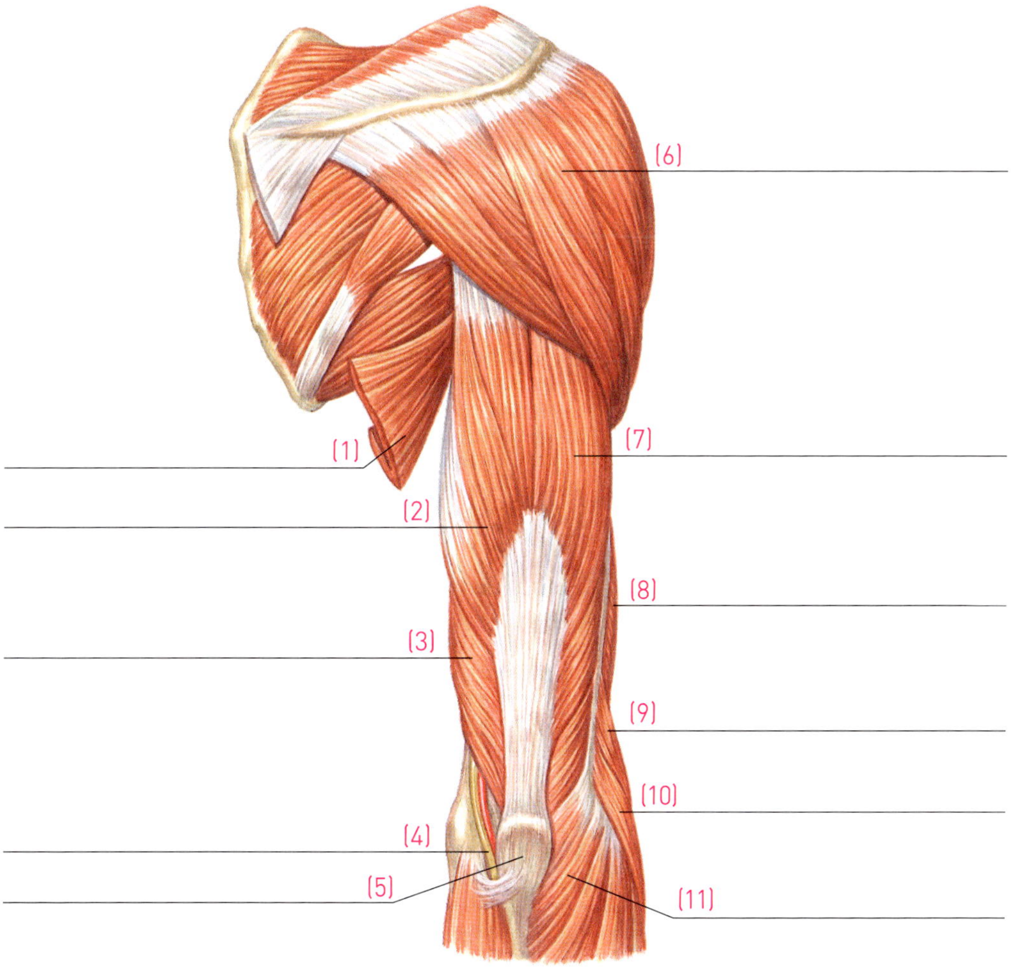

뒤

(1) 넓은등근(광배근) Latissimus dorsi

(2) 위팔세갈래근의 긴갈래(상완삼두근장두) Long head of triceps brachii

(3) 위팔세갈래근의 안쪽갈래(상완삼두근의 내측두) Medial head of triceps brachii

(4) 자신경(척골신경) Ulnar nerve

(5) 팔꿈치머리(주두) Olecranon

(6) 어깨세모근(삼각근) Deltoid

(7) 위팔세갈래근의 가쪽갈래(상완삼두근의 외측두) Lateral head of triceps brachii

(8) 위팔뼈(상완근) Brachialis

(9) 위팔노근(완요골근) Brachioradialis

(10) 긴노쪽손목폄근 (장요측수근신근) Extensor carpi radialis longus

(11) 팔꿈치근(주근) Anconeus

15 위팔 가로절단면(Transverse plane of upper arm)

위팔뼈를 중심으로 앞면의 굽힘근과 뒷면의 폄근육이 위치해 있다.

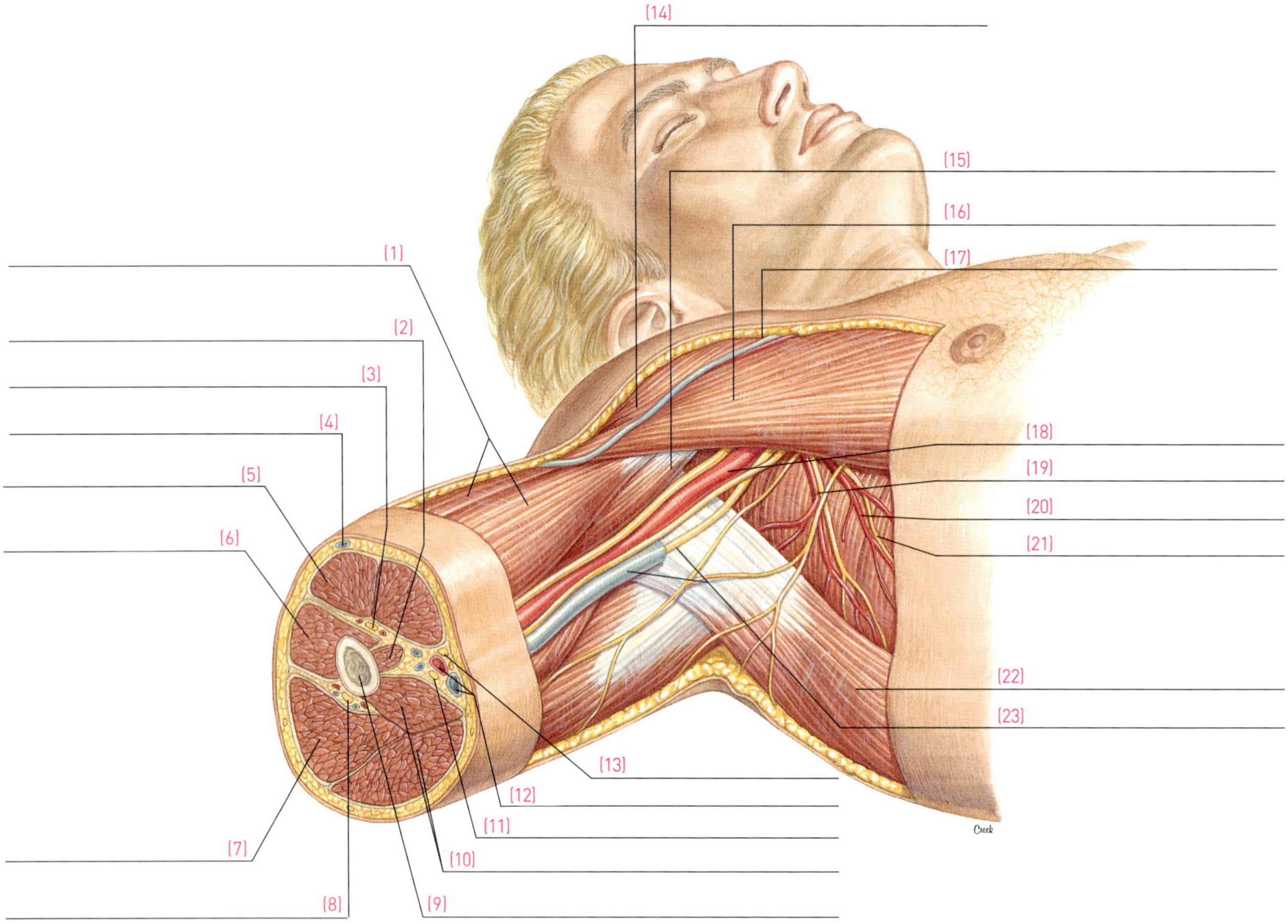

[1] 위팔두갈래근(상완이두근) Biceps brachii
[2] 부리위팔근(오훼완근) Coracobrachialis
[3] 근육피부신경(근피신경) Musculocutaneous nerve
[4] 노쪽피부정맥(요측피정맥) Cephalic vein
[5] 위팔두갈래근(상완이두근) Biceps brachii
[6] 위팔근(상완근) Brachialis
[7] 위팔세갈래근의 가쪽갈래(상완삼두근의 외측두) Lateral head of triceps brachii
[8] 노신경(요골신경) Radial nerve
[9] 위팔뼈(상완골) Humerus
[10] 위팔세갈래근의 안쪽갈래 및 긴갈래(상완삼두근의 내측두 및 장두) Medial and longheads of triceps brachii
[11] 자신경(척골신경) Ulnar nerve
[12] 위팔동맥과 자쪽피부정맥(상완동맥과 척측피정맥) Brachial artery and basilic vein
[13] 정중신경 Median nerve
[14] 어깨세모근(삼각근) Deltoid
[15] 부리위팔근(오훼완근) Coracobrachialis
[16] 큰가슴근(대흉근) Pectoralis major
[17] 노쪽피부정맥(요측피정맥) Cephalic vein
[18] 겨드랑동맥(액와동맥) Axillary artery
[19] 어깨밑동맥(견갑하동맥) Subscapular artery
[20] 가쪽가슴동맥(외측흉동맥) Lateral thoracic artery
[21] 긴가슴신경(장흉신경) Long thoracic nerve
[22] 넓은등근(광배근) Latissimus dorsi
[23] 자신경과 자쪽피부정맥(척골신경과 척측피정맥) Ulnar nerve and basilic vein

16 아래팔 근육(Forearm muscle)

아래팔을 따라 위치하고 있는 근육은 손목, 손, 손가락관절의 움직임을 담당한다.

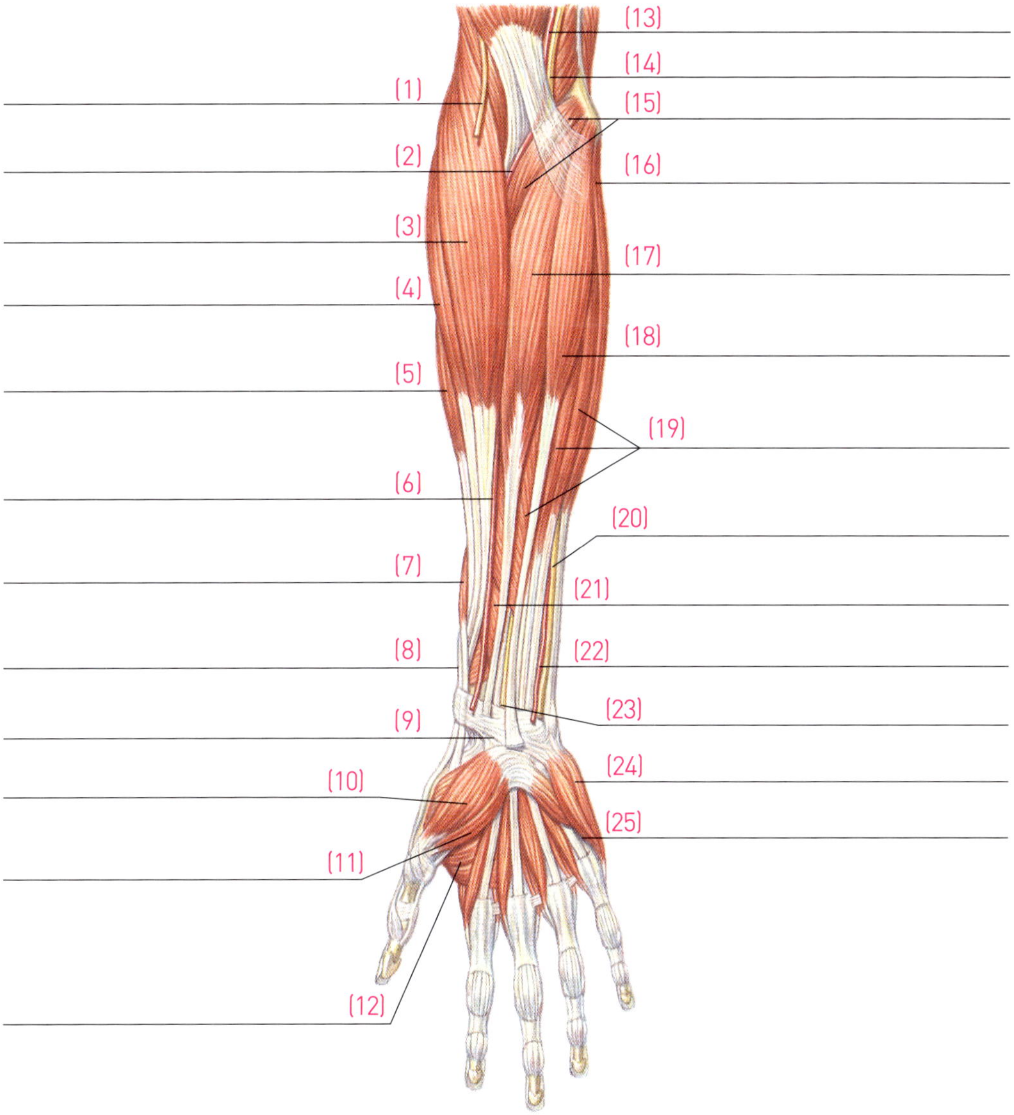

앞면(오른쪽)

(1) 가쪽아래팔피부신경(외측전완피신경) Lateral antebrachial cutaneous nerve
(2) 노동맥(요골동맥) Radial artery
(3) 위팔노근(완요골근) Brachioradialis
(4) 긴노쪽손목폄근(장요측수근신근) Extensor carpi radialis longus
(5) 짧은노쪽손목폄근(단요측수근신근) Extensor carpi radialis brevis
(6) 노신경(요골신경) Radial nerve
(7) 긴엄지벌림근(장무지외전근) Abductor pollicis longus
(8) 짧은엄지폄근(단무지신근) Extensor pollicis brevis
(9) 굽힘근지지띠(굴근지대) Flexor retinaculum
(10) 짧은엄지벌림근(단무지외전근) Abductor pollicis brevis
(11) 짧은엄지굽힘근(단무지굴근) Flexor pollicis brevis
(12) 엄지모음근(무지내전근) Adductor pollicis
(13) 위팔동맥(상완동맥) Brachial artery
(14) 정중신경 Median nerve
(15) 원엎침근(원회내근) Pronator teres
(16) 자쪽손목굽힘근(척측수근굴근) Flexor carpi ulnaris
(17) 노쪽손목굽힘근(요측수근굴근) Flexor carpi radialis
(18) 긴손바닥근(장장근) Palmaris longus
(19) 얕은손가락굽힘근(천지굴근) Superficial digital flexor
(20) 자신경(척골신경) Ulnar nerve
(21) 긴엄지굽힘근(장무지굴근) Flexor pollicis longus
(22) 자동맥(척골동맥) Ulnar artery
(23) 정중신경 Median nerve
(24) 새끼벌림근(소지외전근) Abductor digiti minimi
(25) 짧은새끼굽힘근(단소지굴근) Flexor digiti minimi

17 아래팔 근육(Forearm muscle)

손의 관절에서 폄운동을 하는 근육은 아래팔의 뒤쪽에 위치한다. 주요 폄근은 대부분 얕은층에 위치한다.

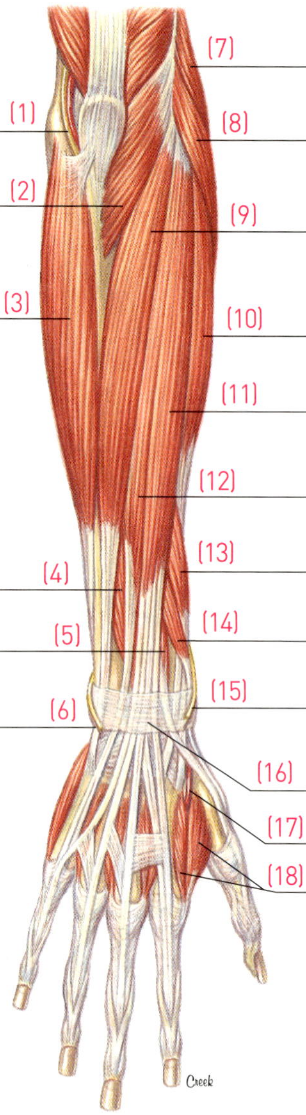

뒷면(오른쪽)

(1) 자신경(척골신경) Ulnar nerve
(2) 팔꿈치근(주근) Anconeus
(3) 자쪽손목굽힘근(척측수근굴근) Flexor carpi ulnaris
(4) 집게폄근(시지신근) Extensor indicis
(5) 긴엄지폄근(장무지신근) Extensor pollicis longus
(6) 자신경의 등쪽가지(척골신경의 배지) Dorsal branch of ulnar nerve
(7) 위팔노근(완요골근) Brachioradialis
(8) 긴노쪽손목폄근(장요측수근신근) Extensor carpi radialis longus
(9) 자쪽손목폄근(척측수근신근) Extensor carpi ulnaris
(10) 짧은노쪽손목폄근(단요측수근신근) Extensor carpi radialis brevis
(11) 온손가락폄근(총지신근) Extensor digitorum communis
(12) 새끼폄근(소지신근) Extensor digiti minimi
(13) 긴엄지벌림근(장무지외전근) Abductor pollicis longus
(14) 짧은엄지폄근(단무지신근) Extensor pollicis brevis
(15) 노신경의 얕은가지(요골신경의 천지) Superficial branch or radial nerve
(16) 폄근지지띠(신근지대) Extensor retinaculum
(17) 노동맥(요골동맥) Radial artery
(18) 등쪽뼈사이근(배측골간근) Dorsal interosseous

18 앞쪽 넙다리근육(Frontal femural muscle)

엉덩관절에서 넓적다리를 움직이는 근육은 다리이음뼈와 척추 사이에서 시작되어 넙다리뼈에 부착한다. 이 부위에는 인체에서 가장 큰 근육과 여러 개의 근육이 함께 나타난다.

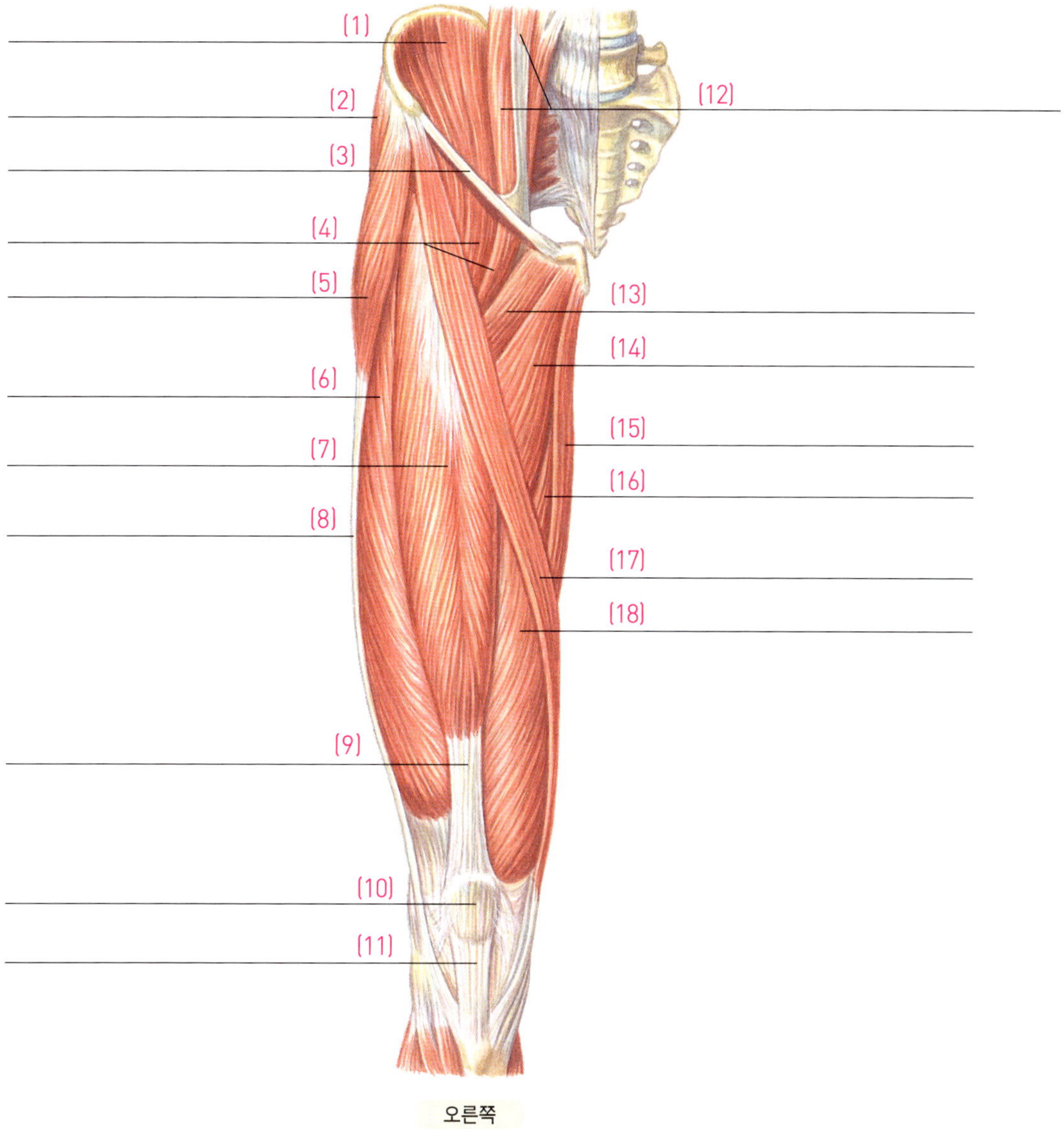

(1) 엉덩근(장골근) Iliacus
(2) 중간볼기근(중둔근) Gluteus medius
(3) 샅고랑인대(서혜인대) Inguinal ligament
(4) 엉덩허리근(장요근) Iliopsoas
(5) 넙다리근막긴장근(대퇴근막장근) Tensor fasciae latae
(6) 가쪽넓은근(외측광근) Vastus lateralis
(7) 넙다리곧은근(대퇴직근) Rectus femoris
(8) 엉덩정강근막띠(장경인대) Iliotibial tract
(9) 무릎힘줄(슬개건) Patellar tendon
(10) 무릎뼈(슬개골) Patella
(11) 무릎인대(슬개인대) Patellar ligament
(12) 큰허리근 및 작은허리근(대요근 및 소요근) Psoas major and minor
(13) 두덩근(치골근) Pectineus
(14) 긴모음근(장내전근) Adductor longus
(15) 두덩정강근(박근) Gracilis
(16) 큰모음근(대내전근) Adductor magnus
(17) 넙다리빗근(봉공근) Sartorius
(18) 안쪽넓은근(내측광근) Vastus medialis

19 뒤쪽 넙다리근육(Posterior femural muscle)

무릎관절을 구부릴 때 작용하는 뒤쪽넙다리근육에는 넙다리두갈래근, 반힘줄근, 반막근이 있다. 넙다리네갈래근과 대항근으로써 작용을 한다.

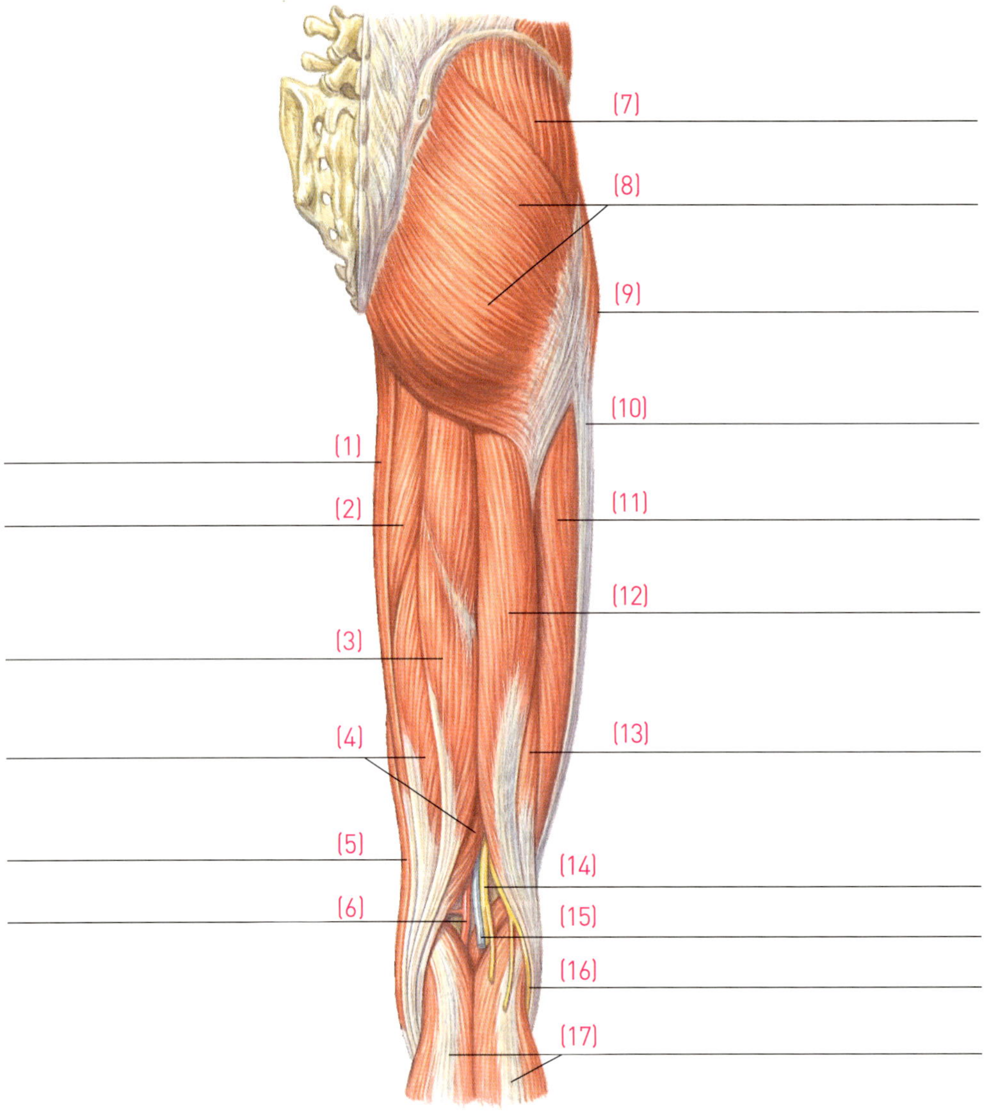

오른쪽

(1) 두덩정강근(박근) Gracilis
(2) 큰모음근(대전내근) Adductor magnus
(3) 반힘줄근(반건양근) Semitendinosus
(4) 반막근(반막양근) Semimembranosus
(5) 넙다리빗근(봉공근) Sartorius
(6) 오금동맥(슬와동맥) Popliteal artery
(7) 중간볼기근(중둔근) Gluteus medius
(8) 큰볼기근(대둔근) Gluteus maximus
(9) 넙다리근막긴장근(대퇴근막장근) Tensor fasciae latae
(10) 엉덩정강근막띠(장경인대) Iliotibial tract
(11) 가쪽넓은근(외측광근) Vastus lateralis
(12) 넙다리두갈래근의 긴갈래(대퇴이두근의 장두) Long head of biceps femoris
(13) 넙다리두갈래근의 짧은갈래(대퇴이두근의 단두) Short head of biceps femoris
(14) 정강신경(경골신경) Tibial nerve
(15) 오금정맥(슬와정맥) Popliteal vein
(16) 온종아리신경(총비골신경) Common fibular nerve
(17) 장딴지근(비복근) Gastrocnemius

20 넓적다리 가로절단면 (Transverse plane of fumeral muscle)

넙다리뼈를 중심으로 앞쪽의 폄근과 뒤쪽의 굽힘근이 위치해 있다.

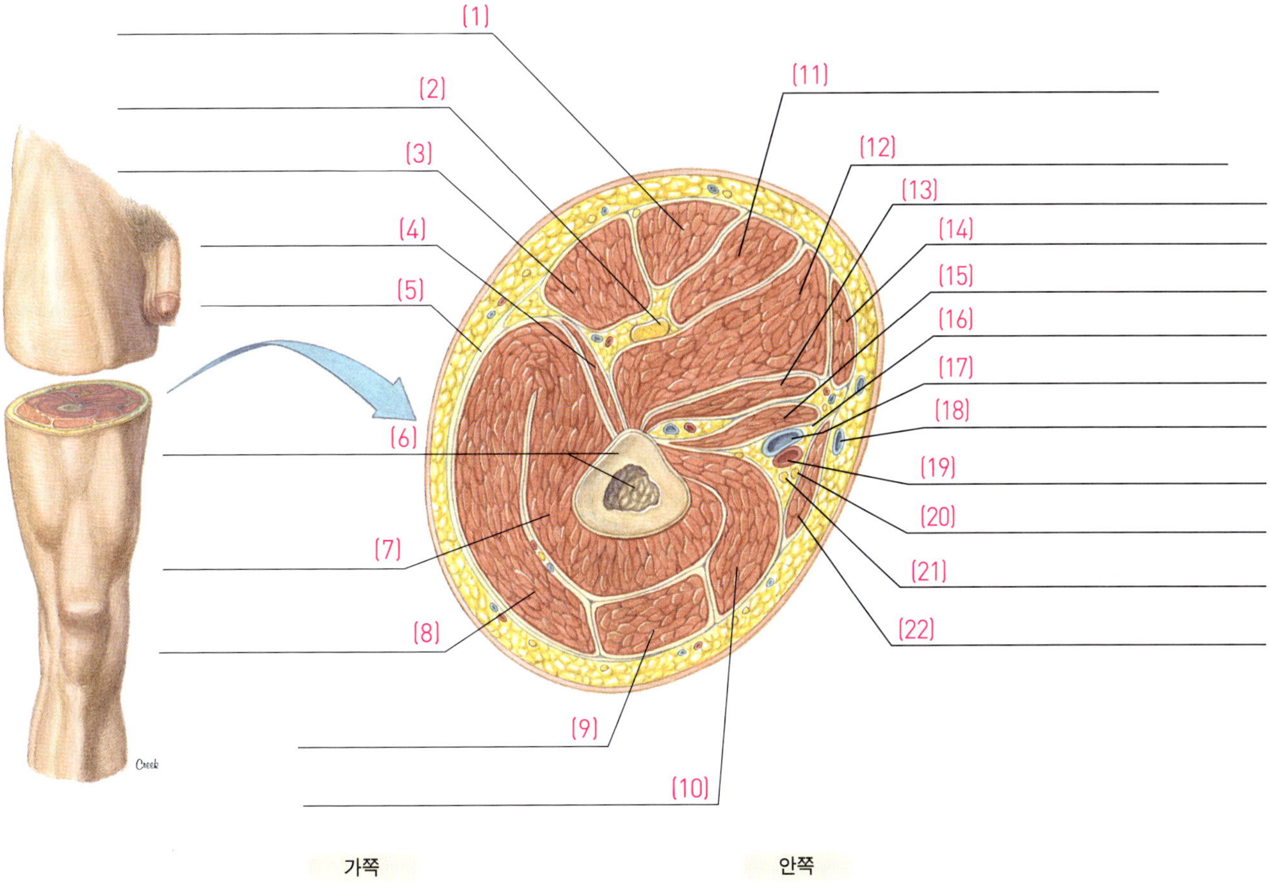

(1) 반힘줄근(반건양근) Semitendinosus
(2) 궁둥신경(좌골신경) Sciatic nerve
(3) 넙다리두갈래근의 긴갈래(대퇴이두근의 장두) Long head of biceps femoris
(4) 넙다리두갈래근의 짧은갈래(대퇴이두근의 단두) Short head of biceps femoris
(5) 엉덩정강근막띠(장경인대) Iliotibial tract
(6) 넙다리뼈(대퇴골) Femur
(7) 중간넓은근(중간광근) Vastus intermedius
(8) 가쪽넓은근(외측광근) Vastus lateralis
(9) 넙다리곧은근(대퇴직근) Rectus femoris
(10) 안쪽넓은근(내측광근) Vastus medialis
(11) 반막근(반막양근) Semimembranosus
(12) 큰모음근(대내전근) Adductor magnus
(13) 짧은모음근(단내전근) Adductor brevis
(14) 두덩정강근(박근) Gracilis
(15) 긴모음근(장내전근) Adductor longus
(16) 모음근관(내전근관) Adductor canal
(17) 넙다리정맥(대퇴정맥) Femoral vein
(18) 큰두렁정맥(대복재정맥) Great saphenous vein
(19) 넙다리동맥(대퇴동맥) Femoral artery
(20) 두렁신경(복재신경) Saphenous nerve
(21) 안쪽넓은근으로 가는 신경(내측광근으로 가는 신경) Nerve to vastus medialis
(22) 넙다리빗근(봉공근) Sartorius

21 앞종아리근육(Frontal crural muscle)

발의 운동에 관여하는 종아리근은 정강뼈 몸통의 앞모서리를 따라 내려오면서 앞쪽면으로 근육이 거의 부착하지 않는다.

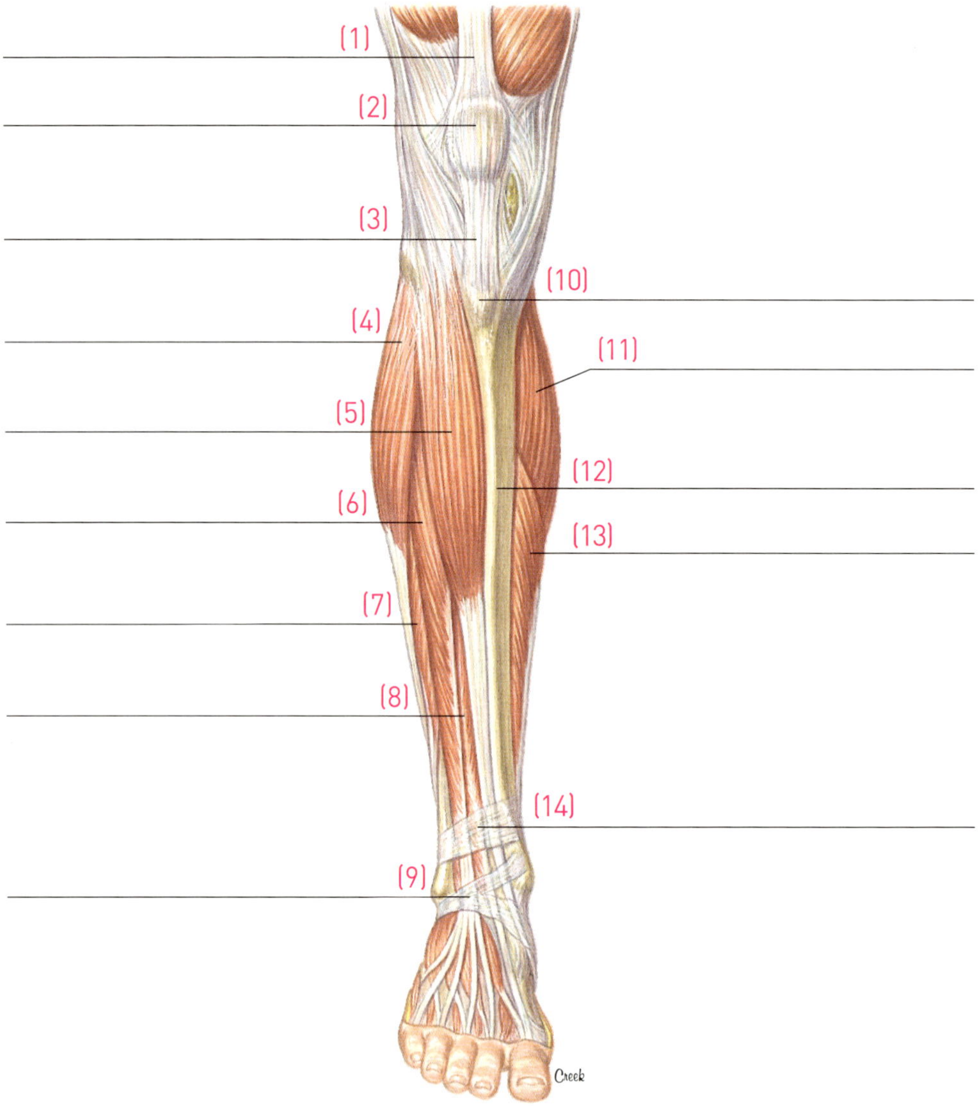

(1) 무릎힘줄(슬개건) Patellar tendon
(2) 무릎뼈(슬개골) Patella
(3) 무릎인대(슬개인대) Patellar ligament
(4) 긴종아리근(장비골근) Peroneus longus
(5) 앞정강근(전경골근) Tibialis anterior
(6) 긴발가락폄근(장지신근) Extensor digitorum logus
(7) 짧은종아리근(단비골근) Peroneus brevis
(8) 긴엄지폄근(장무지신근) Extensor hallucis longus
(9) 아래폄근지지띠(하신근지대) Inferior extensor retinaculum
(10) 정강뼈거친면(경골조면) Tuberosity of tibia
(11) 장딴지근의 안쪽갈래(비복근의 내측두) Medial head of gastrocnemius
(12) 정강뼈(경골) Tibia
(13) 가자미근 Soleus
(14) 위폄근지지띠(상신근지대) Superior extensor retinaculum

22 뒤종아리근육(Posterior crural muscle)

얕은층에 3개 근육이 깊은층에 4개 근육이 위치해 있다.

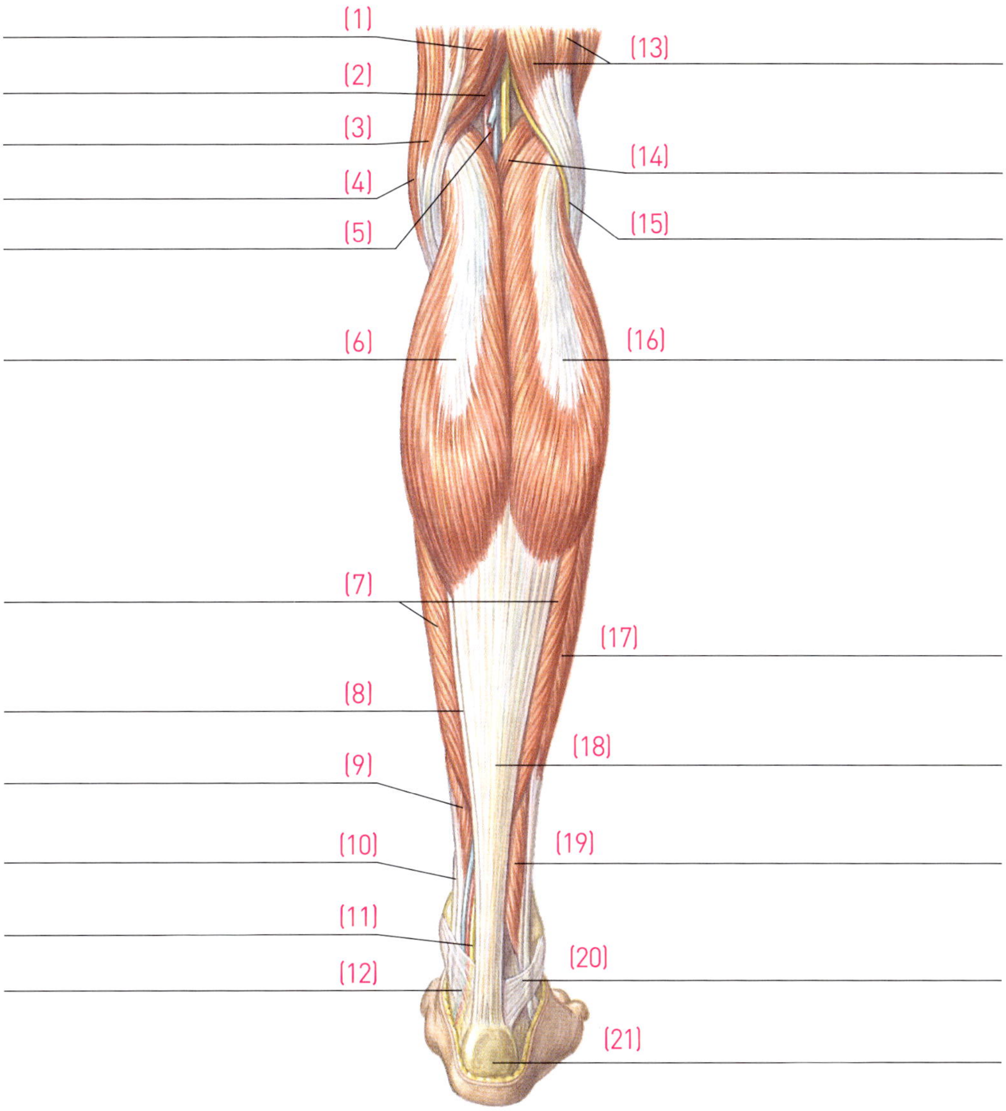

[1] 반힘줄근(반건양근) Semitendinosus
[2] 반막근(반막상근) Semimembranosus
[3] 두덩정강근(박근) Gracilis
[4] 넙다리빗근(봉공근) Sartorius
[5] 오금동맥(슬와동맥) Popliteal artery
[6] 장딴지근의 안쪽갈래(비복근의 내측두) Medial head of gastrocnemius
[7] 가자미근 Soleus
[8] 장딴지빗근힘줄(족척근건) Plantaris tendon
[9] 긴발가락굽힘근(장지굴근) Flexor digitorum longus
[10] 뒤정강근힘줄(후경골건) Tibialis posterior tendon
[11] 정강신경(경골신경) Tibial nerve
[12] 굽힘근지지띠(굴근지대) Flexor retinaculum
[13] 넙다리두갈래근(긴갈래와 짧은갈래) Biceps femoris
[14] 장딴지빗근(족척근) Plantaris
[15] 온종아리신경(총비골신경) Common fibular nerve
[16] 장딴지근의 가쪽갈래(비복근의 외측두) Lateral head of gastrocnemius
[17] 긴종아리근(장비골근) Peroneus longus
[18] 발꿈치힘줄(종골건) Calcaneal tendon
[19] 짧은종아리근(단비골근) Peroneus brevis
[20] 위종아리근지지띠(상비골근지대) Superior peroneal retinaculum
[21] 발꿈치뼈(종골) Calcaneus

제6장 신경계통
Nervous System

CHAPTER 06

01 신경계통(Nervous system)

신경계통은 뇌와 척수로 구성된 중추신경계통과 뇌신경과 척수신경으로 구성된 말초신경계통으로 구분한다.

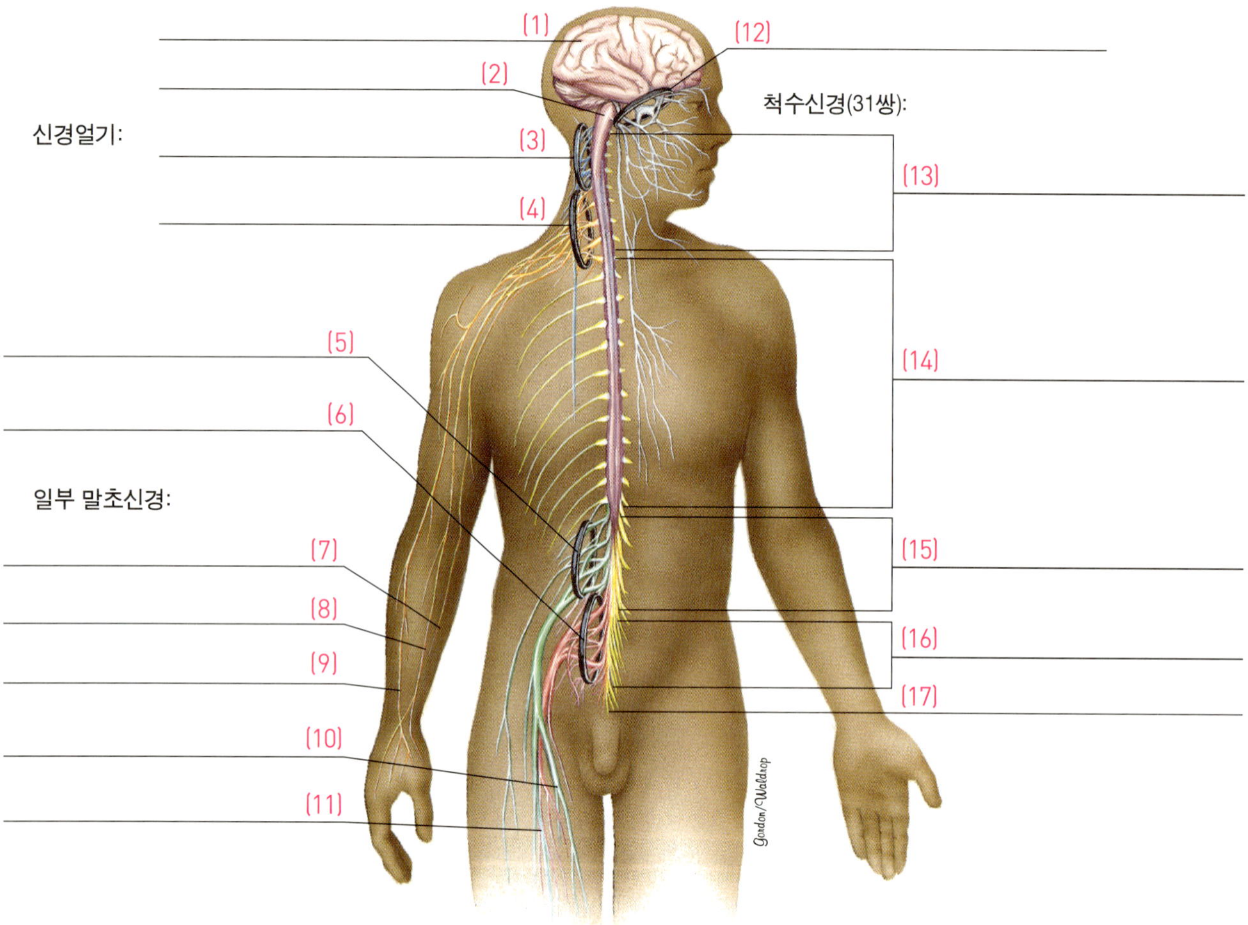

(1) 뇌 Brain
(2) 척수 Spinal cord
(3) 목신경얼기(경신경총) Cervical
(4) 팔신경얼기(완신경총) Brachial
(5) 허리신경얼기(요신경총) Lumbar
(6) 엉치신경얼기(천골신경총) Sacral
(7) 자신경(척골신경) Ulnar
(8) 정중신경 Medial
(9) 노신경(요골신경) Radial
(10) 넙다리신경(대퇴신경) Femoral
(11) 궁둥신경(좌골신경) Sciatic
(12) 뇌신경(12쌍) Cranial nerves(12 pairs)
(13) 목신경(경신경:8쌍) Cervical(8 pairs)
(14) 가슴신경(흉신경:12쌍) Thoracic(12 pairs)
(15) 허리신경(요신경:5쌍) Lumbar(5 pairs)
(16) 엉치신경(천골신경:5쌍) Sacral(5 pairs)
(17) 꼬리신경(미골신경:1쌍) Coccygeal(1 pair)

02 뇌(Brain)

머리뼈와 뇌척수막에 싸여 있으며 뇌척수액 속에 들어 있다. 성인의 뇌는 무게가 약 1.5kg이며, 약 천억 개의 신경세포로 구성되어 있다.

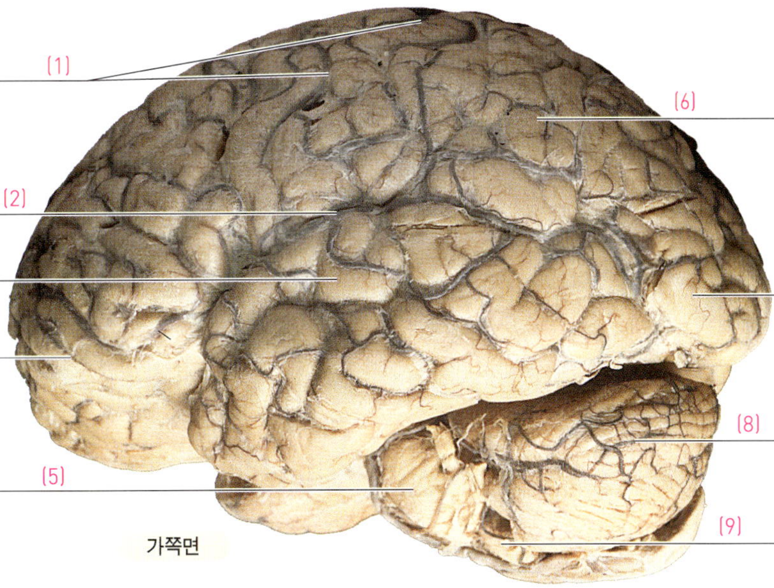

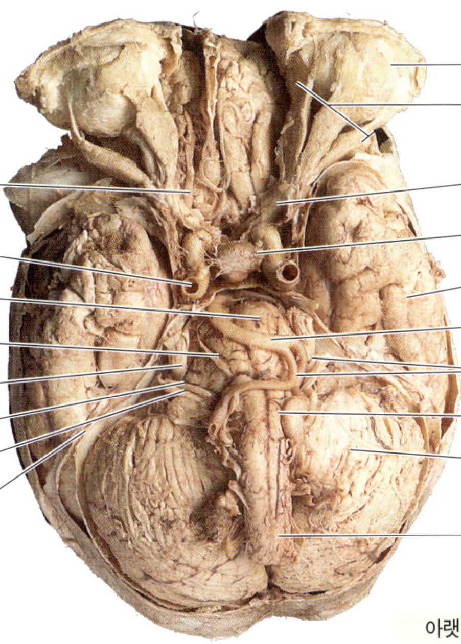

[1] 중심고랑(중심구) Central sulcus
[2] 가쪽고랑(외측구) Lateral sulcus
[3] 관자엽(측두엽) Temporal lobe
[4] 이마엽(전두엽) Frontal lobe
[5] 다리뇌(교뇌) Pons
[6] 마루엽(두정엽) Parietal lobe
[7] 뒤통수엽(후두엽) Occipital lobe
[8] 소뇌 Cerebellum
[9] 숨뇌(연수) Medulla oblongata
[10] 후각로 Olfactory tract
[11] 속목동맥(내경동맥) Internal carotid artery
[12] 다리뇌(교뇌) Pons
[13] 갓돌림신경(외전신경) Abducent nerve
[14] 삼차신경 Trigeminal nerve
[15] 얼굴신경(안면신경) Facial nerve
[16] 속귀신경(전정와우신경) Vestibulocochlear nerve
[17] 경질막(경막) Dura mater
[18] 부착된 안구 Attached eyeball
[19] 외인성 안구근육 Extrinsic eye muscles
[20] 시각신경(시신경) Opic nerve
[21] 뇌하수체 Pituitary gland
[22] 관자엽(측두엽) Temporal lobe
[23] 뇌바닥동맥(뇌저동맥) Basilar artery
[24] 척추동맥(추골동맥) Vertebral arteries
[25] 숨뇌(연수) Medulla oblongata
[26] 소뇌 Cerbellum
[27] 척수 Spinal cord

03 뇌 시상면(Sagittal plane of brain)

중추신경계통은 회색질과 백색질로 구성되어 있다. 뇌의 회색질은 대뇌와 소뇌의 바깥쪽 회선의 겉질층에 존재하며 백색질은 중추신경계통 속에서 신경로를 형성한다.

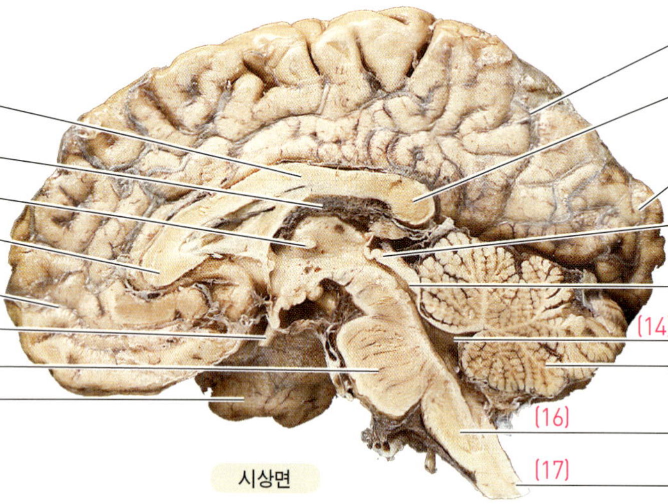

시상면

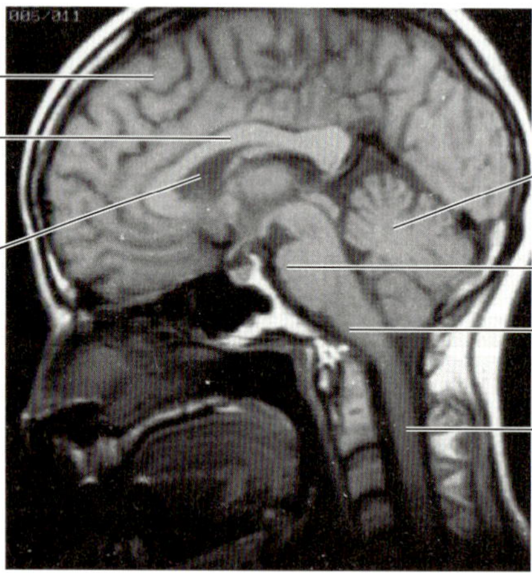

MRI 사진

(1) 뇌들보몸통(뇌량체) Body of corpus callosum
(2) 맥락얼기(맥락총) Choroid plexus
(3) 시상사이붙음 Interthalamic adhesion
(4) 뇌들보무릎(뇌량슬) Genu of corpus callosum
(5) 이마엽(전두엽) Frontal lobe
(6) 시각신경(시신경) Optic nerve
(7) 다리뇌(교뇌) Pons
(8) 관자엽(측두엽) Temporal lobe
(9) 마루엽(두정엽) Parietal lobe
(10) 뇌들보팽대(뇌량팽대) Splenium of corpus callosum
(11) 뒤통수엽(후두엽) Occipital lobe
(12) 중간뇌둔덕(중뇌개) Colliculi of midbrain
(13) 중간뇌수도관(중뇌수도) Mesencephalic aqueduct
(14) 넷째뇌실(제4뇌실) Fourth ventricle
(15) 소뇌 Cerebellum
(16) 숨뇌(연수) Medulla oblongata
(17) 척수 Spinal cord
(18) 대뇌 Cerebrum
(19) 뇌들보(뇌량) Corpus callosum
(20) 가쪽뇌실(측뇌실) Lateral ventricle
(21) 소뇌 Cerebellum
(22) 다리뇌(교뇌) Pons
(23) 숨뇌(연수) Medulla oblongata
(24) 척수 Spinal cord

04 대뇌(Cerebrum)

2개의 주름 잡힌 반구 속에 5개의 엽으로 구성되어 있다. 고도의 뇌 기능에 관여하며 본능적인 기능과 정서적 역할도 수행한다.

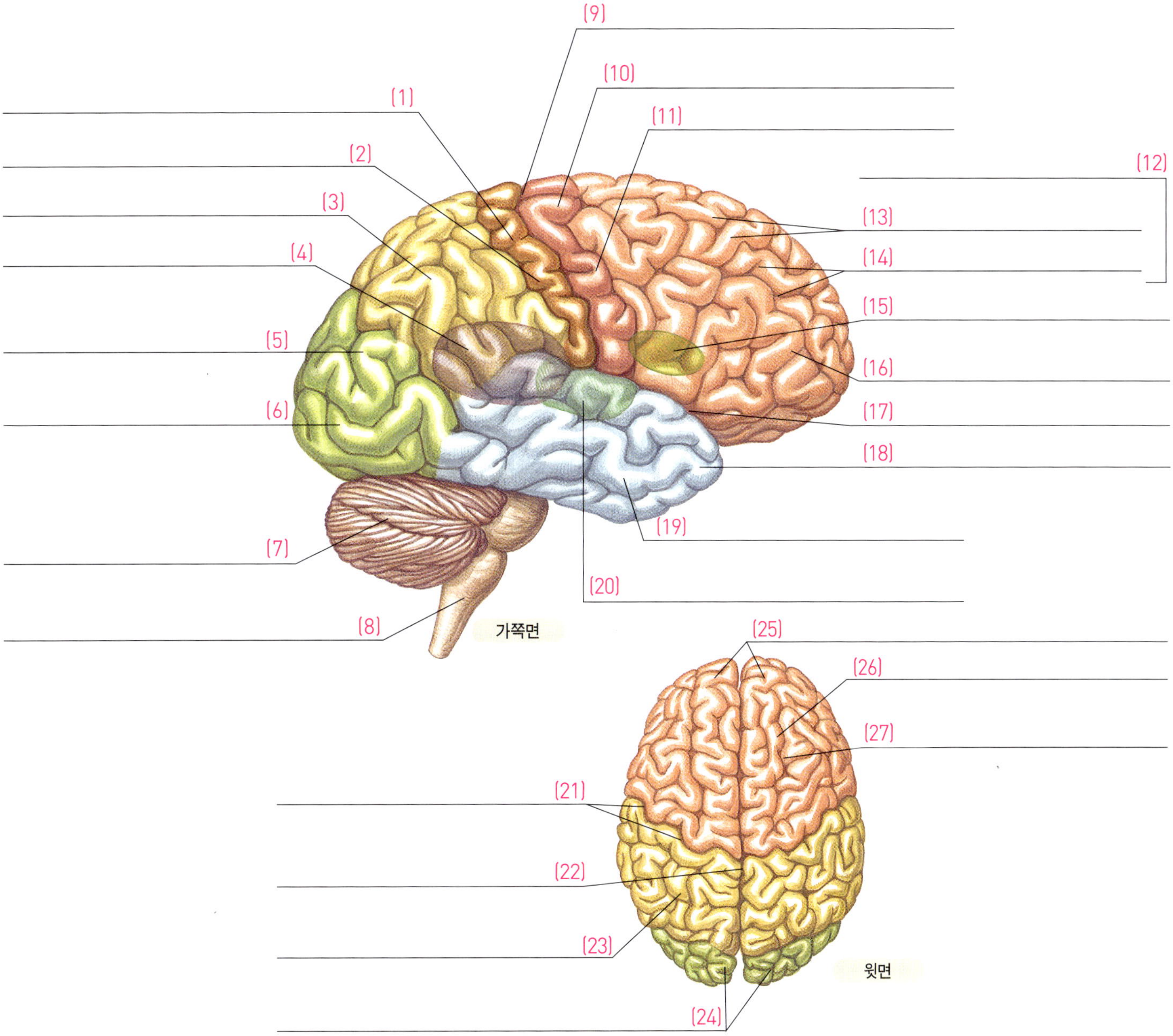

(1) 감각영역 Sensory areas
(2) 중심뒤이랑(중심후회) Postcentral gyrus
(3) 마루엽(두정엽) Parietal lobe
(4) 일반해석 영역 General interpretative area
(5) 뒤통수엽(후두엽) Occipital lobe
(6) 시각적 상을 통합 Combining visual images
(7) 소뇌 Cerebellum
(8) 뇌줄기(뇌간) Brain stem
(9) 중심고랑(중심구) Central sulcus
(10) 운동영역 Motor areas
(11) 중심앞이랑(중심전회) Precentral gyrus
(12) 뇌주름(뇌회) Convolutions
(13) 대뇌이랑(대뇌회) Cerebral gyri
(14) 대뇌고랑(대뇌구) Cerebral sulci
(15) 운동성 언어영역(Broca 영역) Motor speech area (Broca's area)
(16) 이마엽(전두엽) Frontal lobe
(17) 가쪽고랑(외측구) Lateral sulcus
(18) 감각경험의 해석 Interpretation of sensory experiences
(19) 관자엽(측두엽) Temporal lobe
(20) 청각영역 Auditory area
(21) 중심고랑(중심구) Central sulcus
(22) 대뇌세포틈새(대뇌종열) Longitudinal cerebral fissure
(23) 마루엽(두정엽) Parietal lobe
(24) 뒤통수엽(후두엽) Occipital lobes
(25) 이마엽(전두엽) Frontal lobes
(26) 위이마이랑(상전두회) Superior frontal gyrus
(27) 위이마고랑(상전두구) Superior frontal sulcus

05 대뇌와 사이뇌의 절단면(Transverse plane of brain)

각 대뇌반구는 가쪽뇌실이라고 하는 뇌실을 갖고 있는데, 뇌실막에 의해 속면이 싸여 뇌척수액이 가득 차 있으며 셋째뇌실 주변으로는 시상과 바닥핵이 위치해 있다.

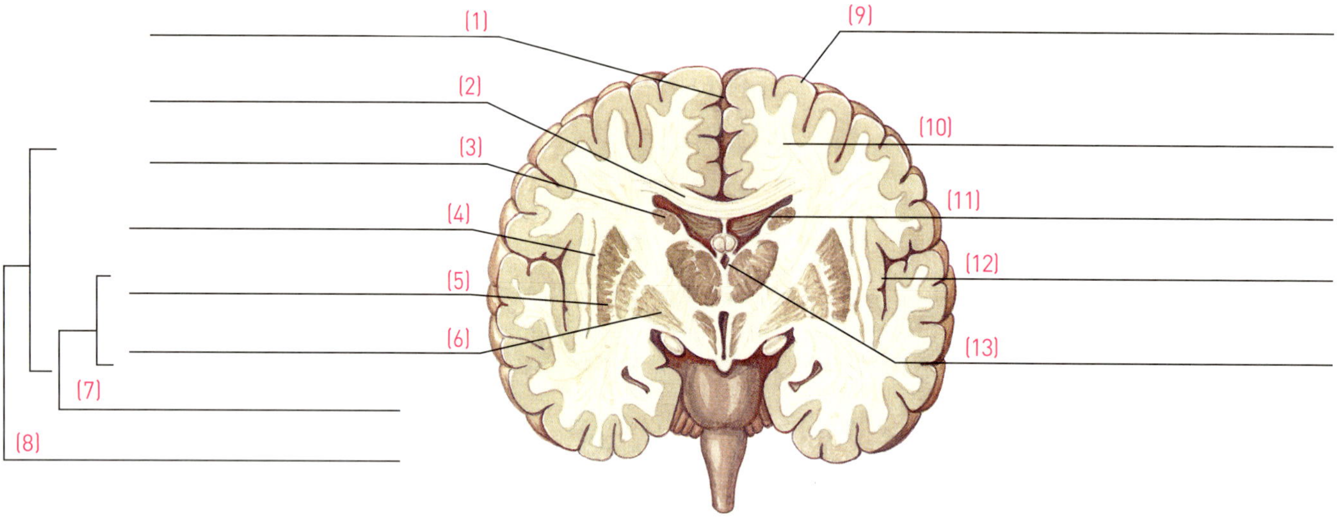

관상면

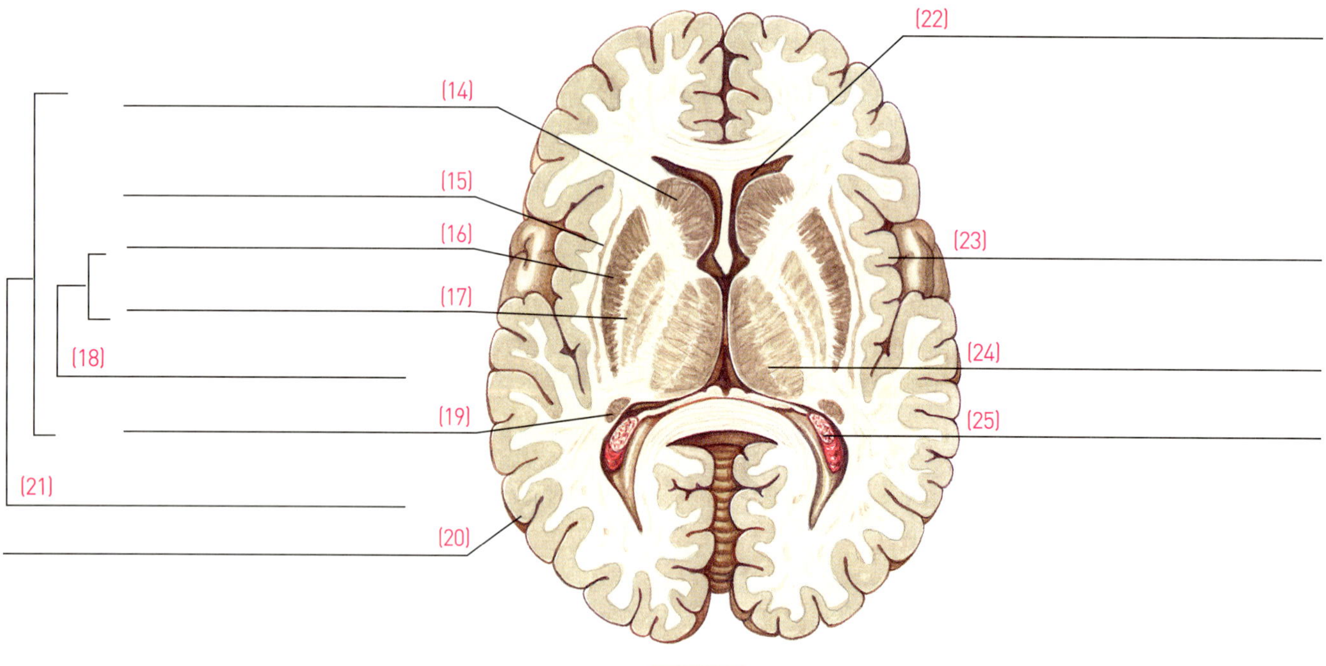

시상면

(1) 대뇌세로틈새(대뇌종열) Longitudinal cerebral fissure
(2) 뇌들보(뇌량) Corpus callosum
(3) 꼬리핵(미상핵) Caudate nucleus
(4) 담장(전장) Claustrum
(5) 조가비핵(피각) Putamen
(6) 창백핵(담창구) Globus pallidus
(7) 렌즈핵 Lentiform nucleus
(8) 바닥핵(기저핵) Basal nuclei
(9) 대뇌겉질[대뇌피질] Cerebral cortex
(10) 대뇌속질[백색질(백질)] white matter
(11) 가쪽뇌실(측뇌실) Lateral ventricle
(12) 대뇌섬[뇌섬엽(도)] Insula lobe
(13) 셋째뇌실(제3뇌실) Third ventricle
(14) 꼬리핵머리(미상핵두) Head of caudate nucleus
(15) 담장(전장) Claustrum
(16) 조가비핵(피각) Putamen
(17) 창백핵(담창구) Globus pallidus
(18) 렌즈핵 Lentiform nucleus
(19) 미상핵꼬리(미상핵미) Tail of caudate nucleus
(20) 대뇌겉질(대뇌피질) Cerebral cortex
(21) 바닥핵(기저핵) Basal nuclei
(22) 혈관그물 Vascular network
(23) 대뇌섬[뇌섬엽(도)] Insula lobe
(24) 시상 Thalamus
(25) 가쪽뇌실(측뇌실)의 아래뿔(하각속) 혈관그물 Vascular network in inferior horn of lateral ventricle

06 소뇌다리(Cerebellar peduncle)

3쌍의 신경섬유다발로 소뇌를 지지하고 뇌의 나머지 부분과 소통하는 길을 제공한다.

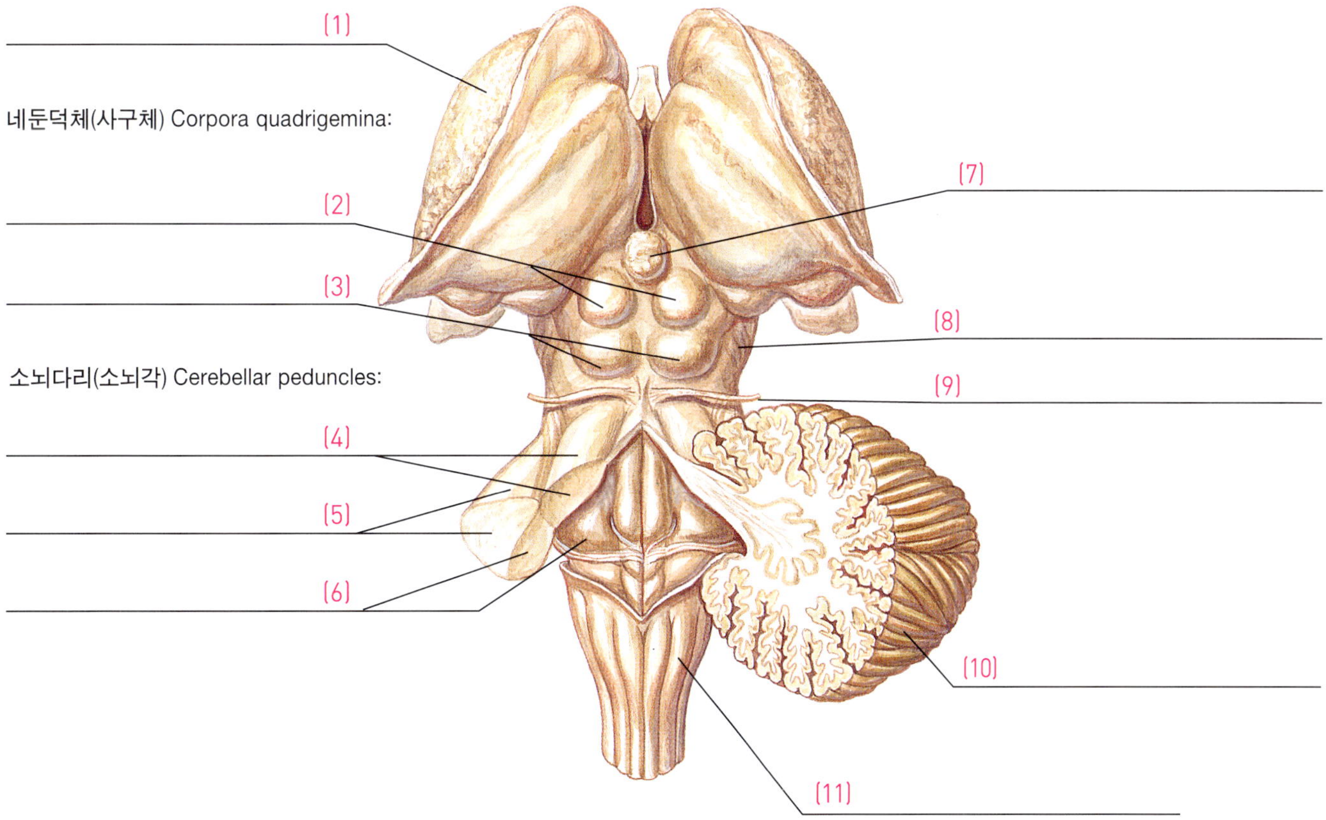

(1) 사이뇌(간뇌) Diencephalon
(2) 위둔덕(상구) Superior colliculi
(3) 아래둔덕(하구) Inferior colliculi
(4) 윗부분(상부) Superior portion
(5) 중간부분(중부) Middle portion
(6) 아랫부분(하부) Inferior portion
(7) 솔방울샘(송과체) Pineal gland
(8) 중간뇌(중뇌) Midbrain
(9) 도르래신경(활차신경) Trochlear nerve
(10) 소뇌 Cerebellum
(11) 숨뇌(연수) Medulla oblongata

07 뇌척수막(Meninges)

중추신경계통은 3층의 뇌척수막에 덮여 보호받는다. 뇌경질막의 두 층은 대부분 융합된 상태로 뇌를 덮고 있으나 어떤 부위에서는 층이 분리되어 정맥혈을 모아 목의 바깥목정맥으로 내보내는 경질막정맥굴을 만든다.

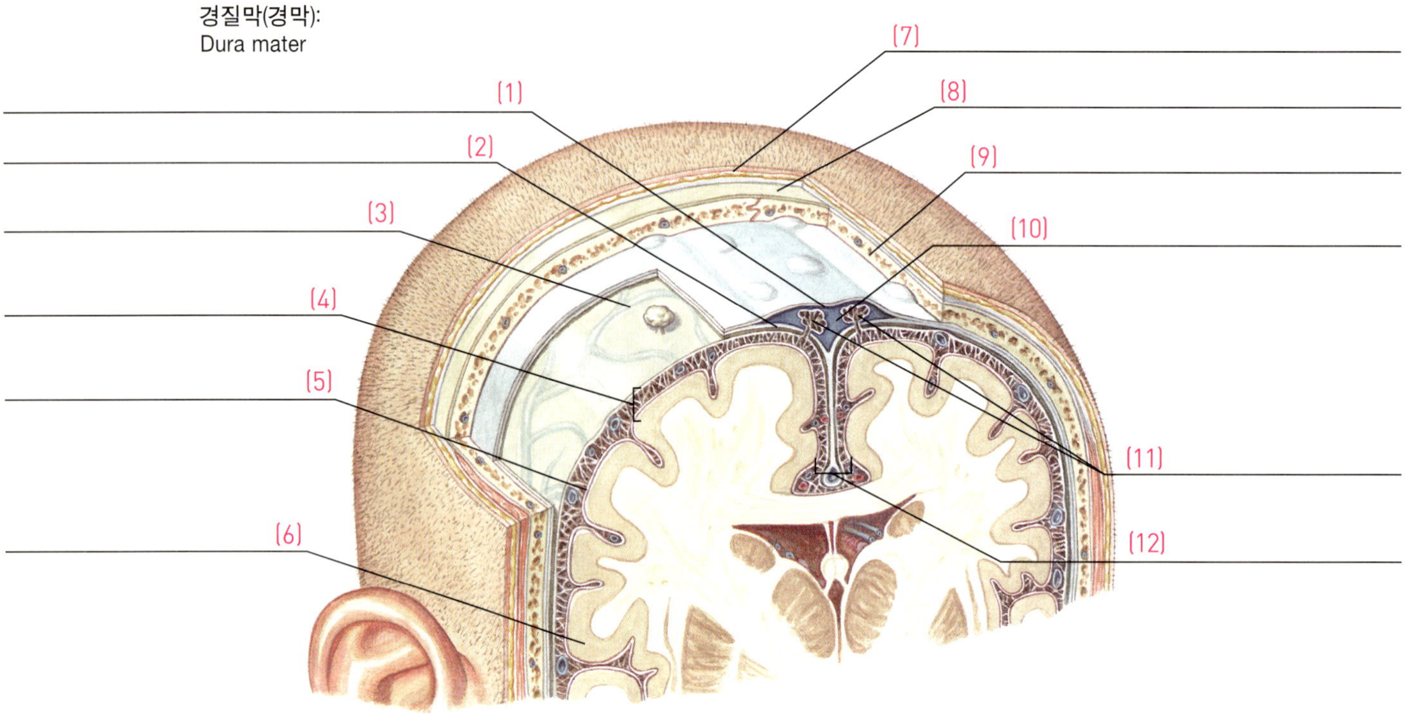

(1) 뼈바깥막층(골외막층) Periosteal layer
(2) 뇌척수막층 Meningeal layer
(3) 거미막(지주막) Arachnoid
(4) 거미막밑공간(지주막하강) Subarachnoid space
(5) 연질막(연막) Pia mater
(6) 대뇌겉질(대뇌피질) Cerebral cortex
(7) 머리덮개의 피부(두피) Skin of scalp
(8) 머리덮개널힘줄(모상건막) Galea aponeurotica
(9) 머리뼈(두개골) Skull
(10) 경질막정맥굴(경막정맥동) Dural sinus
(11) 거미막융모(지주막융모) Arachnoid villi
(12) 대뇌낫(대뇌겸) Falx cerebri

08 뇌척수막(Meninges)

척수는 척주에 의해 보호받고 뇌와 마찬가지이고 3가지 막성 결합조직에 의하여 둘러싸여 있다. 바깥쪽에서부터 각각 경질막, 거미막, 연질막이라고 한다.

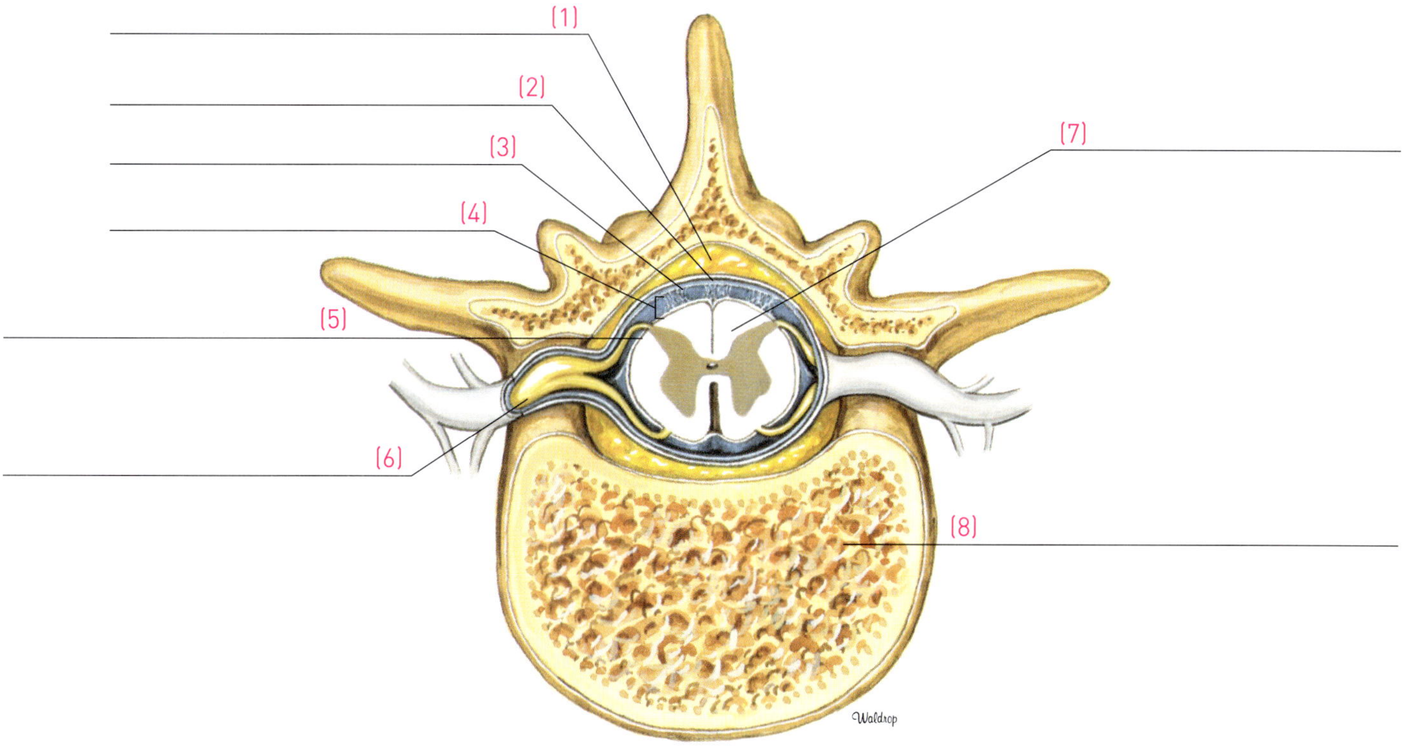

(1) 경질막바깥공간(경막외강) Epidural space
(2) 경질막(경막) Dura mater
(3) 거미막(지주막) Arachnoid mater
(4) 거미막밑공간(지주막하강) Subarachnoid space
(5) 연질막(연막) Pia mater
(6) 척수신경 Spinal nerve
(7) 척수 Spinal cord
(8) 척추뼈몸통(추체) Body of vertebra

09 뇌경질막의 사이막(Septum pellucidum)

뇌경질막의 뇌척수막층은 표면상에서 주요 구조들을 구분하는 뚜렷한 사이막을 형성하고 머리뼈안의 안쪽에 뇌를 고정시킨다.

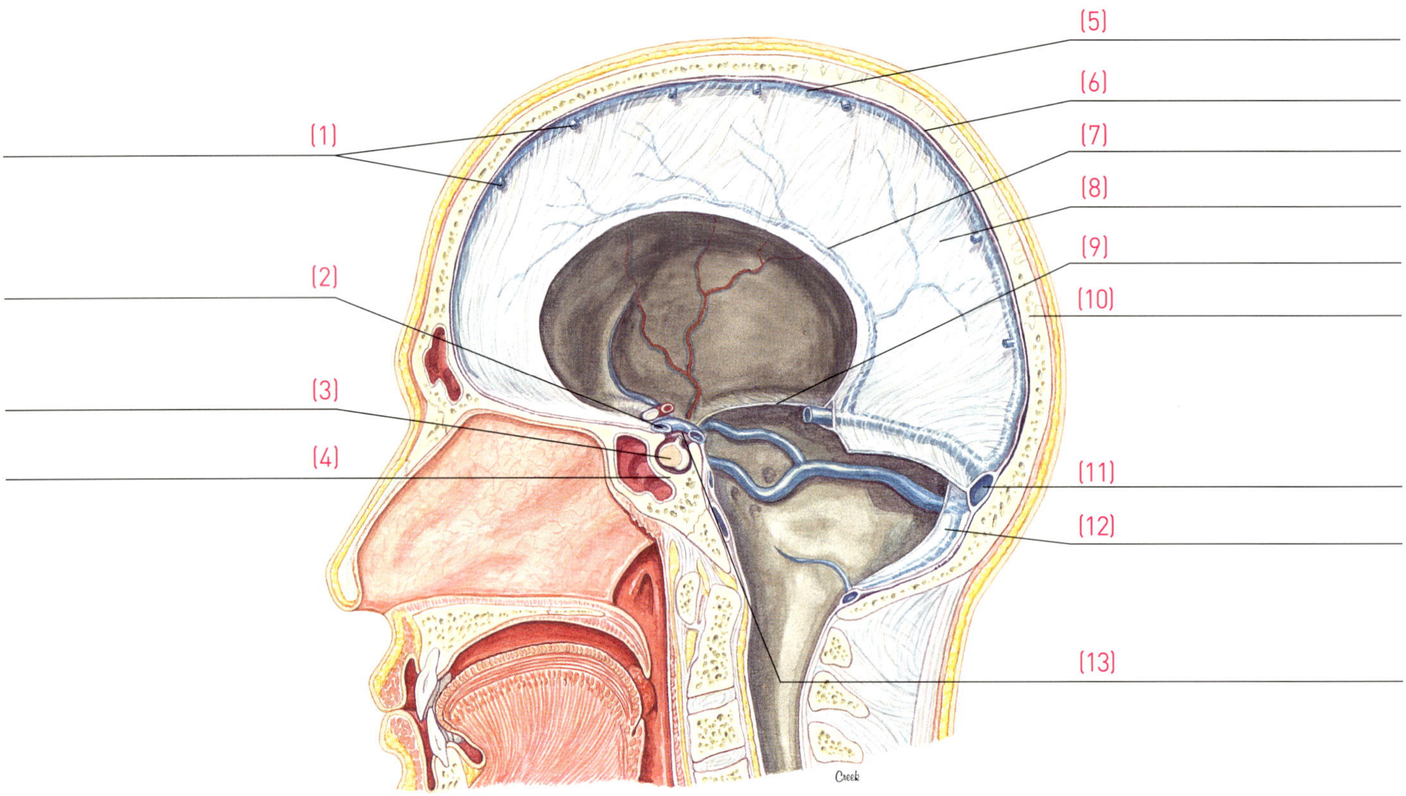

(1) 대뇌정맥 Cerebral veins
(2) 대뇌동맥고리(륜) Cerebral arterial circle
(3) 뇌하수체 Pituitary gland
(4) 안장(터어키안) Sella turcica
(5) 위시상정맥굴(상시상정맥동) Superior sagittal sinus
(6) 경질막(경막) Dura mater
(7) 아래시상정맥굴(하시상정맥동) Inferior sagittal sinus
(8) 대뇌낫(대뇌겸) Falx cerebri
(9) 소뇌천막 Tentorium cerebelli
(10) 머리뼈(두개골) Cranium
(11) 가로정맥굴(횡정맥동) Transverse sinus
(12) 소뇌낫(소뇌겸) Falx cerebelli
(13) 안장가로막(안격막) Diaphragma sellae

10 신경얼기(Spinal plexus)

척수는 31쌍의 척수신경이 척수사이구멍을 통하여 척수에서 나온다. 척수에서 빠져나간 신경은 목, 팔, 허리, 엉치 4곳에서 얼기를 형성한다.

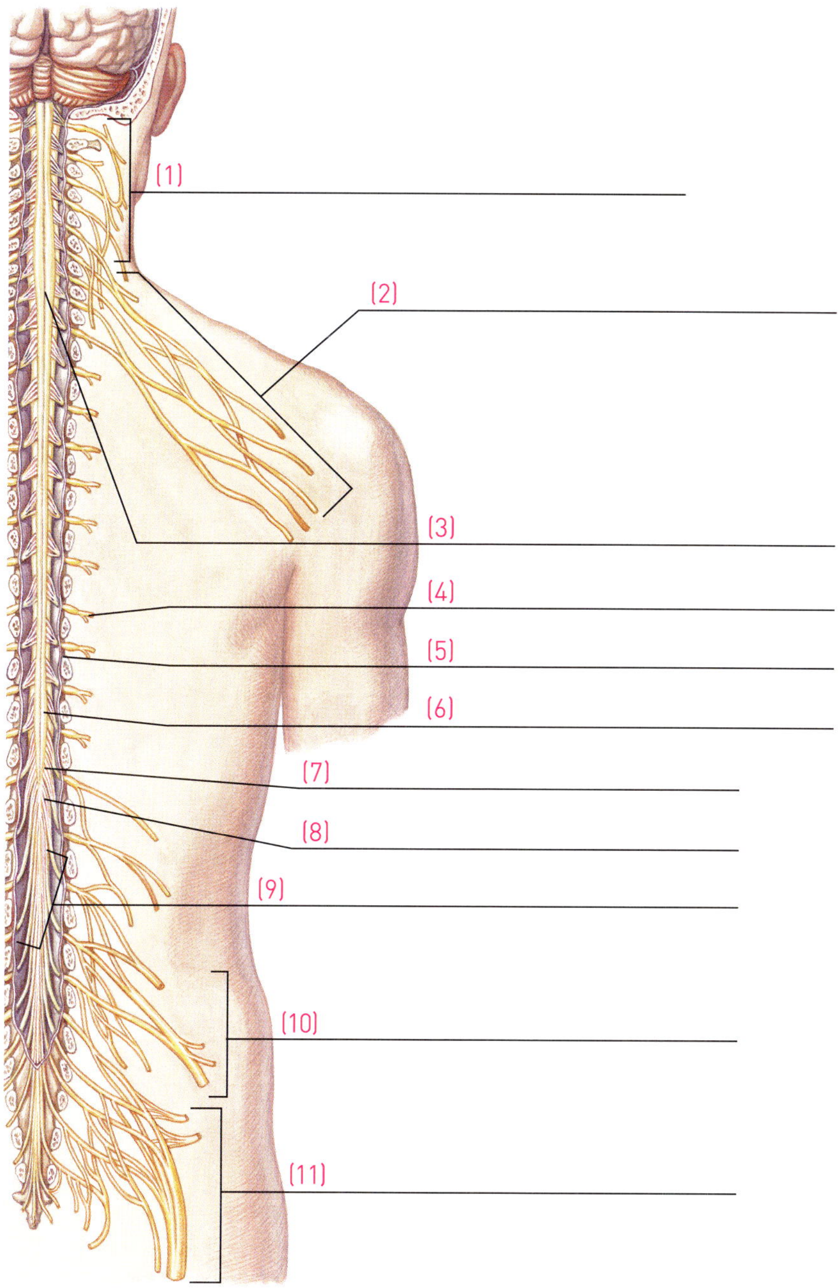

(1) 목신경얼기(경신경총) Cervical plexus
(2) 팔신경얼기(완신경총) Brachial plexus
(3) 목팽대(경팽대) Cervical enlargement
(4) 가슴신경(흉신경) Thoracic spinal nerve
(5) 경질막(경막) Dura mater
(6) 허리팽대(요팽대) Lumbar enlargement
(7) 척수원뿔(척수원추) Conus medullaris
(8) 종말끈(종사) Filum terminale
(9) 말총(마미) Cauda equina
(10) 허리신경얼기(요신경총) Lumbar plexus
(11) 엉치신경얼기(천신경총) Sacral plexus

11 척수 신경얼기(Spinal plexus)

척수는 척주의 척주관을 통하여 뻗어 있는 중추신경계통의 일부분으로 머리뼈의 큰 구멍을 통하여 뇌와 연속되어 있으며 자극전도와 반사통합기능을 수행한다.

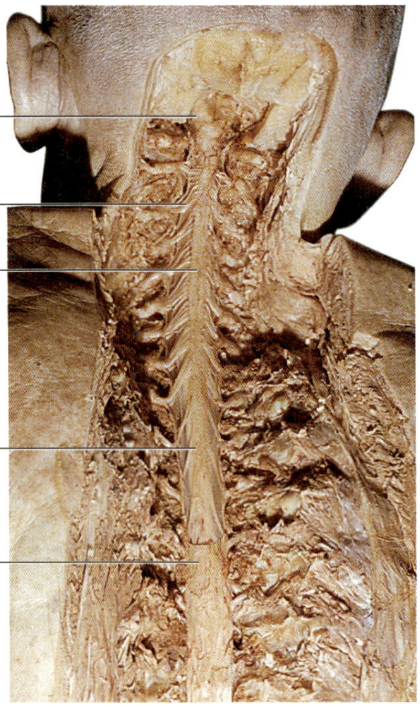

실제사진

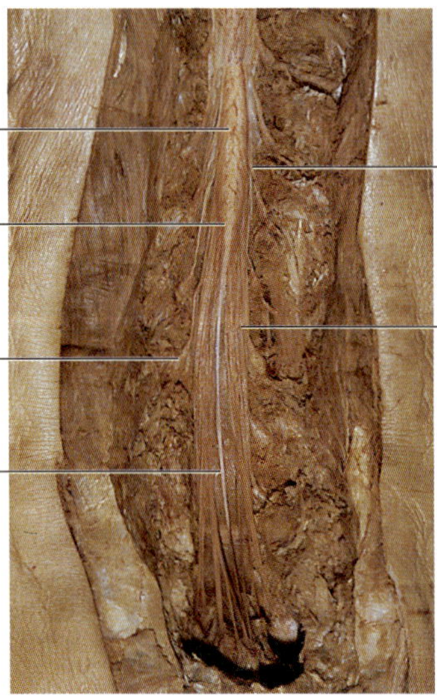

(1) 숨뇌(연수) Medulla oblongata
(2) 목신경(경신경) Cervical spinal nerve
(3) 목신경팽대(경신경팽대) Cervical spinal enlargement
(4) 거미막(지주막) Arachnoid
(5) 경질막(경막) Dura mater
(6) 허리척수팽대(요척수팽대) Lumbar spinal enlargement
(7) 척수원뿔(척수원추) Conus medullaris
(8) 허리신경(요신경) Lumbar spinal nerve
(9) 종말끈(종사) Filum terminale
(10) 경질막(경막) Dura mater
(11) 말총(마미) Cauda equina

12 척수의 가로절단면 (Transverse plane of spinal cord)

척수는 중앙에 회백질이 위치하고 백색질에 의해 둘러싸여 있다. 회백질과 백색질의 상대적인 크기와 모양은 척수 전반에 걸쳐 다르다. 백색질의 양은 신경로가 두꺼워짐에 따라 뇌쪽으로 갈수록 증가한다.

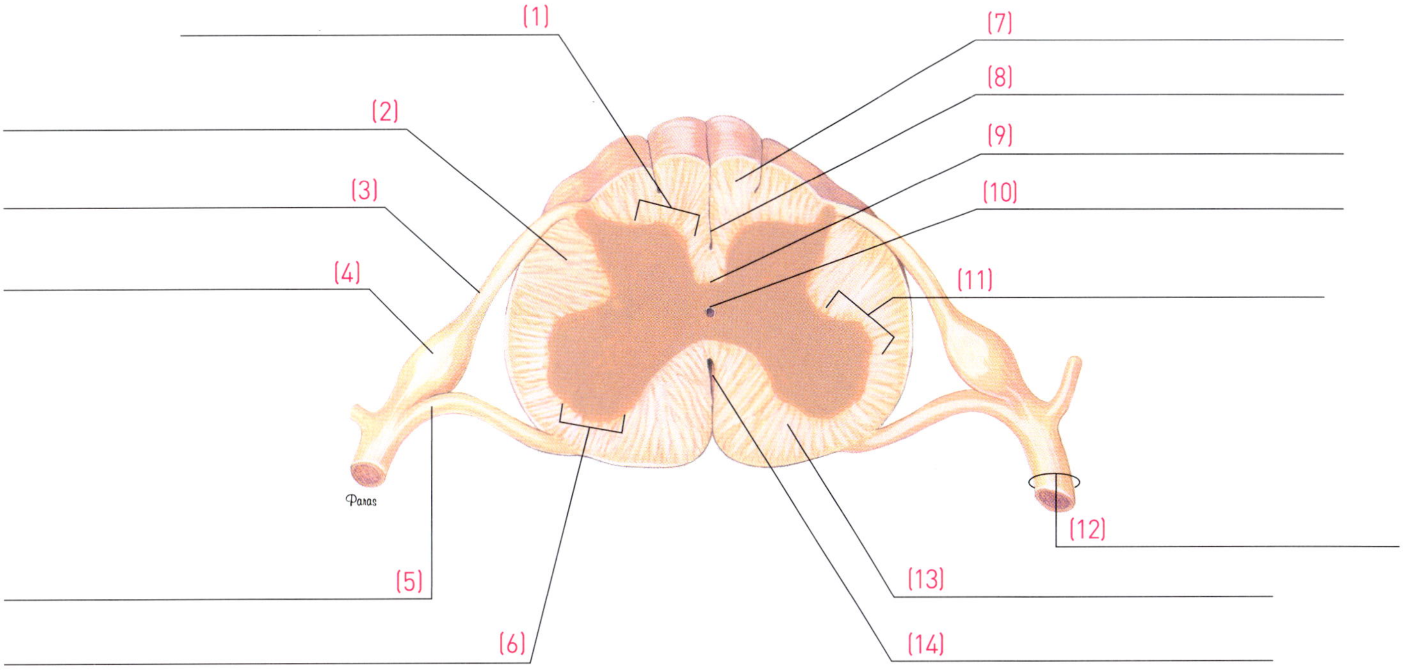

(1) 뒤뿔(후각) Posterior horn

(2) 가쪽섬유단(측삭) Lateral funiculus

(3) 척수신경뒤뿌리(척수신경후근) Posterior root of spinal nerve

(4) 척수신경절 Spinal ganglion

(5) 척수신경앞뿌리(전근) Anterior root of spinal nerve

(6) 앞뿔(전각) Anterior horn

(7) 뒤섬유단(후삭) Posterior funiculus

(8) 뒤정중고랑(후정중구) Posterior median sulcus

(9) 회색질맞교차(회백교련) Gray commissure

(10) 중심관 Central canal

(11) 가쪽뿔(측각) Lateral horn

(12) 척수신경 Spinal nerve

(13) 앞섬유단(전삭) Anterior funiculus

(14) 앞정중틈새(전정중열) Anterior median fissure

13 말초신경계통(Periphral nervous system)

말초신경계통은 신경이 뇌에서 시작하는가, 척수에서 시작하는가에 따라 뇌신경과 척수신경으로 구분된다.

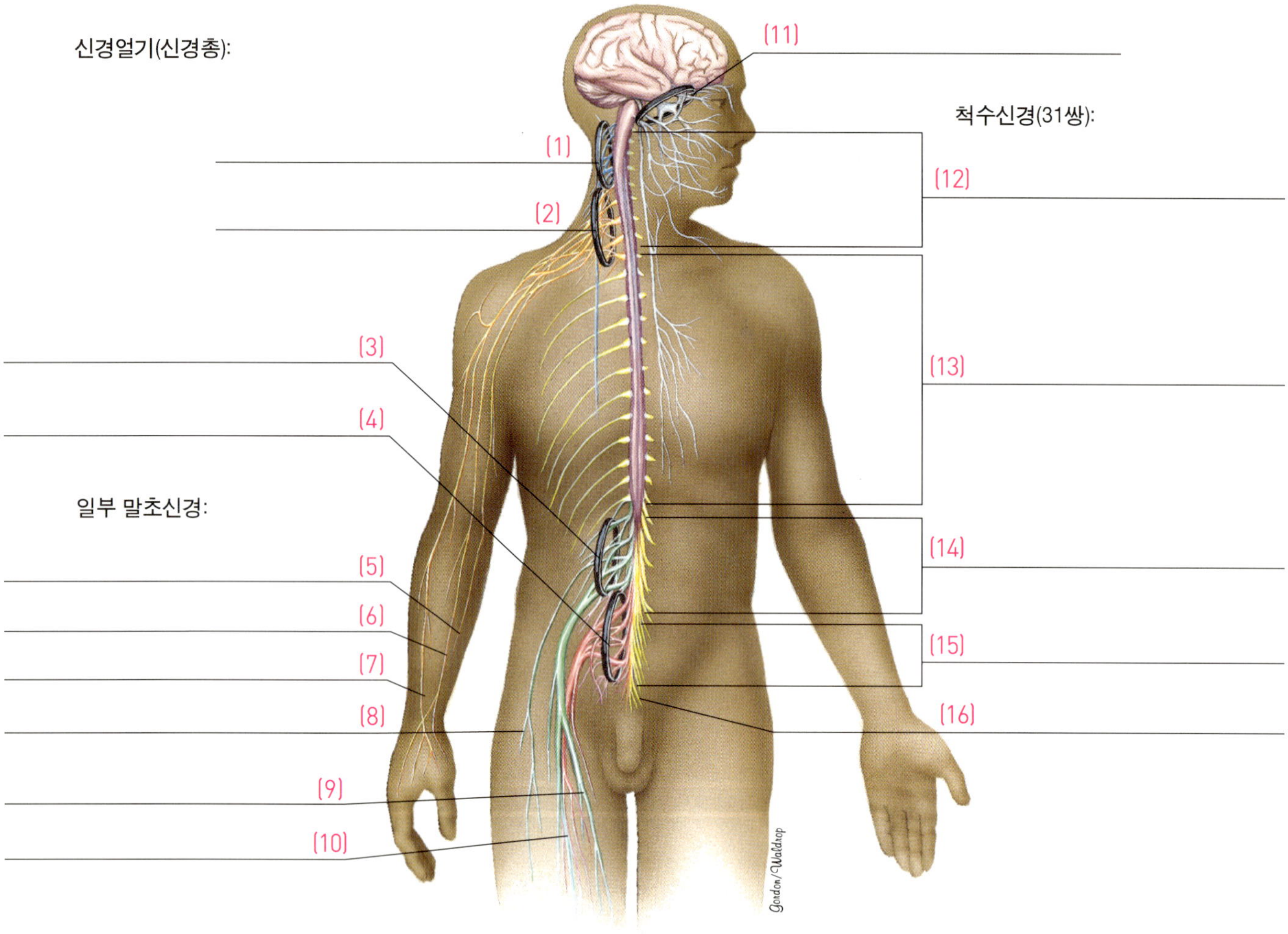

(1) 목신경얼기(경신경총) Cervical plexus
(2) 팔신경얼기(완신경총) Brachial plexus
(3) 허리신경얼기(요신경총) Lumbar plexus
(4) 엉치신경얼기(천골신경총) Sacral plexus
(5) 자신경(척골신경) Ulnar nerve
(6) 정중신경 Median nerve
(7) 노신경(요골신경) Radial nerve
(8) 가쪽넙다리피부신경(외측대퇴피신경) Lateral femoral cutaneous nerve
(9) 넙다리신경(대퇴신경) Femoral nerve
(10) 궁둥신경(좌골신경) Sciatic nerve
(11) 뇌신경(12쌍) Cranial nerves
(12) 목신경(경수신경:8쌍) Cervical nerves
(13) 가슴신경(흉수신경:12쌍) Thoracic nerves
(14) 허리신경(요수신경:5쌍) Lumbar nerves
(15) 엉치신경(천수신경:5쌍) Sacral nerves
(16) 꼬리신경(미수신경:1쌍) Coccygeal nerves

14 뇌신경(Cranial nerve)

12쌍의 뇌신경은 뇌의 아랫면에서 나와 머리뼈의 구멍을 통과하여 신경지배를 받는 기관에 분포한다.

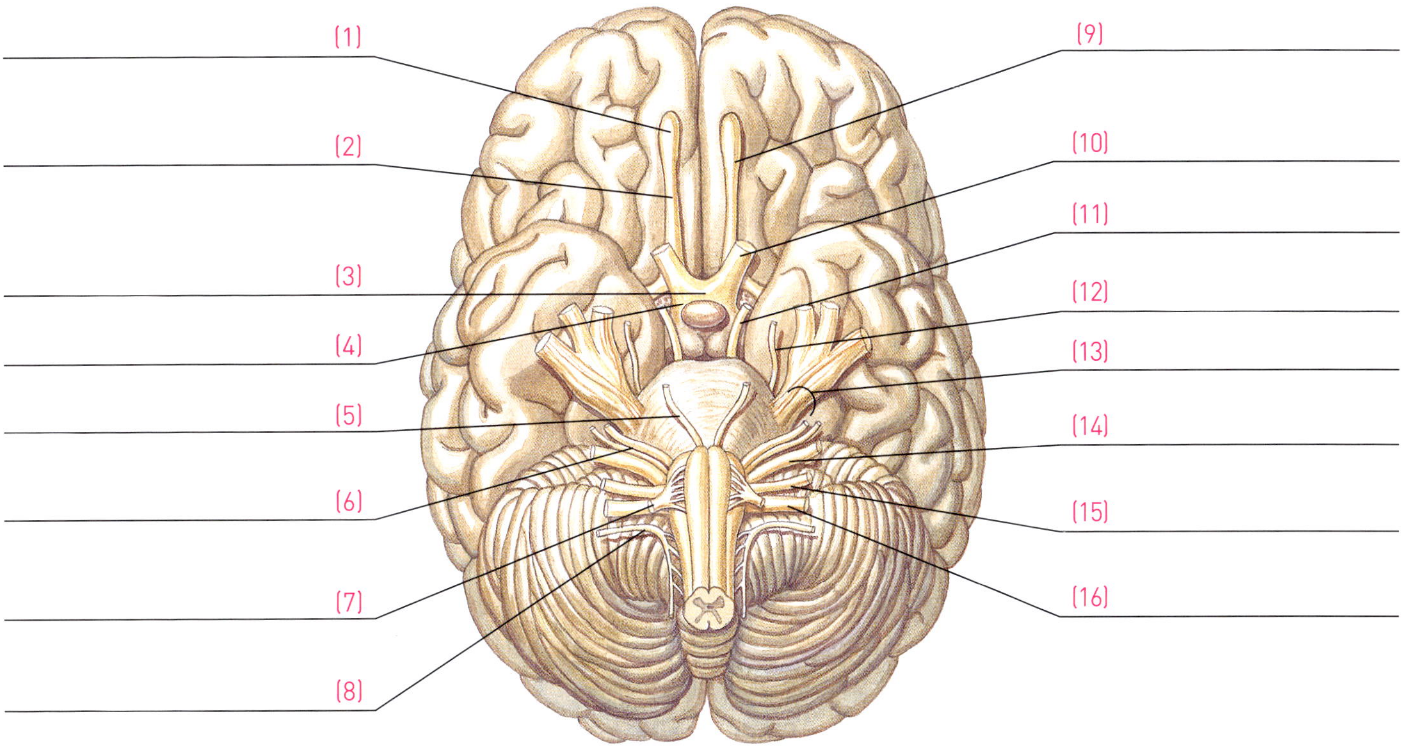

[1] 후각망울(후구) Olfactory bulb
[2] 후각로(후신경) Olfactory tract
[3] 시각교차(시신경교차) Optic chiasma
[4] 시각로(시삭) Optic tract
[5] 갓돌림신경(외전신경) Abducent nerve (VI)
[6] 얼굴신경(안면신경) Facial nerve (VII)
[7] 혀밑신경(설하신경) Hypoglossal nerve (XII)
[8] 더부신경(부신경) Accessory nerve (XI)
[9] 후각신경(후신경) Olfactory nerve (I)
[10] 시각신경(시신경) Optic nerve (II)
[11] 눈돌림신경(동안신경) Oculomotor nerve (III)
[12] 도르래신경(활차신경) Trochlear nerve (IV)
[13] 삼차신경 Trigeminal nerve (V)
[14] 속귀신경(전정와우신경) Vestibulocochlear nerve (VIII)
[15] 혀인두신경(설인신경) Glossopharyngeal nerve (IX)
[16] 미주신경 Vagus nerve (X)

15 시각신경경로(Central visual pathway)

망막에서 대뇌겉질 시각령에 이르는 경로이다. 뇌하수체 앞에서 시각교차가 일어나며 뒤통수엽의 시각겉질에 도달된다.

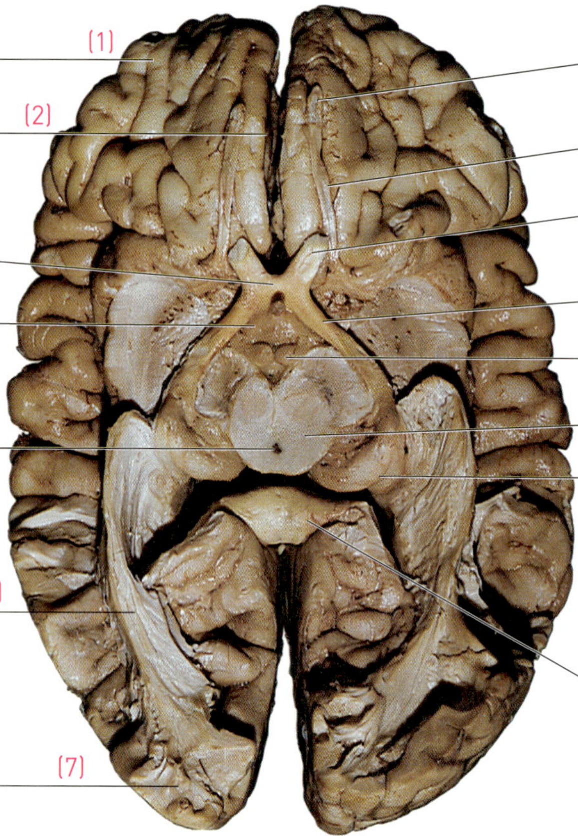

실제 사진

(1) 이마엽(전두엽) Frontal lobe

(2) 대뇌세로틈새(종대뇌열) Longitudinal cerebral fissure

(3) 시각신경교차(시신경교차) Optic chiasma

(4) 뇌하수체 Pituitary gland

(5) 중간뇌수도관(중뇌수도관) Cerebral aquaduct

(6) 시각부챗살(시방사) Optic radiation

(7) 뒤통수엽(후두엽)의 시각겉질(시각피질) Visual cortex of occipital lobe

(8) 후각망울(후구) Olfactory bulb

(9) 후각로(후삭) Olfactory tract

(10) 시각신경(시신경) Optic nerve

(11) 시각로(시삭) Optic tract

(12) 유두체 Mammillary body

(13) 대뇌다리(대뇌각) Cerebral peduncle

(14) 시상의 가쪽무릎핵(외측슬상체핵) Lateral geniculate nucleus of thalamus

(15) 뇌들보(뇌량) Corpus callosum

16 삼차신경(Trigeminal nerve)

혼합신경으로 운동기능은 다리뇌 안의 핵에서 나오고 감각기능은 중간뇌, 다리뇌 그리고 숨뇌 안에 있는 핵에서 끝난다. 삼차신경의 두 뿌리는 중간뇌의 앞가쪽에서 나올 때 뚜렷이 보인다.

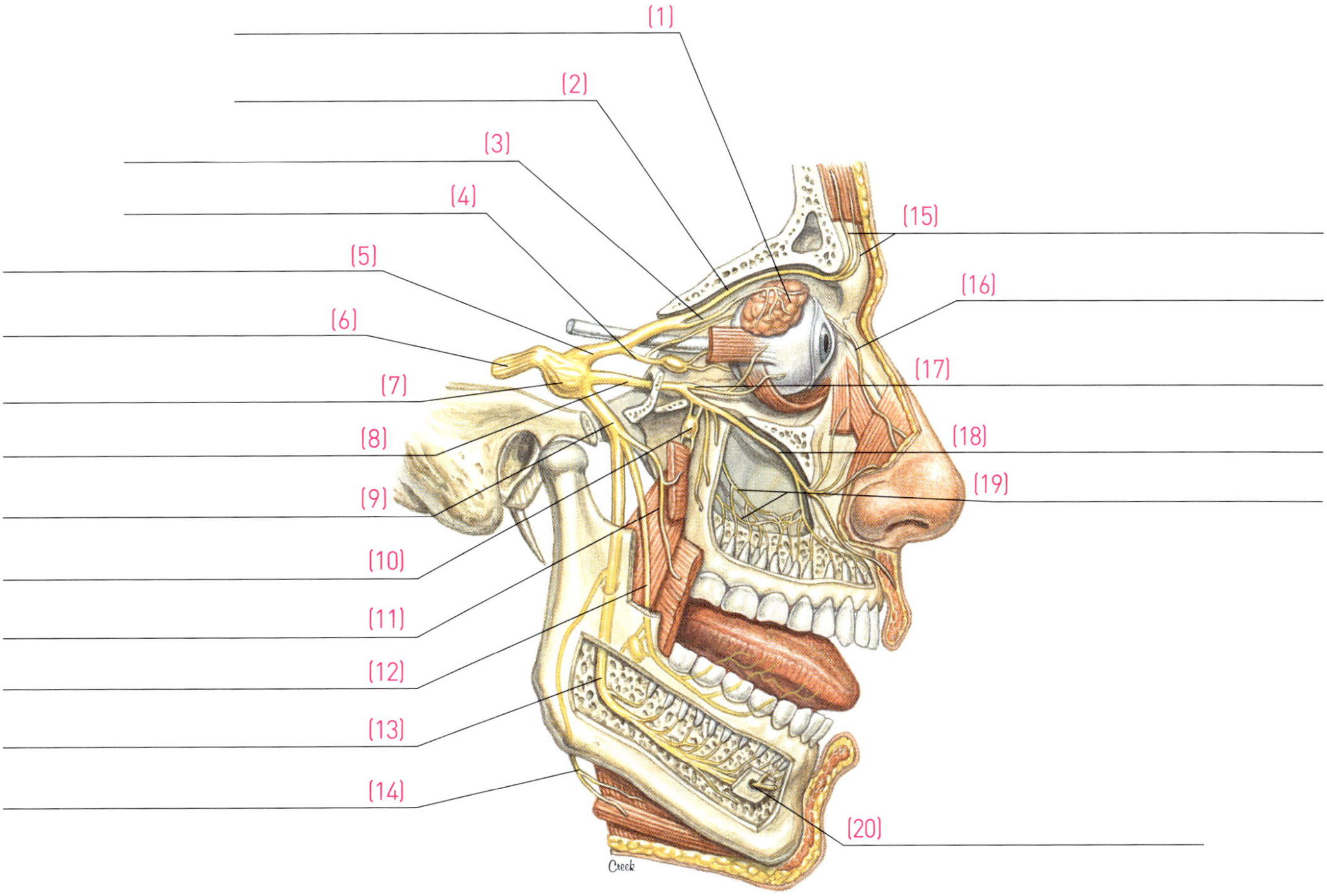

(1) 눈물샘(누선) Lacrimal gland
(2) 이마신경(전두신경) Frontal nerve
(3) 눈물샘신경(누선신경) Lacrimal nerve
(4) 코섬모체(비모양체)신경 Nasociliary nerve
(5) 눈신경(안신경) Ophthalmic nerve
(6) 삼차신경 Trigeminal nerve
(7) 삼차신경절 Trigeminal ganglion
(8) 위턱신경(상악신경) Maxillary nerve
(9) 아래턱신경(하악신경) Mandibular nerve
(10) 나비입천장(접형구개)신경절 Sphenopalatine ganglion
(11) 볼신경(협신경) Buccal nerve
(12) 혀신경(설신경) Lingual nerve
(13) 아래이틀신경(하치조신경) Inferior alveolar nerve
(14) 턱목뿔근신경(악설골근신경) Mylohyoid nerve
(15) 눈확위신경(안와상신경) Supraorbital nerve
(16) 앞벌집신경의 바깥코가지(전사골신경의 외비지) External nasal branch of anterior ethmoidal nerve
(17) 광대신경(관골신경) Zygomatic nerve
(18) 눈확아래신경(안와하신경) Infraorbital nerve
(19) 눈확아래신경(안와하신경)의 이틀가지(치조지) Alveolar branches of infraorbital nerve
(20) 턱신경(이신경) Mental nerve

17 얼굴신경(Facial nerve)

혼합신경으로 다리뇌의 아랫부분에 있는 핵에서 시작하여 관자뼈의 몸통부분을 가로질러 귀밑샘 근처의 얼굴쪽에서 나온다. 얼굴신경의 감각섬유는 혀 앞쪽 2/3 부위의 맛봉오리에서 시작한다.

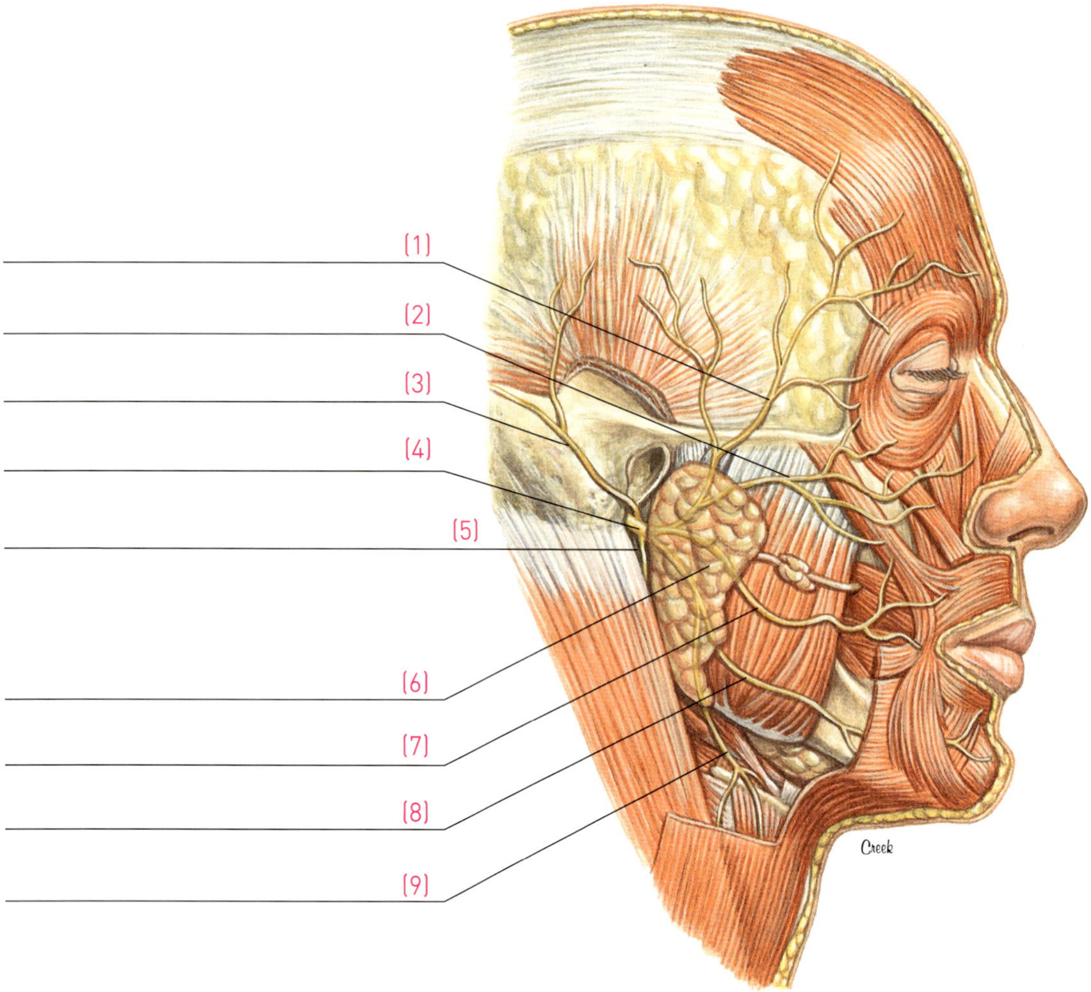

(1) 관자신경(측두신경) Temporal nerve

(2) 광대신경(관골신경) Zygomatic nerve

(3) 뒤귓바퀴신경(후이개신경) Posterior auricular nerve

(4) 얼굴신경(안면신경) Facial nerve

(5) 두힘살근(악이복근)과 붓목뿔근(경돌설골근)으로 가는 신경 Nerve to digastric and stylohyoid mm.

(6) 귀밑샘(이하선) Parotid gland

(7) 볼신경(협신경) Buccal nerve

(8) 턱밑신경(하악신경) Mandibular nerve

(9) 목신경(경신경) Cervical nerve

18 척수신경(Spinal nerve)

척수신경은 감각섬유로 이루어진 뒤뿌리와 운동섬유로 이루어진 앞뿌리에 의해 척수에 붙어 있는 혼합신경이다. 뒤뿌리에는 척수신경절이라고 하는 팽대부가 있으며 감각신경세포의 세포체가 위치한다.

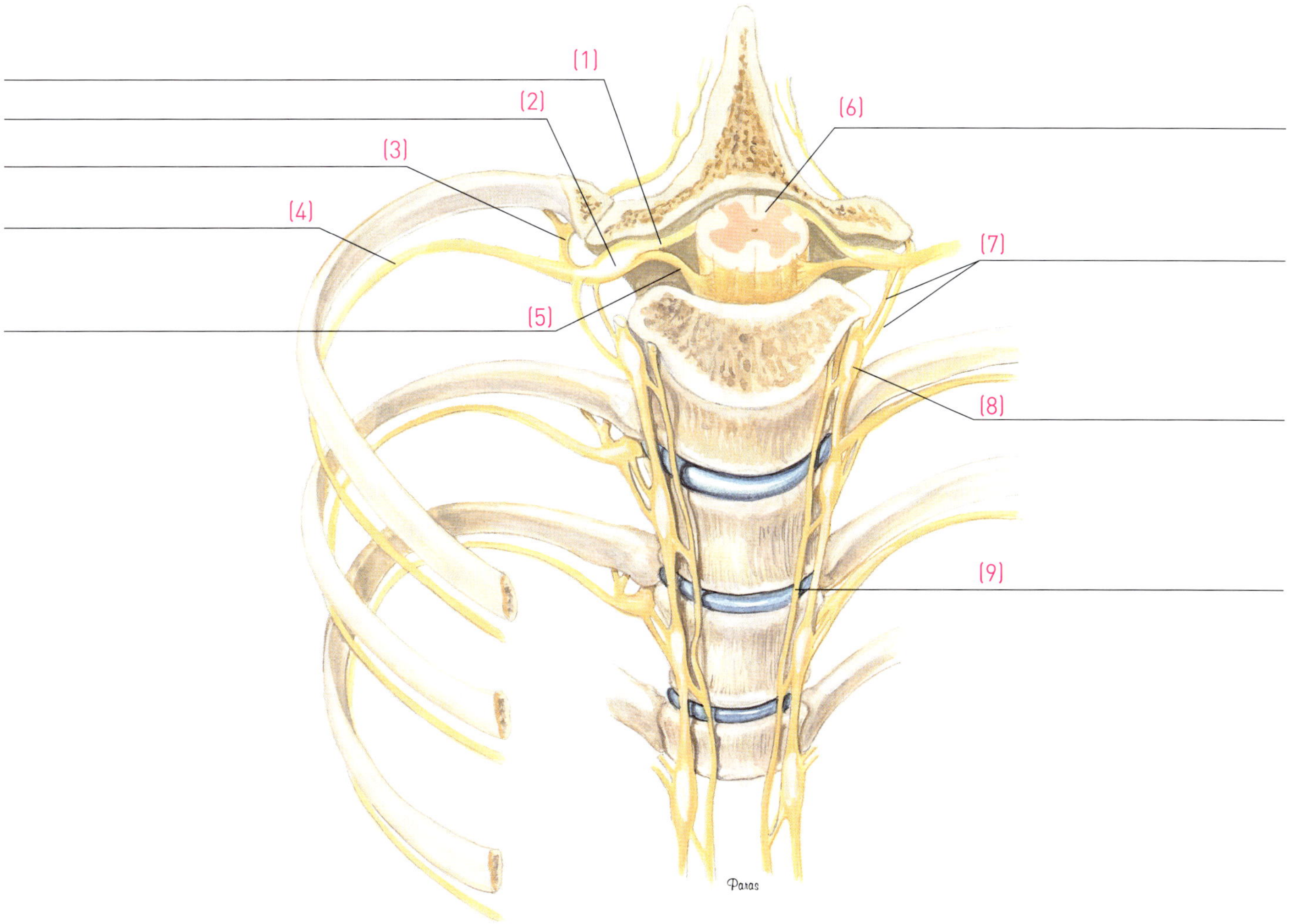

(1) 척수신경뒤뿌리(척수후근) Posterior root of spinal nerve

(2) 척수신경절 Spinal ganglion

(3) 뒤가지(후지) Posterior ramus

(4) 앞가지(전지) Anterior ramus

(5) 앞뿌리(전근) Anterior root

(6) 척수 Spinal cord

(7) 교감신경가지(교감신경지) Sympathetic rami

(8) 교감신경줄기신경절(교감신경간신경절) Sympathetic trunk ganglion

(9) 내장신경의 뿌리(내장신경의 근) Roots of splanchnic nerve

19 겨드랑신경(Axillary nerve)

팔얼기신경의 뒤신경다발에서 시작하여 어깨의 피부와 어깨관절에 감각신경 지배를 하고 어깨세모근과 작은원근의 운동신경지배를 한다.

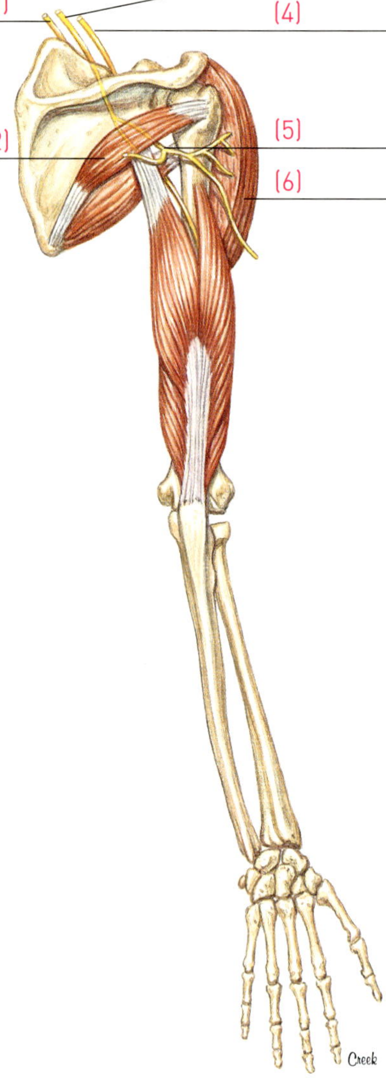

(1) 팔신경얼기(완신경총)의 안쪽다발(내측신경속) Medial cord of brachial plexus

(2) 작은원근(소원근) Teres minor m.

(3) 팔신경얼기(완신경총)의 뒤다발(후신경속) Posterior cord of brachial plexus

(4) 팔신경얼기(완신경총)의 가쪽다발(외측신경속) Lateral cord of brachial plexus

(5) 겨드랑신경(액와신경) Axillary nerve

(6) 어깨세모근(삼각근) Deltoid m.

20 노신경(Radial nerve)

뒤신경다발에서 시작하여 위팔 뒷면을 따라 아래팔의 노뼈면에 이르며 손의 뒷면을 포함한 팔의 뒤가쪽 피부에 감각신경을 지배하고, 팔꿉관절의 폄근, 위팔노근, 손뒤침근의 운동신경을 지배한다.

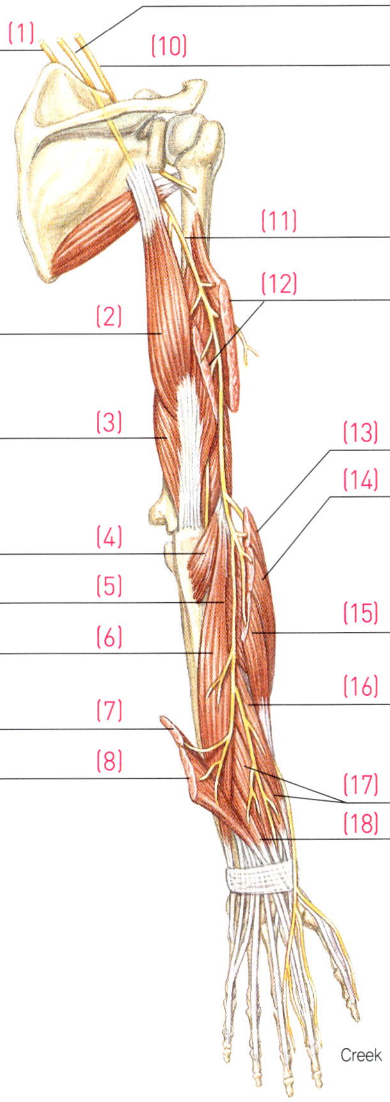

(1) 팔신경얼기(완신경총)의 안쪽다발(내측신경속) Medial cord of brachial plexus
(2) 위팔세갈래근의 긴갈래(상완삼두근의 장두) Long head of triceps brachii m.
(3) 위팔세갈래근의 안쪽갈래(완삼두근의 내측두) Medial head of triceps brachii m.
(4) 팔꿈치근(주근) Anconeus m.
(5) 손뒤침근(회외근) Supinator m.
(6) 자쪽손목폄근(척측수근신근) Extensor carpi ulnaris m.
(7) 새끼폄근(소지신근) Extensor digiti minimi m.
(8) 손가락폄근(지신근) Extensor digitorum m.
(9) 팔신경얼기(완신경총)의 뒤다발(후신경속) Posterior cord of brachial plexus
(10) 팔신경얼기(완신경총)의 가쪽다발(외측신경속) Lateral cord of brachial plexus
(11) 노신경(요골신경) Radial nerve
(12) 위팔세갈래근의 가쪽갈래(상완삼두근의 외측두) Lateral head of triceps brachii m.
(13) 위팔노근(완요골근) Brachioradialis m.
(14) 긴노쪽손목폄근(장요측수근신근) Extensor carpi radialis longus m.
(15) 짧은노쪽손목폄근(단요측수근신근) Extensor carpi radialis brevis m.
(16) 긴엄지벌림근(장무지외전근) Abductor pollicis longus m.
(17) 긴엄지폄근(장무지신근)과 짧은엄지폄근(단무지신근) Extensor pollicis longus and brevis mm.
(18) 집게폄근(시지신근) Extensor indicis m.

21 근육피부신경(Musculocutaneous nerve)

팔의 뒤가쪽 피부의 감각신경을 지배하고 위팔의 앞쪽 근육의 운동신경을 지배한다.

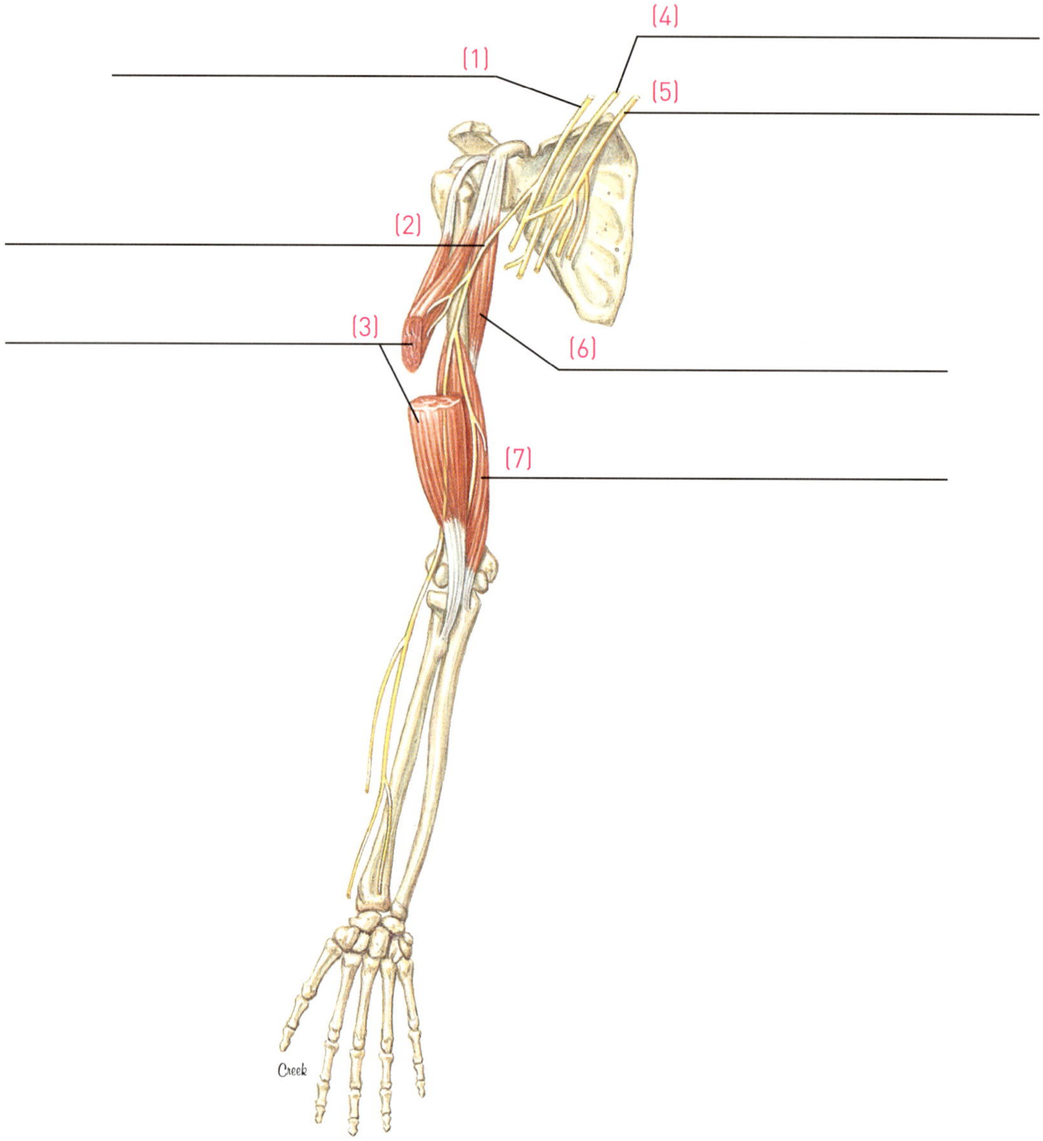

(1) 팔신경얼기(완신경총)의 가쪽다발(외측신경속) Lateral cord of brachial plexus

(2) 근육피부신경 (근피신경) Musculocutaneous nerve

(3) 위팔두갈래근(상완이두근) Biceps brachii m.

(4) 팔신경얼기(완신경총)의 뒤다발(후신경속) Posterior cord of brachial plexus

(5) 팔신경얼기(완신경총)의 안쪽다발(내측신경속) Medial cord of brachial plexus

(6) 부리위팔근(오훼완근) Coracobrachialis m.

(7) 위팔근(상완근) Brachialis m.

22 자신경(Ulnar nerve)

안쪽다발신경에서 시작하고 손의 안쪽 세 번째 피부에 감각신경을 지배하며 아래팔근육 2개와 손의 내재근에 운동신경지배를 한다.

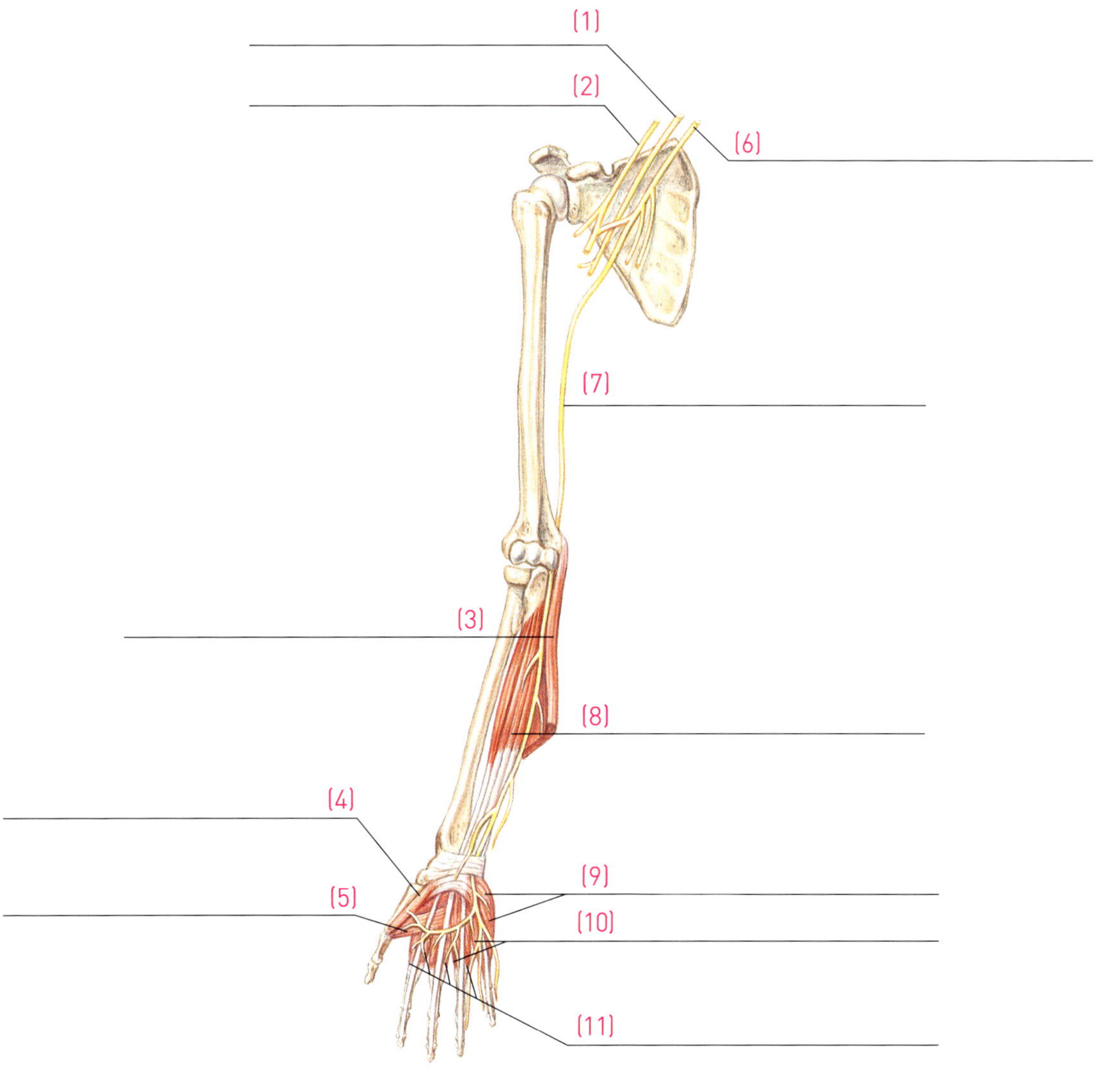

(1) 팔신경얼기(완신경총)의 뒤다발(후신경속)
Posterior cord of brachial plexus

(2) 팔신경얼기(완신경총)의 가쪽다발((외측신경속)
Lateral cord of brachial plexus

(3) 자쪽손목굽힘근 Flexor carpi ulnaris m.

(4) 짧은엄지굽힘근의 깊은갈래(단무지굴근의 심두)
Deep head of flexor pollicis brevis m.

(5) 엄지모음근(무지내전근) Adductor pollicis m.

(6) 팔신경얼기(완신경총)의 안쪽다발(내측신경속)
Medial cord of brachial plexus

(7) 자신경 Ulnar nerve

(8) 깊은손가락굽힘근 Deep digital flexor m.

(9) 새끼두덩근(소지근) Hypothenar mm.

(10) 안쪽벌레근(내충양근) Medial lumbricales mm.

(11) 등쪽(장측), 바닥쪽(배근)과 뼈사이근(골간근)
Palmar and dorsal interossei mm.

23 정중신경(Median nerve)

안쪽신경다발에서 시작해서 손바닥의 노뼈부위 피부에 감각신경지배를 하며 아래팔의 굽힘근 하나를 제외하고 엄지손가락근육들의 운동신경을 지배한다.

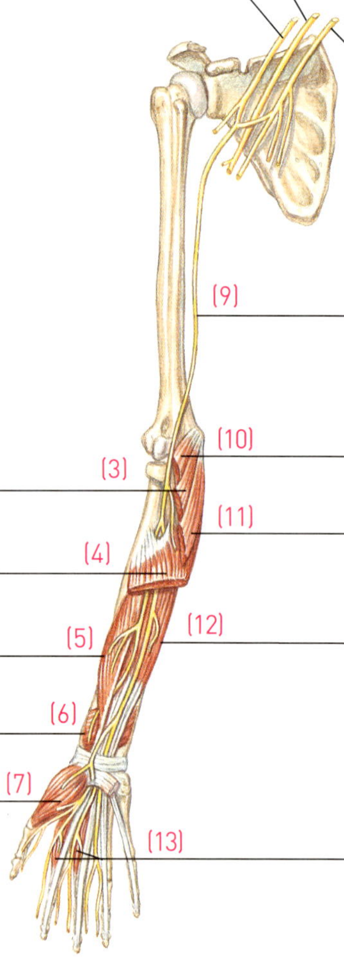

(1) 팔신경얼기(완신경총)의 뒤다발(후신경속) Posterior cord of brachial plexus

(2) 팔신경얼기(완신경총)의 가쪽다발(외측신경속) Lateral cord of brachial plexus

(3) 노쪽손목굽힘근(요측수근굴근) Flexor carpi radialis m.

(4) 얕은손가락굽힘근(천지굴근) Superficial digital flexor m.

(5) 긴엄지굽힘근(장무지굴근) Flexor pollicis longus m.

(6) 네모엎침근(방형회내근) Pronator quadratus m.

(7) 엄지두덩근(무지근) Thenar mm.

(8) 팔신경얼기의 안쪽다발(완신경총의 내측신경속) Medial cord of brachial plexus

(9) 정중신경 Median nerve

(10) 원엎침근(원회내근) Pronator teres m.

(11) 긴손바닥근(장장근) Palmaris longus m.

(12) 깊은손가락굽힘근(심지굴근) Deep digital flexor m.

(13) 가쪽벌레근(외측충양근) Lateral lumbricales mm.

24 넙다리신경(Femoral nerve)

허리신경얼기의 뒤갈래에서 시작하여 넓적다리의 앞가쪽과 종아리와 발 안쪽의 피부에 신경이 분포하며 큰허리근, 넙다리빗근, 넙다리네갈래근을 포함한 넓적다리 앞쪽의 근육들에 운동신경이 분포한다.

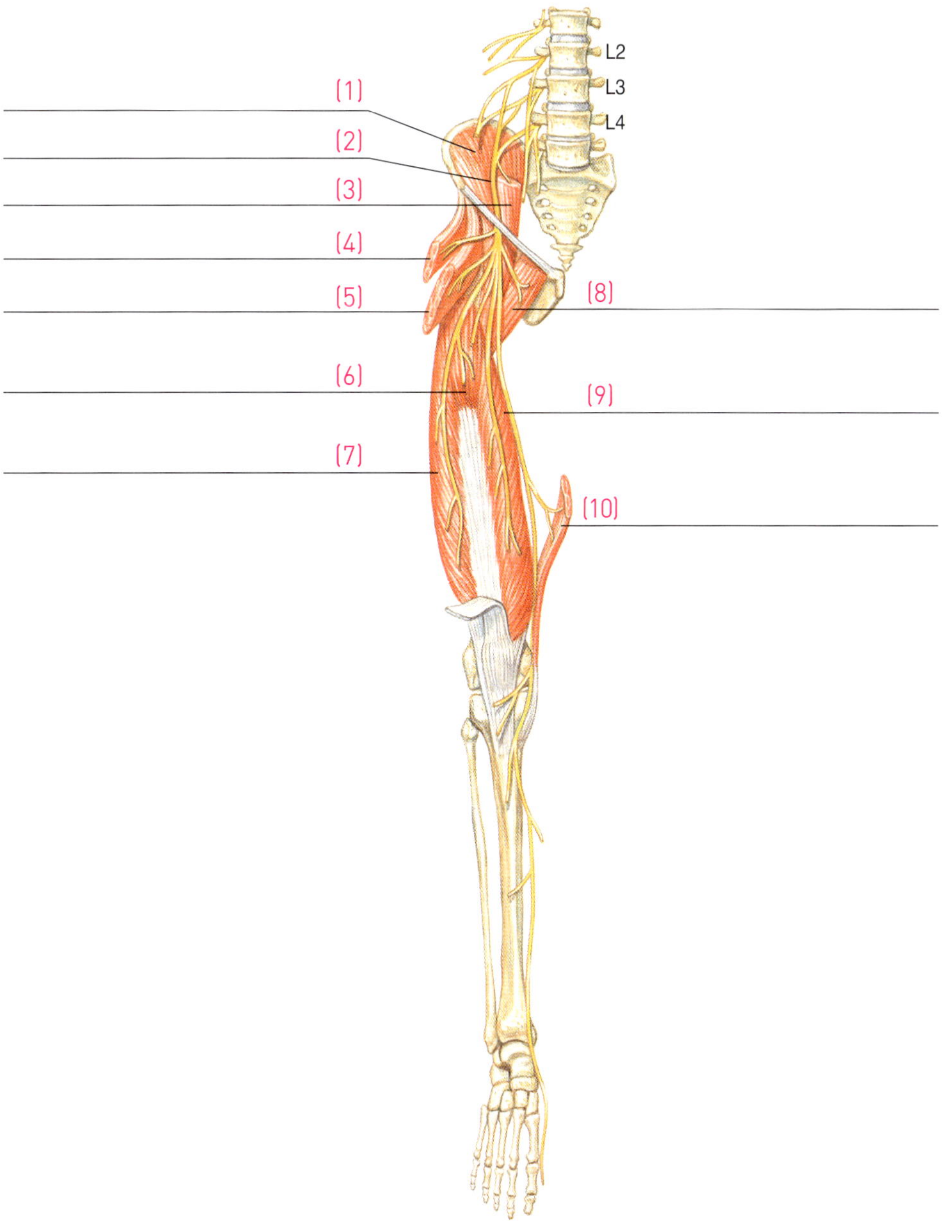

(1) 엉덩근(장골근) Iliacus m.

(2) 넙다리신경(대퇴신경) Femoral nerve

(3) 큰허리근(대요근) 아랫부분
Lower part of psoas major m.

(4) 넙다리빗근(봉공근) Sartorius m.

(5) 넙다리곧은근(대퇴직근) Rectus femoris m.

(6) 중간넓은근(중간광근) Vastus intermedius m.

(7) 가쪽넓은근(외측광근) Vastus lateralis m.

(8) 두덩근(치골근) Pectineus m.

(9) 안쪽넓은근(내측광근) Vastus medialis m.

(10) 넙다리빗근(봉공근) Sartorius m.

25 폐쇄신경(Obturator nerve)

허리신경의 뒤갈래에서 시작하여 넓적다리 안쪽에 피부신경지배를 하고 넓적다리의 모음근과 운동신경에 분포한다.

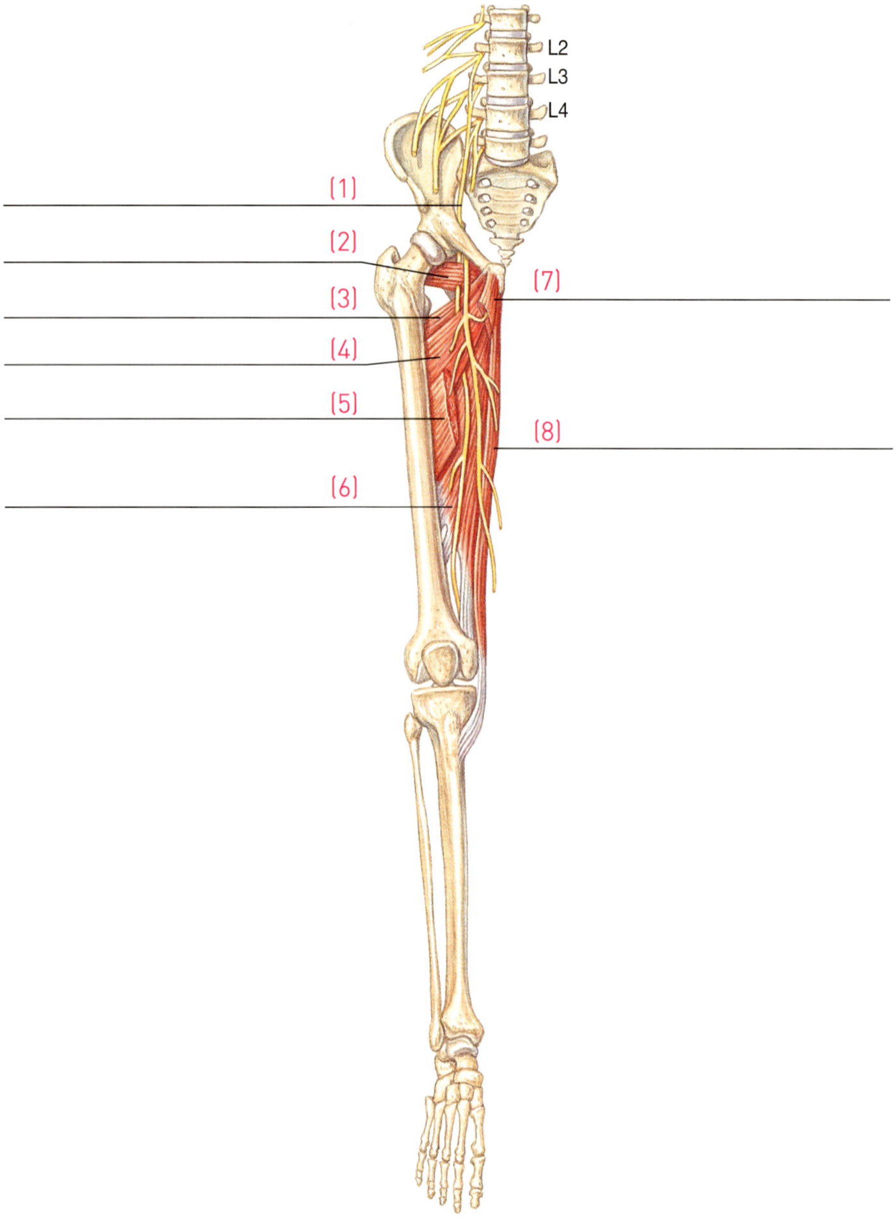

(1) 폐쇄신경 Obturator nerve
(2) 바깥폐쇄근(외폐쇄근) Obturator externus m.
(3) 큰모음근(대내전근) Adductor magnus m.
(4) 짧은모음근(단내전근) Adductor brevis m.
(5) 긴모음근(장내전근) Adductor longus m.
(6) 큰모음근(대내전근) Adductor magnus m.
(7) 긴모음근(장내전근) Adductor longus m.
(8) 두덩정강근(박근) Gracilis m.

26 허리엉치신경얼기(Lumbosacral plexus)

엉치신경얼기의 일부신경이 허리엉치신경줄기를 통해 허리신경얼기의 신경에서 나온 섬유를 포함하기 때문에 두 신경얼기를 합쳐서 허리엉치신경얼기라고 한다.

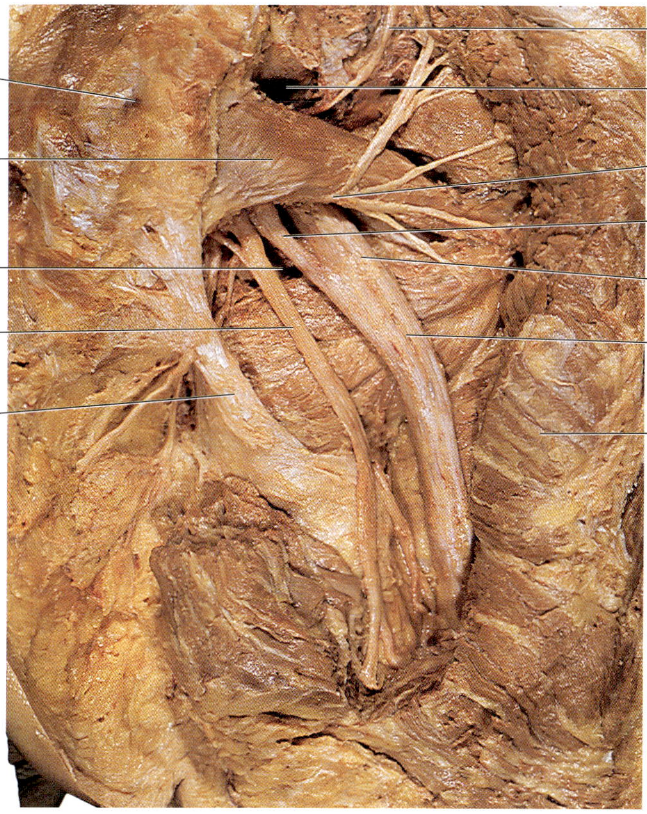

(1) 엉치뼈의 뒷면(천골의 후면) Posterior surface of sacrum

(2) 궁둥구멍근(이상근) Piriformis muscle

(3) 아래궁둥구멍(하이상근공) Inferior sciatic foramen

(4) 뒤넙다리피부신경(후대퇴피신경) Posterior femoral cutaneous nerve

(5) 엉치결절인대(천골결절인대) Sacrotuberous ligament

(6) 위볼기신경(상둔신경) Superior gluteal nerve

(7) 위궁둥구멍(상이상근공) Superior sciatic foramen

(8) 아래볼기신경(하둔신경) Inferior gluteal nerve

(9) 온종아리신경(총비골신경) Common peroneal nerve

(10) 정강신경(경골신경) Tibial nerve

(11) 궁둥신경(좌골신경) Sciatic nerve

(12) 큰볼기근(대둔근) Gluteus maximus muscle

27 정강신경(Tibial nerve)

엉치신경얼기 앞갈래에서 시작하여 넓적다리와 종아리 뒷면으로 내려가 발에서 분지하여 안쪽발바닥신경과 가쪽발바닥신경을 형성한다.

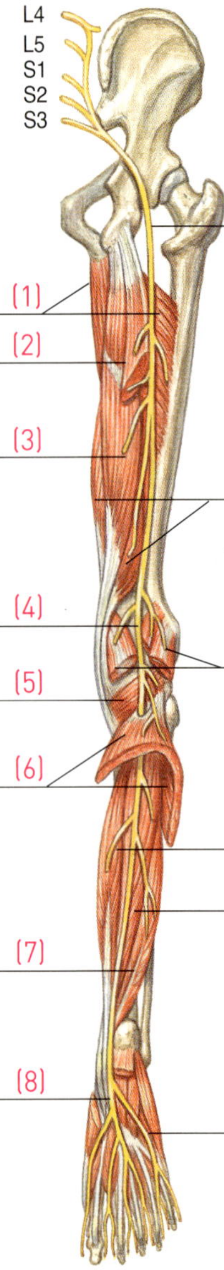

(1) 큰모음근(대내전근) Adductor magnus m.

(2) 넙다리두갈래근의 긴갈래(대퇴이두근의 장두) Long head of biceps femoris m.

(3) 반힘줄근(반건상근) Semitendinosus m.

(4) 장딴지빗근(족척근) Plantaris m.

(5) 오금근(슬와근) Popliteus m.

(6) 가자미근 Soleus m.

(7) 긴엄지굽힘근(장무지굴근) Flxor hallucis longus m.

(8) 발바닥근(족저근)으로 가는 안쪽발바닥신경(내측족척신경) Medial plantar nerve to plantar muscles

(9) 정강신경(경골신경) Tibial nerve

(10) 반막근(반막상근) Semimembranosus m.

(11) 장딴지근(비복근) Gastrocnemius m.

(12) 긴발가락굽힘근(장지굴근) Flxor digitorum longus m.

(13) 뒤정강근(경골근) Tibialis posterior m.

(14) 발바닥근(족저근)으로 가는 가쪽발바닥신경(외측족척신경) Lateral plantar nerve to plantar muscles

28 종아리신경(Fibular nerve)

엉치신경얼기의 뒤갈래에서 시작하여 넓적다리 뒷면을 통해 내려가다 종아리 윗부분에서 갈라져 깊은 종아리신경과 얕은종아리신경으로 나뉘어진다.

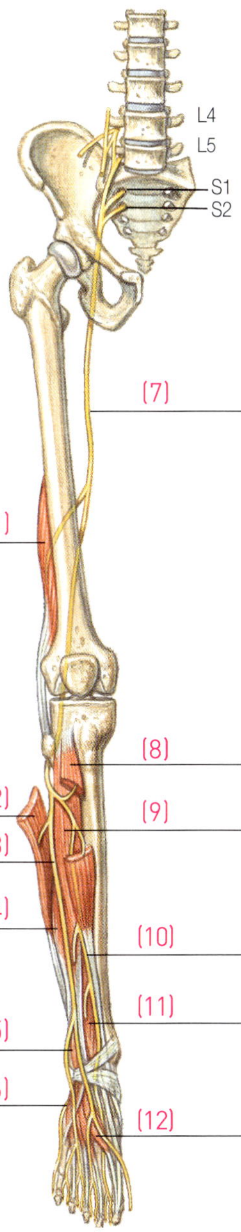

(1) 넙다리두갈래근의 짧은갈래(대퇴이두근의 단두) Short head of biceps femoris m.

(2) 긴종아리근(장비골근) Peroneus longus m.

(3) 얕은종아리신경(천비골신경) Superficial fibular nerve

(4) 짧은종아리근(단비골근) Peroneus brevis m.

(5) 셋째종아리근(제3비골근) Peroneus tertius m.

(6) 짧은발가락폄근(단지신근) Extensor digitorum brevis m.

(7) 종아리신경(비골신경) Fibular nerve

(8) 앞정강근(전경골근) Tibialis anterior m.

(9) 긴발가락폄근(장지신근) Extensor digitorum longus m.

(10) 깊은종아리신경(심비골신경) Deep fibular nerve

(11) 긴엄지폄근(장무지신근) Extensor hallucis longus m.

(12) 짧은엄지폄근(단무지신근) Extensor hallucis brevis m.

29 뇌하수체와 시상하부 (Hypothalamus & pituitary gland)

시상하부는 자율신경계통의 총괄적 조절과 중추통합 역할을 한다.

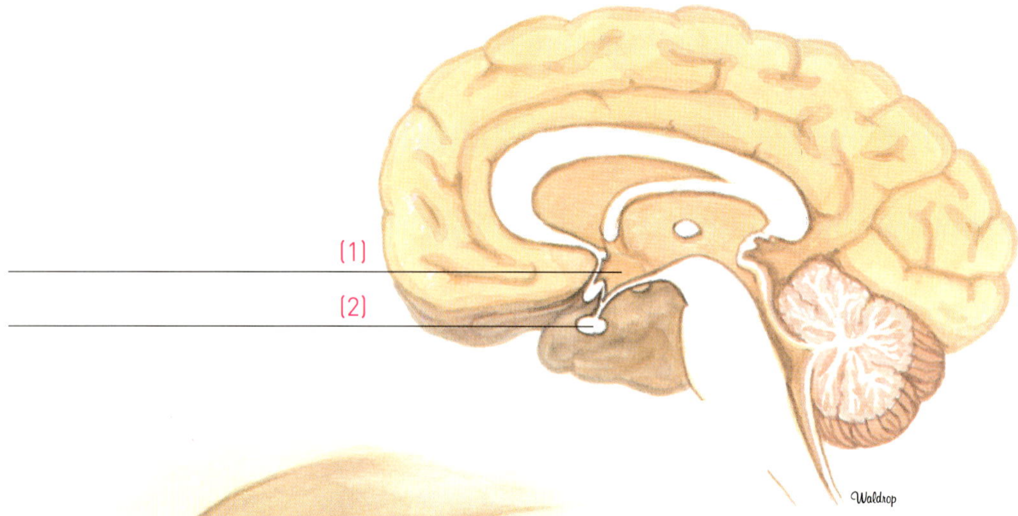

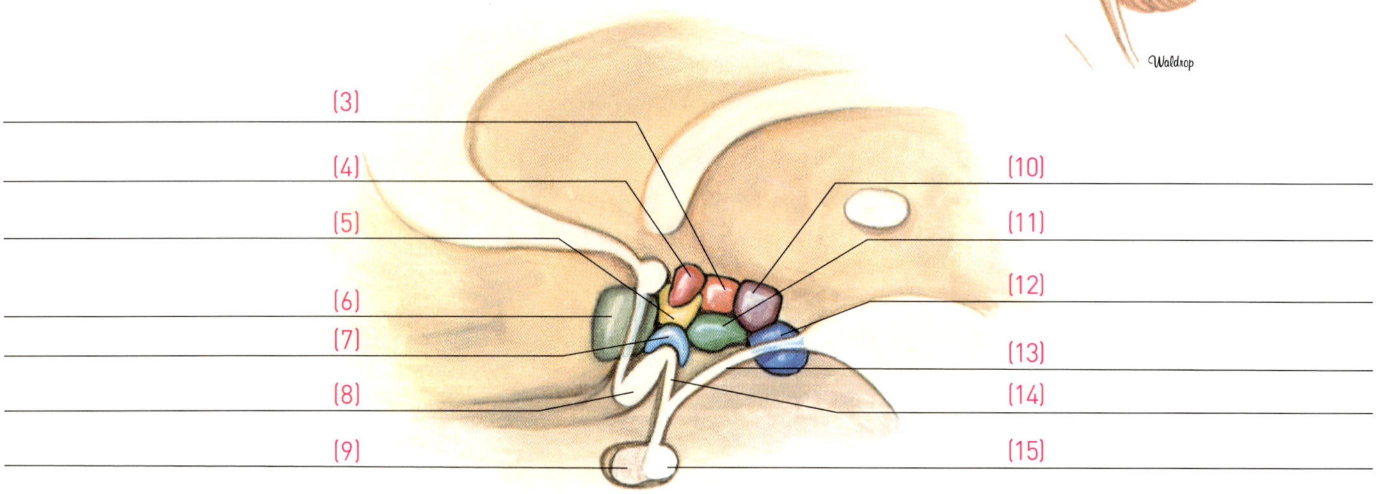

(1) 시상하부 Hypothalamus
(2) 뇌하수체(하수체) Pituitary gland (hypophysis)
(3) 등쪽안쪽핵(배내측핵) Dorsomedial nucleus
(4) 뇌실곁핵(실방핵) Paraventricular nucleus
(5) 시상하부앞핵(시상전핵) Anterior nucleus
(6) 시각교차앞구역 Preoptic area
(7) 시각교차위핵 Supraoptic nucleus
(8) 시각교차 Optic chiasma
(9) 뇌하수체앞엽(샘뇌하수체) Anterior pituitary(adenohypophysis)
(10) 뒤핵(후핵) Posterior nucleus
(11) 배쪽안쪽핵(복내측핵) Ventromedial nucleus
(12) 유두체 Mammillary body
(13) 회색융기(회백융기) Tuber cinereum
(14) 정중융기 Median eminence
(15) 뇌하수체뒤엽(신경뇌하수체) Posterior pituitary (neurohypophysis)

30 둘레계통(Limbic system)

섬유로와 신경핵의 집단으로 뇌줄기 주위에 고리를 형성한다. 대뇌겉질의 띠이랑, 시상하부, 뇌활, 섬유로, 해마, 편도핵이 포함된다.

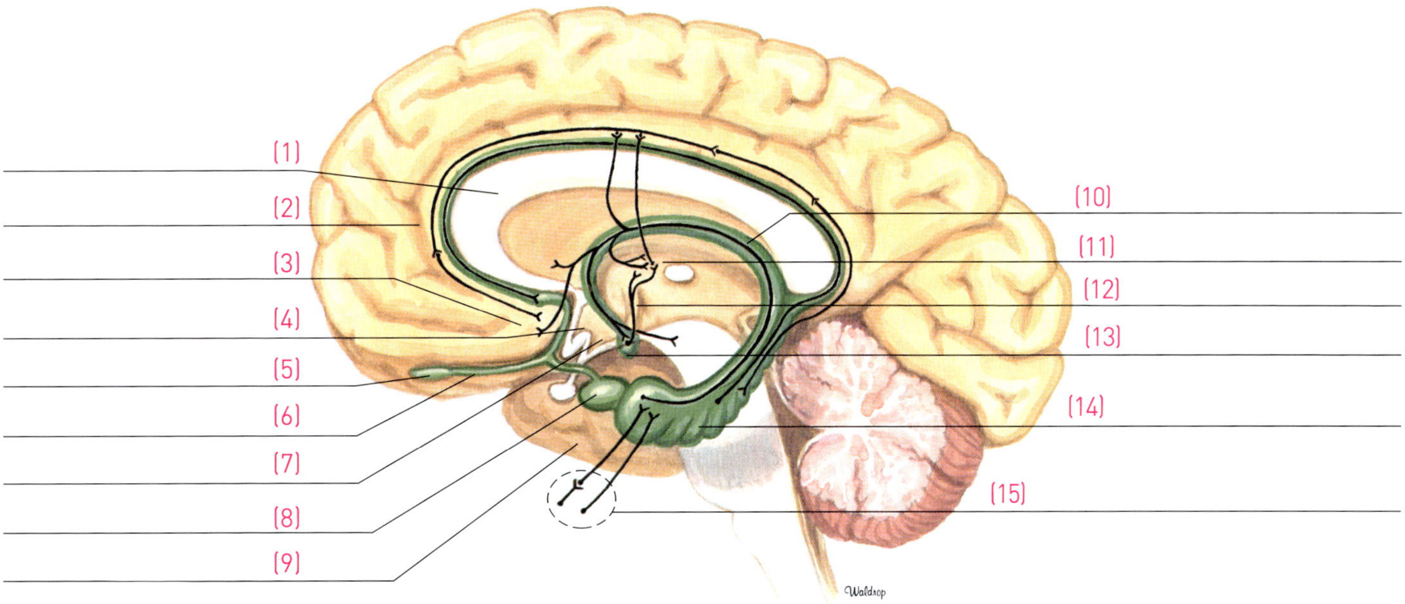

(1) 뇌들보(뇌량) Corpus callosum
(2) 띠이랑(대상회) Cingulate gyrus
(3) 중격지역 Septal area
(4) 시각교차앞구역 Preoptic area
(5) 후각망울(후구) Olfactory bulb
(6) 후각로(후삭) Olfactory tract
(7) 시상하부 Hypothalamus
(8) 편도핵 Amygdaloid nucleus
(9) 오른반구의 겉질(우반구의 피질) Cortex of right hemisphere
(10) 뇌활(뇌궁) Fornix
(11) 시상핵 Thalamic nucleus
(12) 유두체시상로(유두시상로) Mammilothalamic tract
(13) 유두체 Mammillary body
(14) 해마 Hippocampus
(15) 왼반구의 겉질(좌반구의 피질) Cortex of left hemisphere

제7장 감각기관
Sensory Organs

CHAPTER 07

01 피부의 수용체(Skin receptor)

피부의 감각은 촉각, 간지럼, 압력, 차가움, 뜨거움, 통증을 느끼는 데 이용된다.

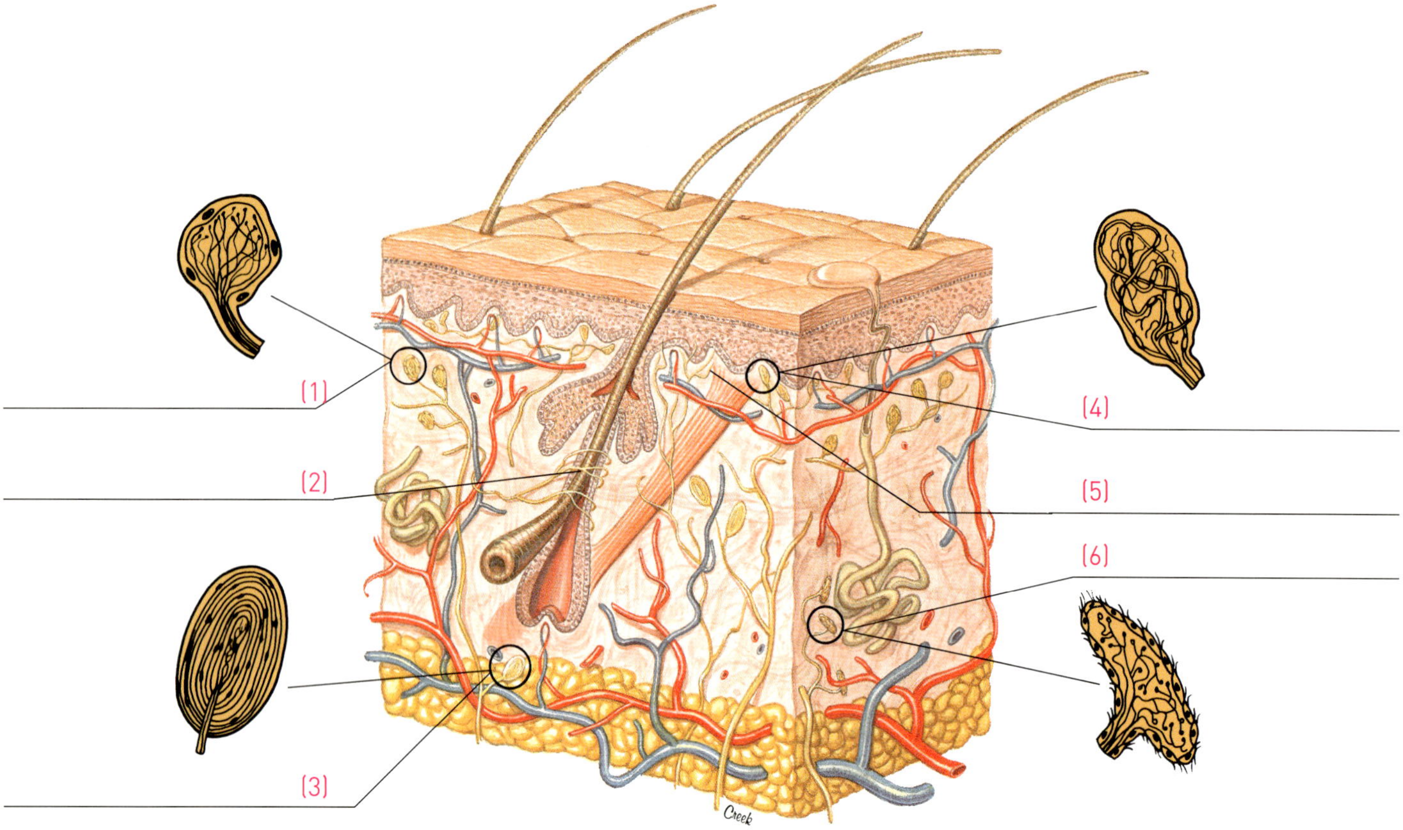

(1) 크라우제망울 Bulb of Krause

(2) 털의 뿌리부분 Root hair plexus

(3) 층판소체 Lamellated (pacinian) corpuscle

(4) 촉각소체
Corpuscle of touch(Meissner's corpuscle)

(5) 자유신경종말 Free nerve ending

(6) 루피니기관 Organ of Ruffini

02 연관통증(Referred pain)

내부 장기의 수용체가 자극되면 통증을 느끼게 된다. 정밀한 신경경로를 통해서 뇌는 자극 부위를 인식하여 감지되는 통증을 다시 그 부위와 연관시킨다. 그러나 어떤 장기는 통증이 그 장기로부터 오는 것으로 인식되지 않고 다른 신체의 표면부위로부터 오는 것으로 인식되기도 한다.

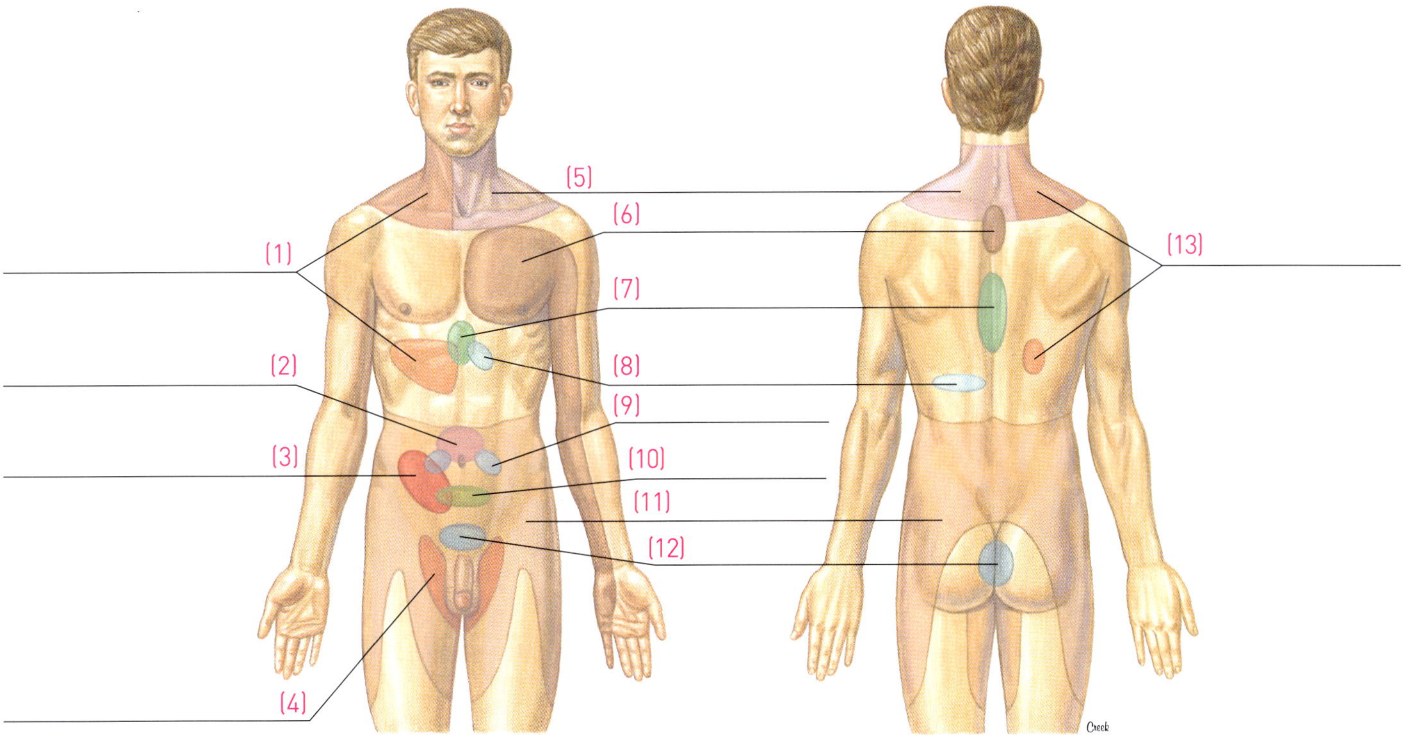

(1) 간과 쓸개(담낭) Liver and gallbladder
(2) 작은창자(소장) Small intestine
(3) 막창자꼬리(충수돌기) Appendix
(4) 요관 Ureter
(5) 허파와 가로막(폐와 횡격막) Lung and diaphragm
(6) 심장 Heart
(7) 위 Stomach
(8) 이자(췌장) Pancreas
(9) 자궁〈여성〉 Ovary(female)
(10) 큰창자(대장) Colon
(11) 콩팥(신장) Kidney
(12) 방광 Urinary bladder
(13) 간과 쓸개(담낭) Liver and gallbladder

03 고유수용기(Proprioception)

신체의 수축과 이완의 변화에 반응하여 신체의 움직임을 뇌에 전달한다. 고유감각수용기의 정보는 근육수축의 강도와 타이밍을 조절해서 여러근육이 작용하는 움직임을 조절하는 데 쓰인다.

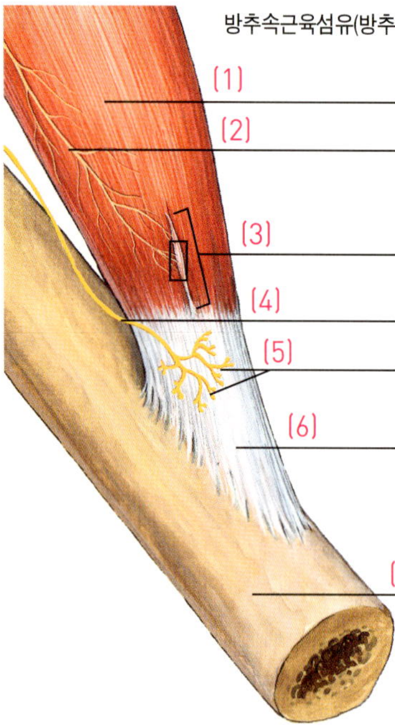

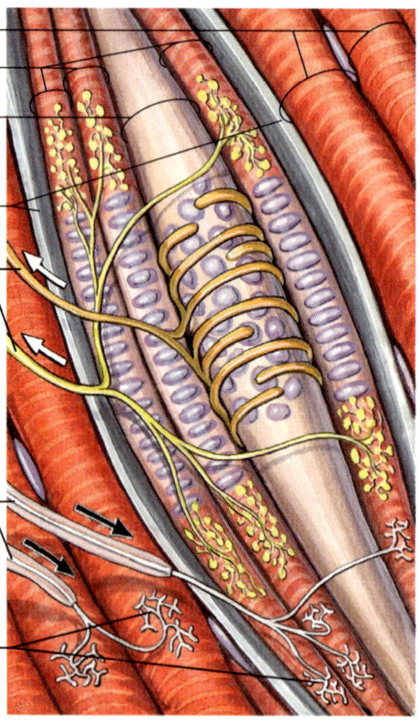

(1) 뼈대근육(골격근) Skeletal muscle
(2) 말초신경(운동감각뉴런) Peripheral nerve(Motor and sensory neurons)
(3) 근육방추 (근방추) Muscle spindle
(4) 감각뉴런 Sensory neuron
(5) 신경힘줄수용체(신경수용기) Neurotendinous receptors
(6) 힘줄(건) Tendon
(7) 뼈(골) Bone
(8) 방추밖근육섬유(방추외근섬유) Extrafusal fibers
(9) 핵사슬섬유 Nuclear chain fibers
(10) 핵주머니섬유(핵낭섬유) Nuclear bag fiber
(11) 결합조직집(결합조직초) Connective tissue sheath
(12) 감각신경 Sensory neurons
(13) 운동신경 Motor neurons
(14) 운동종말판 Motor end plates

04 미각경로(Gustatory pathway)

미각을 뇌로 전달하는 경로에는 주로 2가지 뇌신경이 관여하고 있다. 혀 뒷부분 1/3에 있는 혀인두신경, 앞쪽 2/3에 있는 얼굴신경(고삭신경)이 미각전달 경로이다.

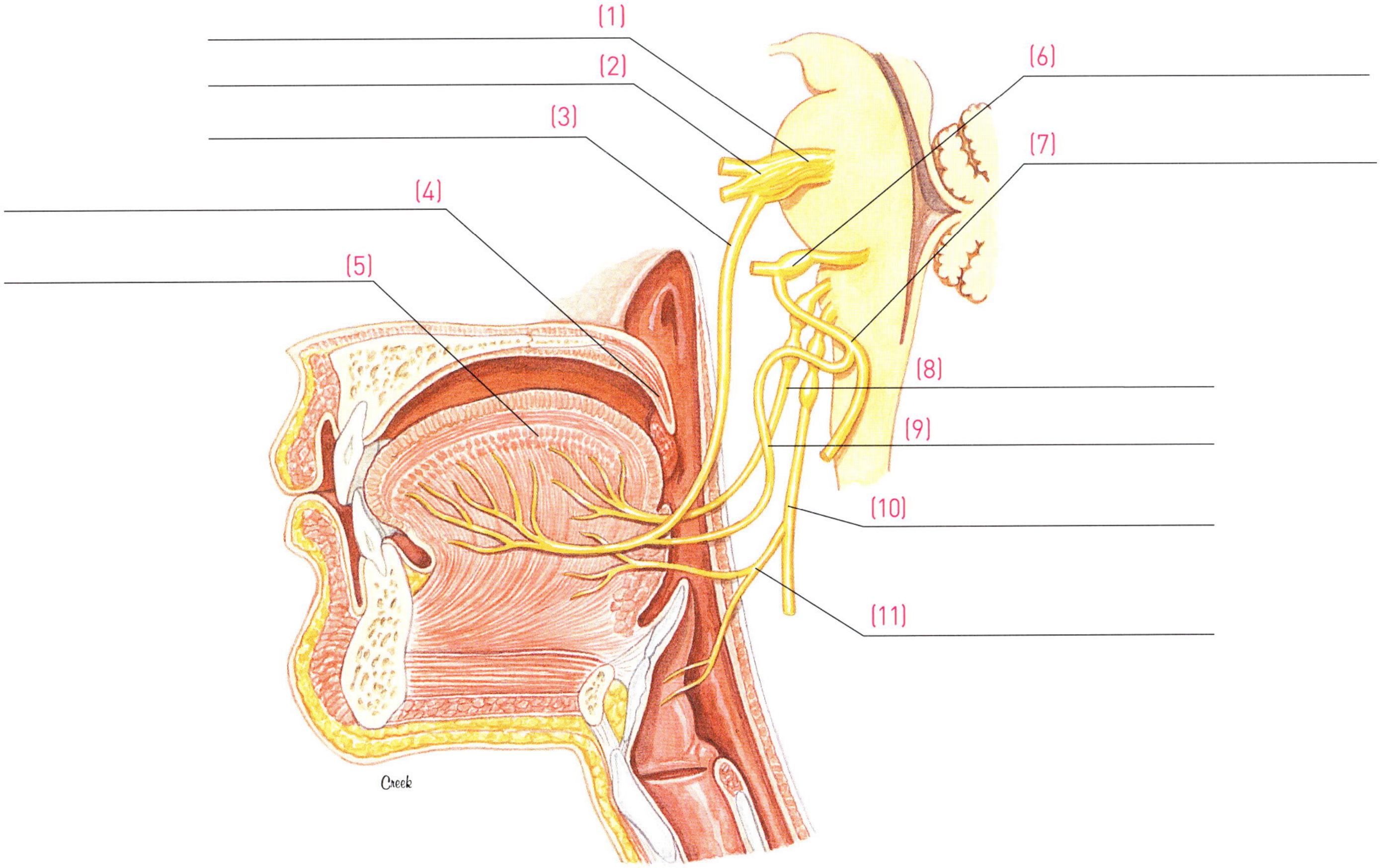

(1) 삼차신경 Trigeminal nerve
(2) 삼차신경절 Trigeminal ganglion
(3) 혀신경(설신경) Lingual nerve
(4) 목젖(구개수) Uvula
(5) 혀(설) Tongue
(6) 무릎신경절(슬신경절) Geniculate ganglion
(7) 얼굴신경(안면신경) Facial nerve
(8) 혀인두신경(설인신경) Glossopharyngeal nerve
(9) 고실끈신경(고삭신경) Chorda tympani nerve
(10) 미주신경 Vagus nerve
(11) 후두신경 Laryngeal nerve

05 눈(Eye)

눈을 보호하는 구조물로는 뼈와 같은 눈확, 눈썹, 얼굴근육, 눈꺼풀, 속눈썹, 결막, 눈물 분비기관들이 있다.

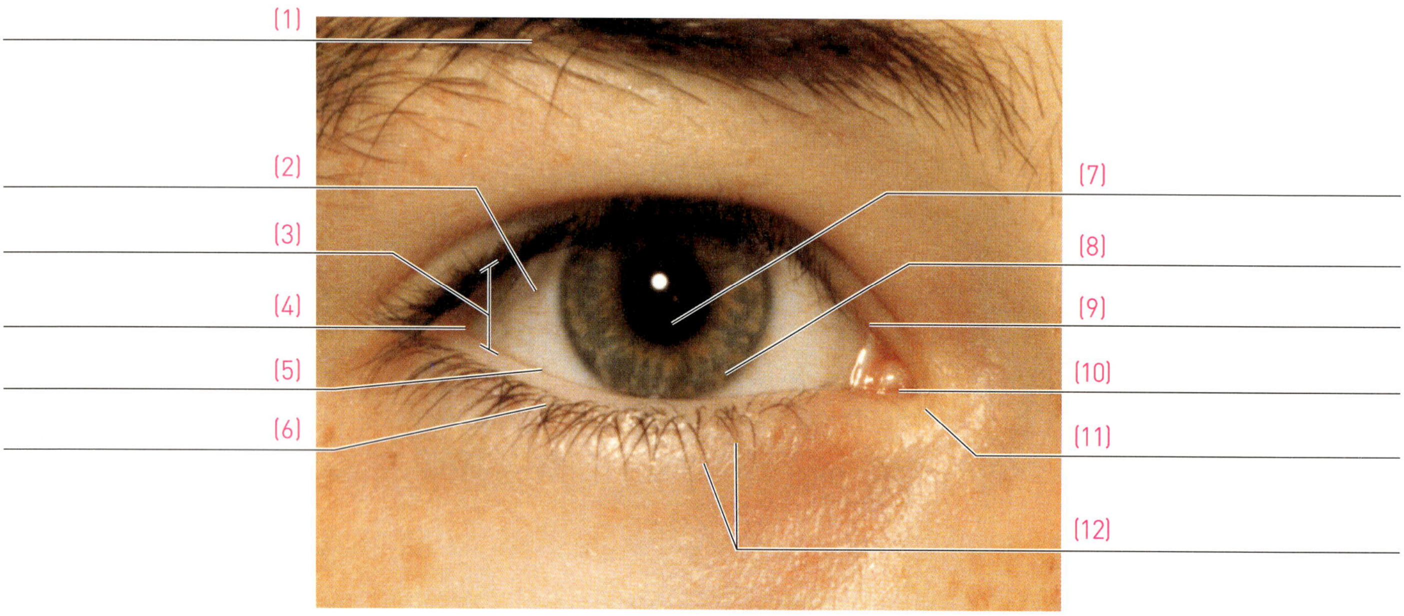

(1) 눈썹 Eyebrow
(2) 공막 Sclera
(3) 눈꺼풀사이공간(안검열) Palpebral fissure
(4) 가쪽눈꺼풀맞교차(외측안검교련) Lateral commissure
(5) 안구결막 Bulbar conjunctiva
(6) 아래눈꺼풀(하안검) Lower eyelid
(7) 눈동자(동공) Pupil
(8) 홍채[조리개] Iris
(9) 위눈꺼풀(상안검) Upper eyelid
(10) 눈물언덕(누구) Lacrimal caruncle
(11) 안쪽눈꺼풀맞교차(내측안검교련) Medial commissure
(12) 속눈썹 Eyelashes

06 안구(Eyeball)

성인의 안구는 구형이며 지름이 약 25mm 정도가 된다. 안구의 4/5 정도는 머리뼈 눈확 안에 놓이게 된다. 안구는 기본적으로 3개의 층, 섬유층, 혈관층, 속막으로 구성되어 있다.

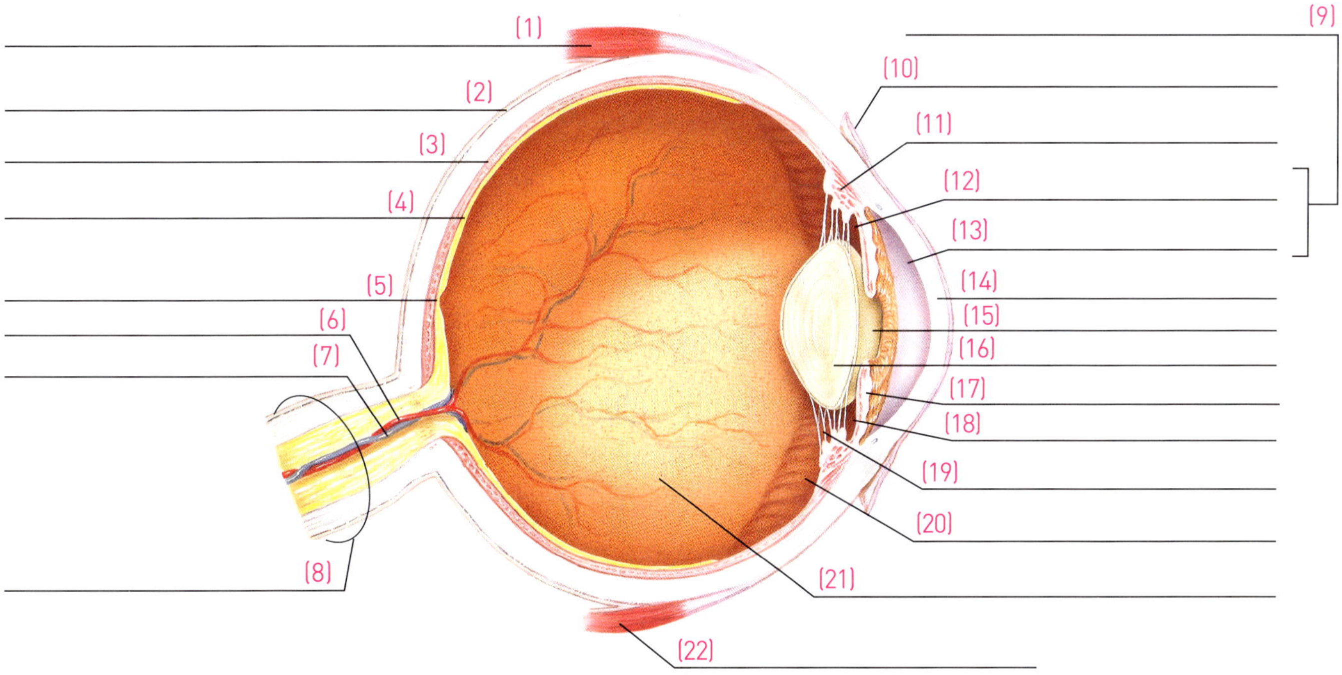

시상면

(1) 위곧은근(상직근) Superior rectus muscle
(2) 공막(흰자위막) Sclera
(3) 맥락막[얼킴막] Choroid
(4) 망막[그물막] Retina
(5) 중심오목(중심와) Fovea centralis
(6) 중심동맥 Central artery
(7) 중심정맥 Central vein
(8) 시각신경(시신경) Optic nerve
(9) 안구앞공간(전안강) Anterior cavity
(10) 결막[이음막] Conjunctiva
(11) 섬모체(모양체) Ciliary body
(12) 뒤방(후방) Posterior chamber
(13) 앞방(전안방) Anterior chamber
(14) 각막[맑은막] Cornea
(15) 동공(눈동자) Pupil
(16) 수정체(렌즈) Lens
(17) 홍채[조리개] Iris
(18) 뒤방(후안방) Posterior chamber
(19) 걸이인대(제인대)의 띠섬유 Zonular fibers of suspensory ligament
(20) 톱니둘레(거상면) Ora serrata
(21) 안구뒤공간(후안강) Posterior cavity
(22) 아래곧은근(하직근) Inferior rectus muscle

07 안구 앞면(Front of eyeball)

안구의 정면에 있는 섬모체는 내부 근육 고리를 이루는 안구 혈관층이 두껍게 된 것이다. 섬모체 내에는 민무늬근육섬유들의 띠인 섬모체근육들이 있다.

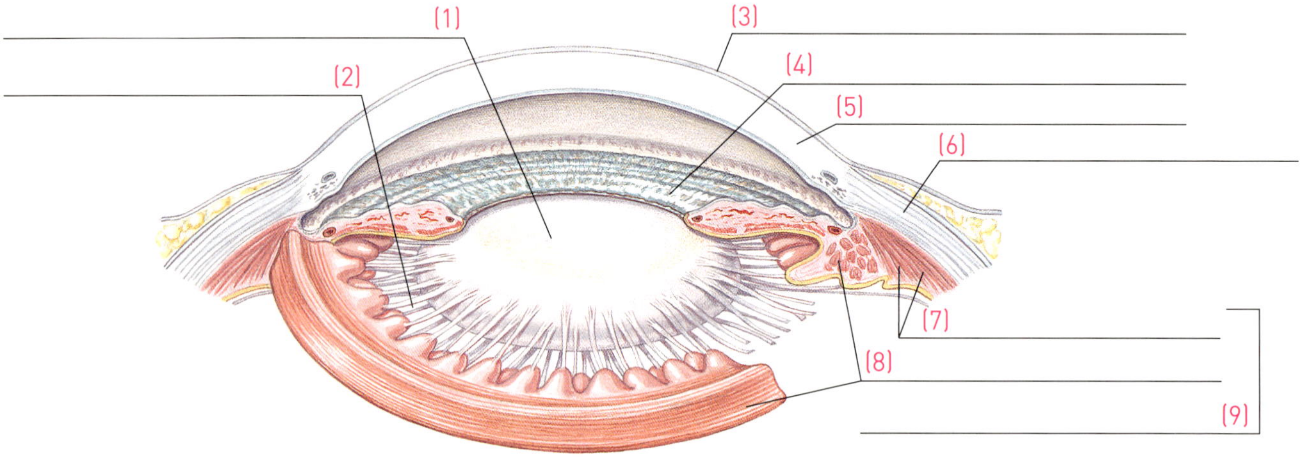

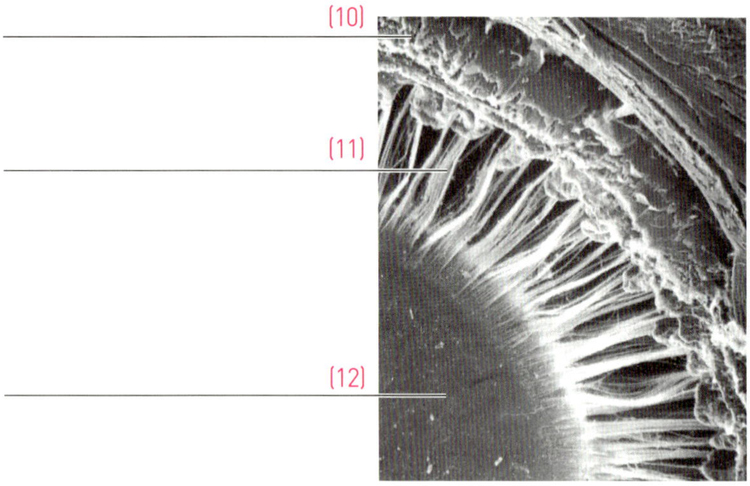

전자현미경 사진

(1) 수정체피막 Lens within lens capsule

(2) 수정체걸이인대(제인대)의 띠섬유 Zonular fibers of suspensory ligament

(3) 결막[이음막] Conjunctiva

(4) 홍채[조리개] Iris

(5) 각막[맑은막] Cornea

(6) 공막[흰자위막] Sclera

(7) 날줄섬유(경선섬유) Meridional fibers

(8) 돌림섬유(윤상섬유) Circular fibers

(9) 섬모체의 섬모체근(모양체의 모양체근) Ciliary muscle of ciliary body

(10) 섬모체의 섬모체근(모양체의 모양체근) Ciliary muscle of ciliary body

(11) 수정체걸이인대의 띠섬유 Zonular fibers ofsuspensory ligament

(12) 수정체(렌즈) Lens

08 안구방수(Aqueous humor)

홍채를 전후한 앞방과 뒷방은 동공을 통하여 연결되고 유동성 액체인 안구방수로 가득 차 있다. 안구방수의 연속적인 생산은 앞 · 뒤안방에서 약 12mmHg의 안압을 유지한다.

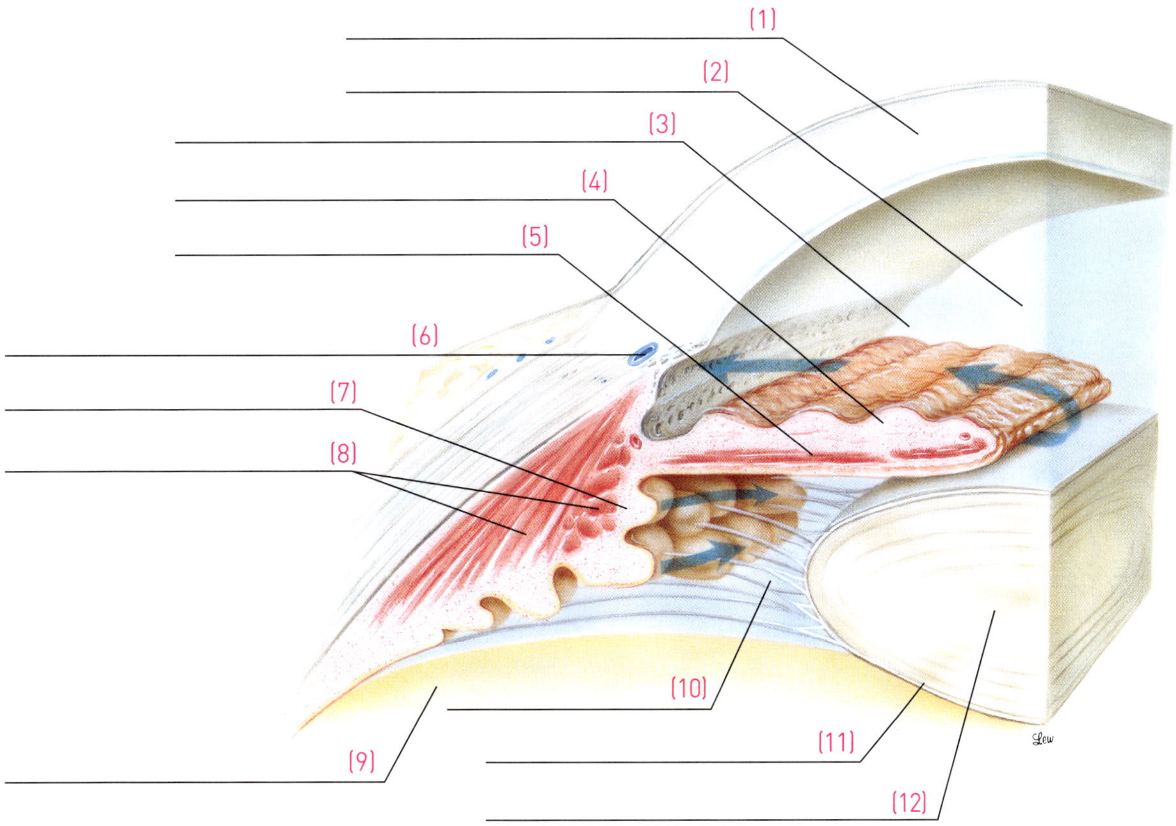

(1) 각막[맑은막] Cornea
(2) 앞방(전안방) Anterior chamber
(3) 안구방수(안방수) Aqueous humor
(4) 홍채[조리개] Iris
(5) 홍채의 민무늬근육조직 Smooth muscle tissue of iris
(6) 공막정맥굴 Scleral venous sinus
(7) 섬모체(모양체) Ciliary body
(8) 섬모체(모양체)의 민무늬근육조직 Smooth muscle tissue of ciliary body
(9) 유리체액(초자체액) Vitreous humor
(10) 뒤방(후안방) Posterior chamber
(11) 수정체피막 Lens capsule
(12) 수정체(렌즈) Lens

09 귀(Ear)

귀는 바깥귀, 가운데귀, 속귀로 구성되어 있다. 속귀는 청각과 평형감각을 담당하는 기관을 함께 가지고 있다.

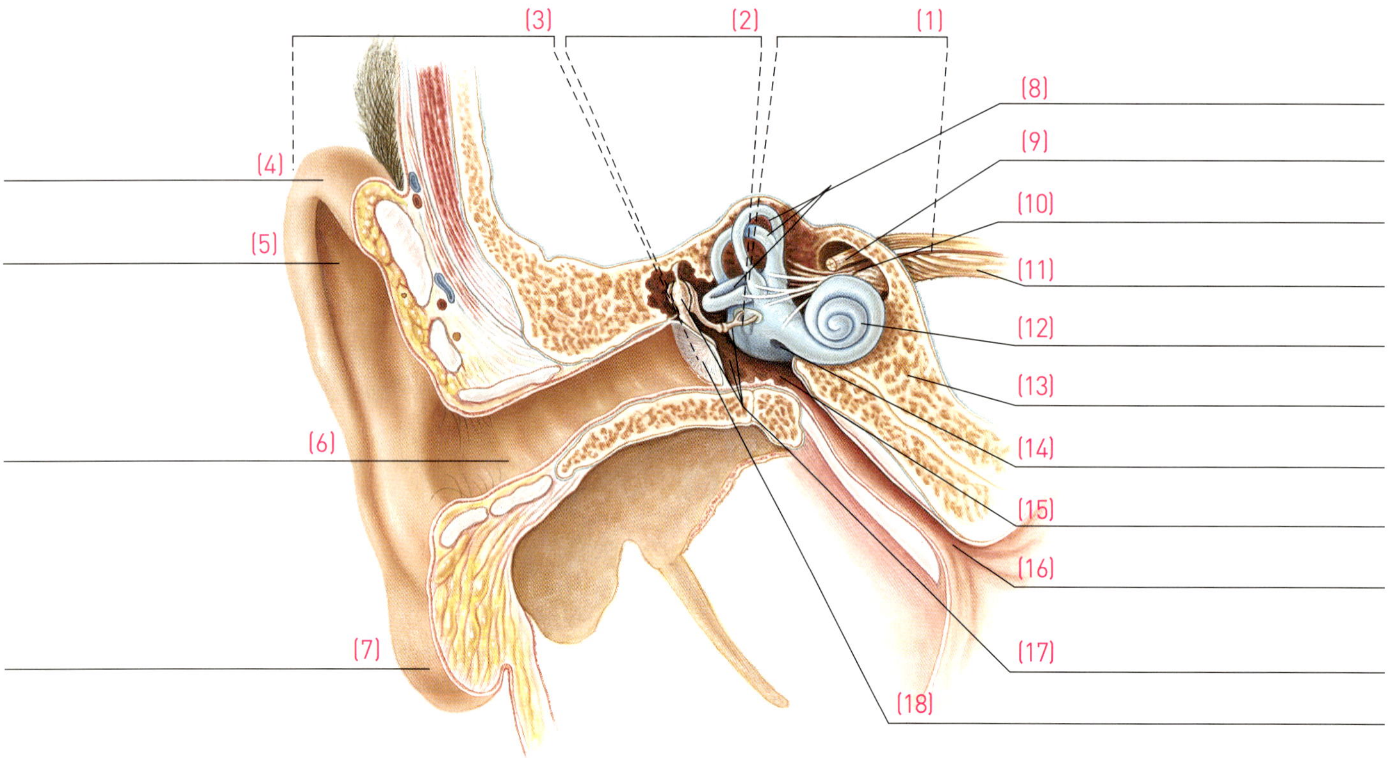

(1) 속귀(내이) Inner ear
(2) 가운데귀(중이) Middle ear
(3) 바깥귀(외이) Outer ear
(4) 귀둘레(이륜) Helix
(5) 귓바퀴(이개) Auricle
(6) 바깥귀관(외이관) External acoustic canal
(7) 귓볼(이수) Earlobe
(8) 반고리관(반규관) Semicircular ducts
(9) 얼굴신경(안면신경) Facial nerve
(10) 안뜰신경(전정신경) Vestibular nerve
(11) 달팽이신경(와우신경) Cochlear nerve
(12) 달팽이(와우) Cochlea
(13) 관자뼈(측두골) Temporal bone
(14) 달팽이창(와우창) Cochlear window
(15) 고실공간(고실강) Tympanic cavity
(16) 귀관(이관) Auditory tube
(17) 귓속뼈(이소골) Auditory ossicles
(18) 고막 Tympanic membrane

10 바깥귀 표면(Surface of outer ear)

머리의 가쪽에 부착된 기관으로 유연한 결합조직의 연골뼈대로 구성되어 있다. 바깥귀의 가장자리가 귀둘레이고, 밑쪽의 살 부분을 귓불이라고 한다.

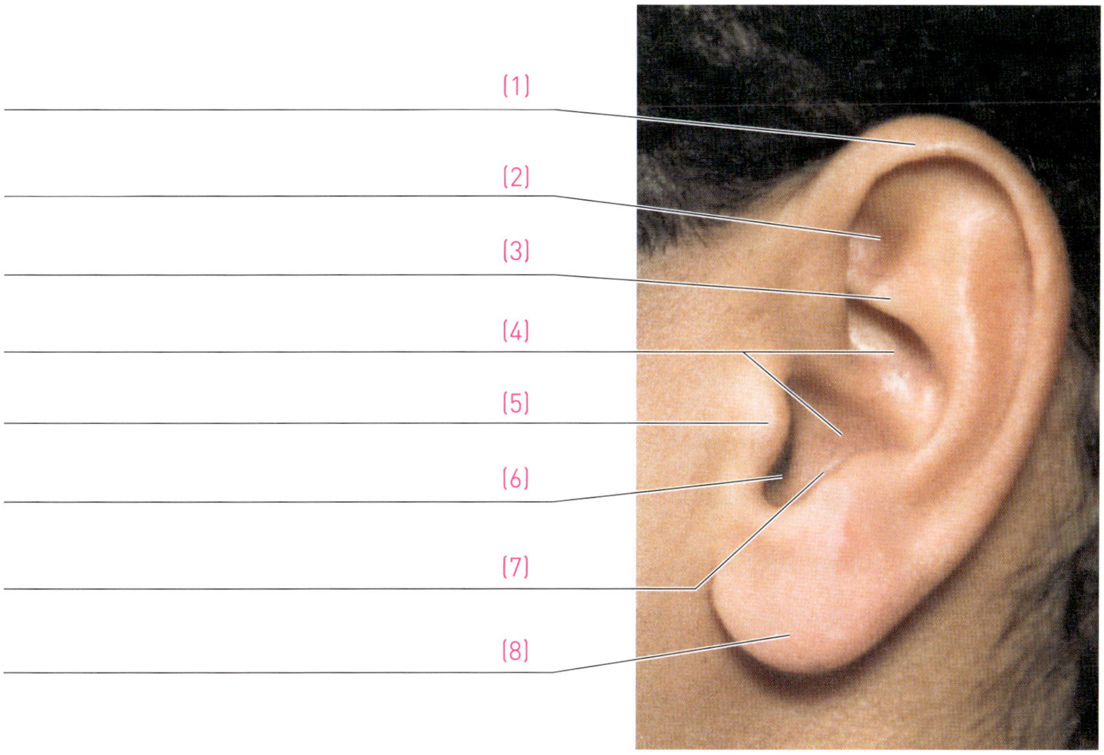

(1) 귀둘레(이륜) Helix
(2) 삼각오목(삼각와) Triangular fossa
(3) 맞둘레(대이륜) Antihelix
(4) 귀선반(이갑개주) Concha
(5) 귀구슬(이주) Tragus
(6) 바깥귀길(외이도) External acoustic canal
(7) 맞구슬(대주) Antitragus
(8) 귓볼(이수) Earlobe

제8장 내분비계통
Endocrine System

CHAPTER 08

01 내분비기관의 위치 (Endocrine system of human body)

내분비샘은 몸 전체에 분포한다. 내분비샘은 외분비샘과 반대로 도관 없이 혈액이나 사이질액으로 직접 호르몬을 분비한다.

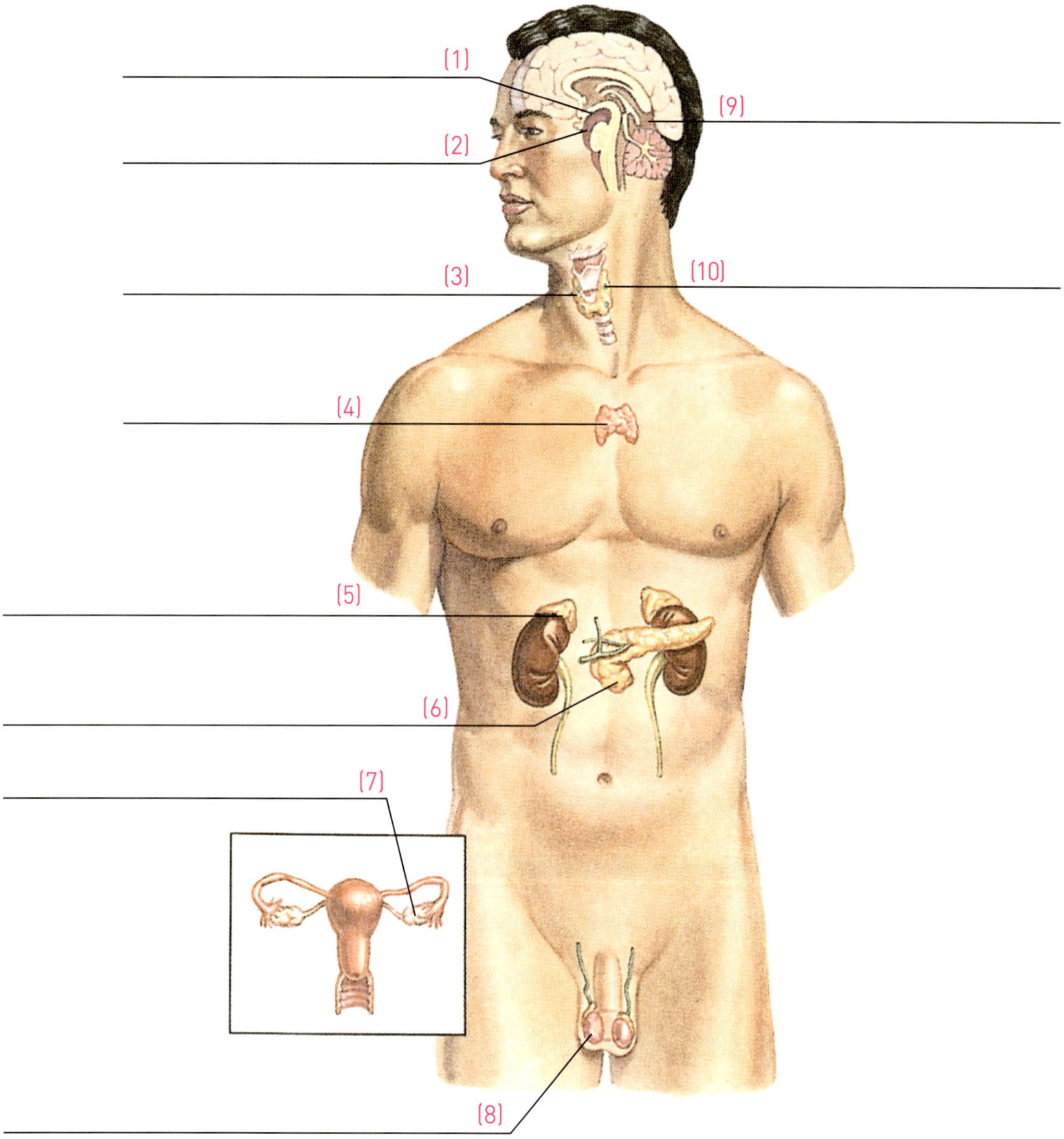

(1) 시상하부 Hypothalamus
(2) 뇌하수체 Pituitary gland
(3) 갑상샘(갑상선) Thyroid gland
(4) 가슴샘(흉선) Thymus
(5) 부신[콩팥위샘] Adrenal gland
(6) 이자(췌장) Pancreas
(7) 난소 Ovary
(8) 고환(정소) Testis
(9) 송과샘(송과선) Pineal gland
(10) 부갑상샘(부갑상선) Parathyroid gland

02 뇌하수체(Pituitary gland)

사이뇌 부위의 뇌 앞면에 위치하며 뇌하수체줄기에 의해 뇌에 붙어 있다. 경질막에 의해 싸여 있으며 나비뼈의 안장 속에 들어간 구조이다.

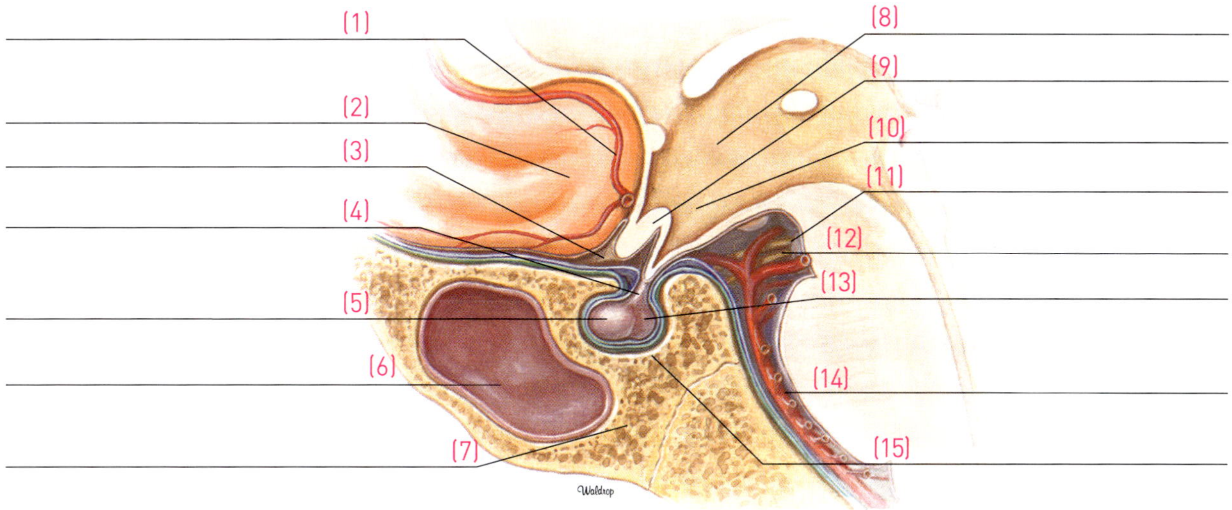

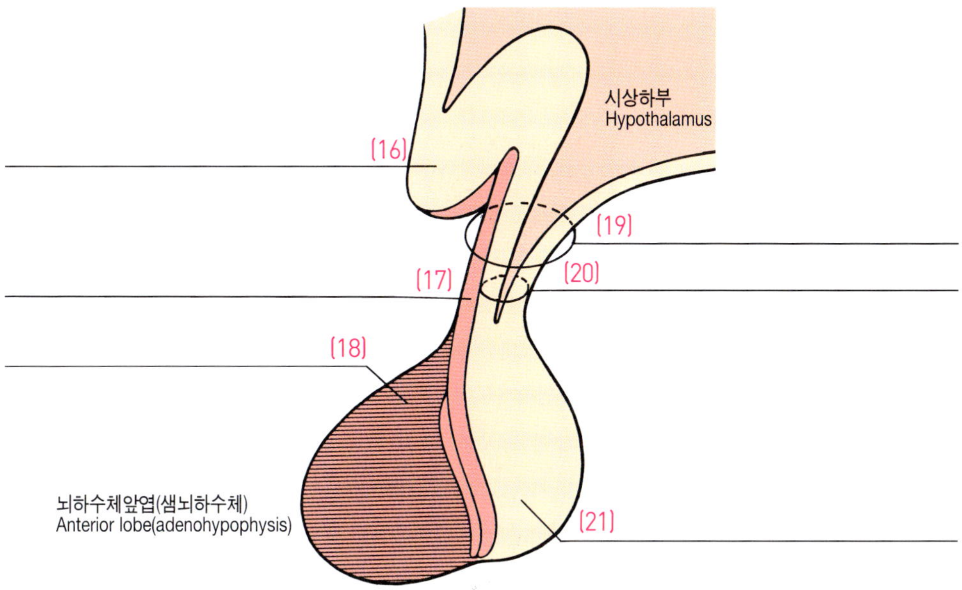

(1) 앞대뇌동맥(전대뇌동맥) Anterior cerebral artery
(2) 대뇌겉질(대뇌피질) Cerebral cortex
(3) 시각신경(시신경) Optic nerve
(4) 뇌하수체줄기(뇌하수체경) Pituitary stalk
(5) 뇌하수체앞엽 Anterior lobe of pituitary gland
(6) 나비굴(접형골동) Sphenoidal sinus
(7) 나비뼈(접형골) Sphenoid bone
(8) 셋째뇌실(제3뇌실) Third ventricle
(9) 시각신경교차 Optic chiasma
(10) 시상하부 Hypothalamus
(11) 눈돌림(동안)신경 Oculomotor nerve
(12) 도르래(활차)신경 Trochlear nerve
(13) 뇌하수체뒤엽(후엽) Posterior lobe of pituitary gland
(14) 뇌바닥(뇌저)동맥 Basilar artery
(15) 안장(터어키안) Sella turcica
(16) 시각신경교차 Optic chiasma
(17) 융기부분 Pars tuberalis
(18) 먼쪽부분 Pars distalis
(19) 뇌하수체줄기(뇌하수체경) Pituitary stalk
(20) 깔때기부분(누두부) Infundibulum
(21) 신경뇌하수체(신경하수체) Posterior lobe (neurohypophysis)

03 갑상샘(Thyroid gland)

목의 후두 바로 밑부분에 위치한다. 갑상샘의 두 엽은 5cm 길이로 각각 기관의 양쪽 바깥면에 붙어 있다.

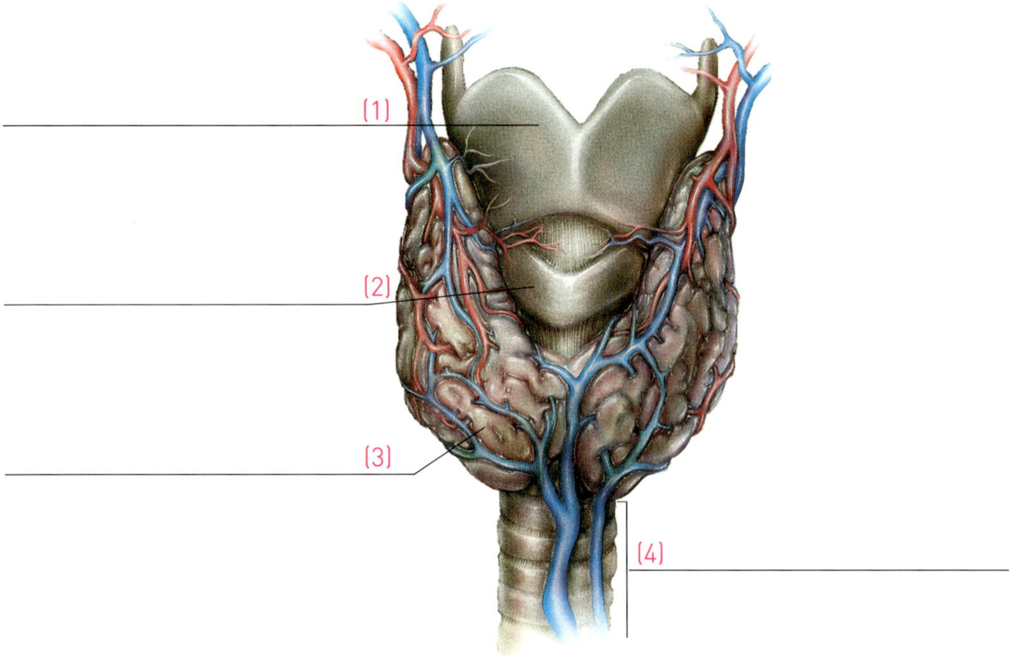

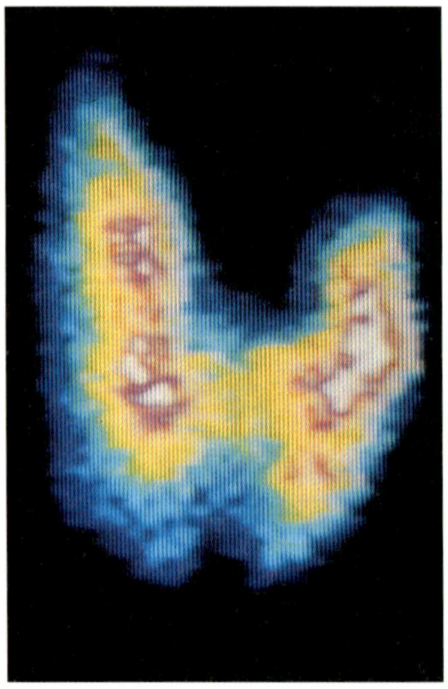

(1) 후두의 방패(갑상)연골 Thyroid cartilage of larynx
(2) 후두의 반지연골(윤상연골) Cricoid cartilage of laryx
(3) 갑상샘(갑상선) Thyroid gland
(4) 기관 Trachea

04 부갑상샘(Parathyroid gland)

갑상샘의 뒤엽에 박혀 있다. 4개의 부갑상샘이 위쪽에 한 쌍, 아래쪽에 한 쌍이 각각 위치해 있다.

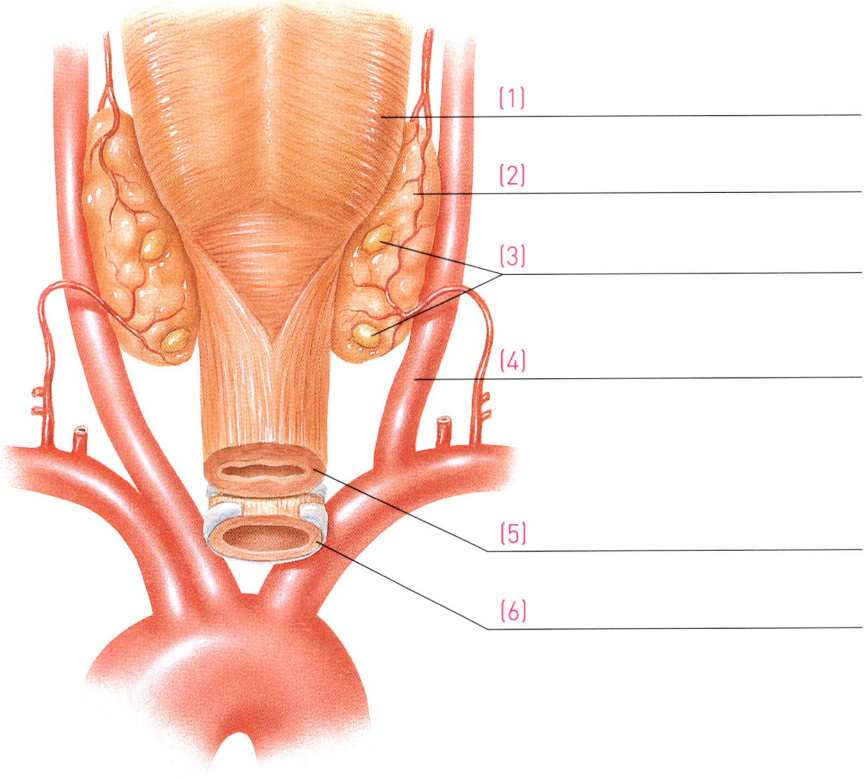

뒷면

(1) 인두 Pharynx
(2) 갑상샘(갑상선) Thyroid gland
(3) 부갑상샘(부갑상선) Parathyroid glands
(4) 왼온목동맥(좌총경동맥) Left common carotid artery
(5) 식도 Esophagus
(6) 기관 Trachea

05 이자샘(Pancreas)

이자의 내분비부분은 이자섬이라 불리는 흩어진 세포무리로 구성되어 있다. 내분비구조는 이자의 몸통과 꼬리부분에 흔하다.

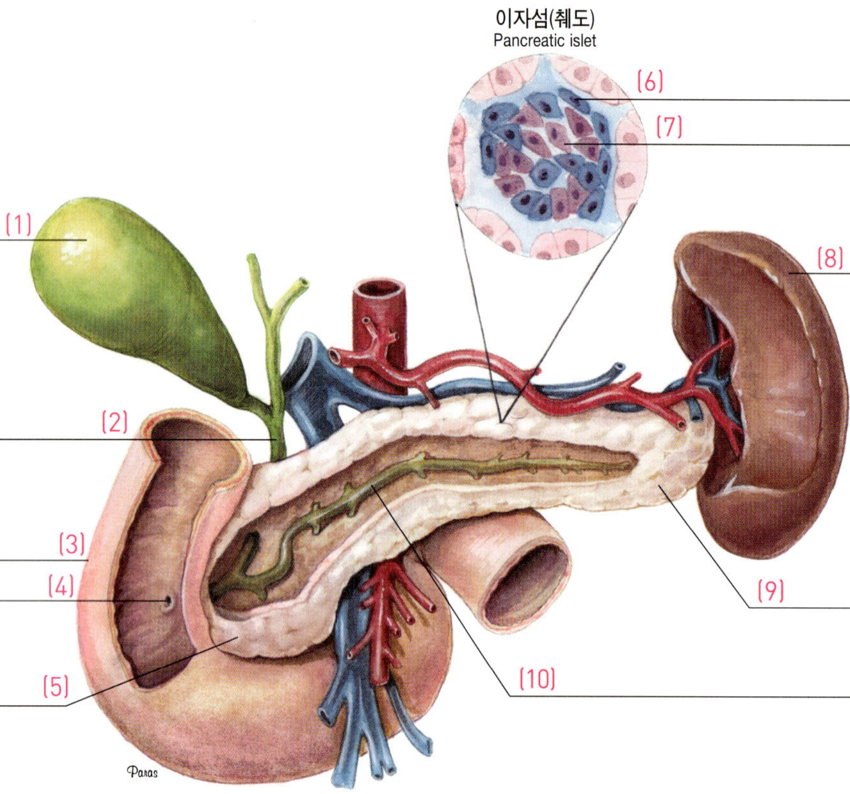

(1) 쓸개(담낭) Gallbladder
(2) 온쓸개관(총담관) Common bile duct
(3) 샘창자(십이지장) Duodenum
(4) 샘창자유두(십이지장유두) Duodenal papilla
(5) 이자의 몸체 Body of pancreas
(6) 글루카곤 생성 Alpha cell(produces glucagon)
(7) 인슐린 생성 Beta cell(produces insulin)
(8) 지라(비장) Spleen
(9) 이자꼬리(췌미) Tail of pancreas
(10) 이자관(췌관) Pancreatic duct

06 부신(Adrenal gland)

콩팥의 윗면을 덮고 있고, 콩팥과 더불어 복막 뒤에 위치하며 등 근육 사이에 있는 보호지방 패드에 박혀 있다.

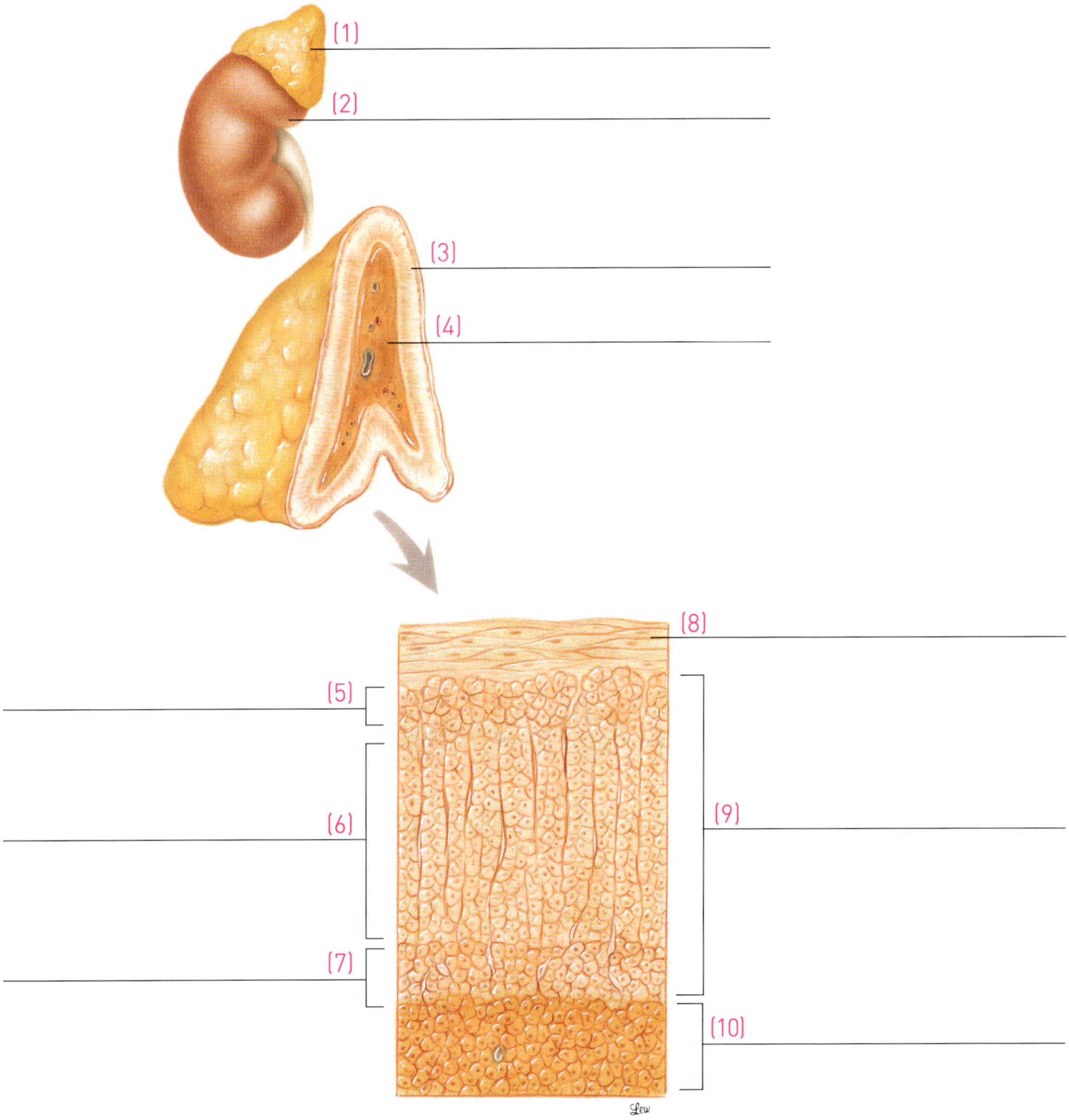

(1) 부신[콩팥위샘] Adrenal gland
(2) 콩팥(신장) Kidney
(3) 부신겉질(부신피질) Adrenal cortex
(4) 부신속질(부신수질) Adrenal medulla
(5) 토리층(사구대) Zona glomerulosa
(6) 다발층(속상대) Zona fasciculata
(7) 그물층(망상대) Zona reticularis
(8) 부신막(부신피막) Adrenal capsule
(9) 부신겉질(부신피질) Adrenal cortex
(10) 부신속질(부신수질) Adrenal medulla

07 가슴샘(Thymus)

가슴세로칸 윗부분의 대동맥앞, 복장뼈자루 뒤에 위치하며 2개의 엽으로 구성된 장기이다. 가슴샘의 크기는 개인에 따라 다양하지만 일반적으로 신생아나 유아기일 때는 비교적 크고, 사춘기를 거치면서 급속하게 작아진다.

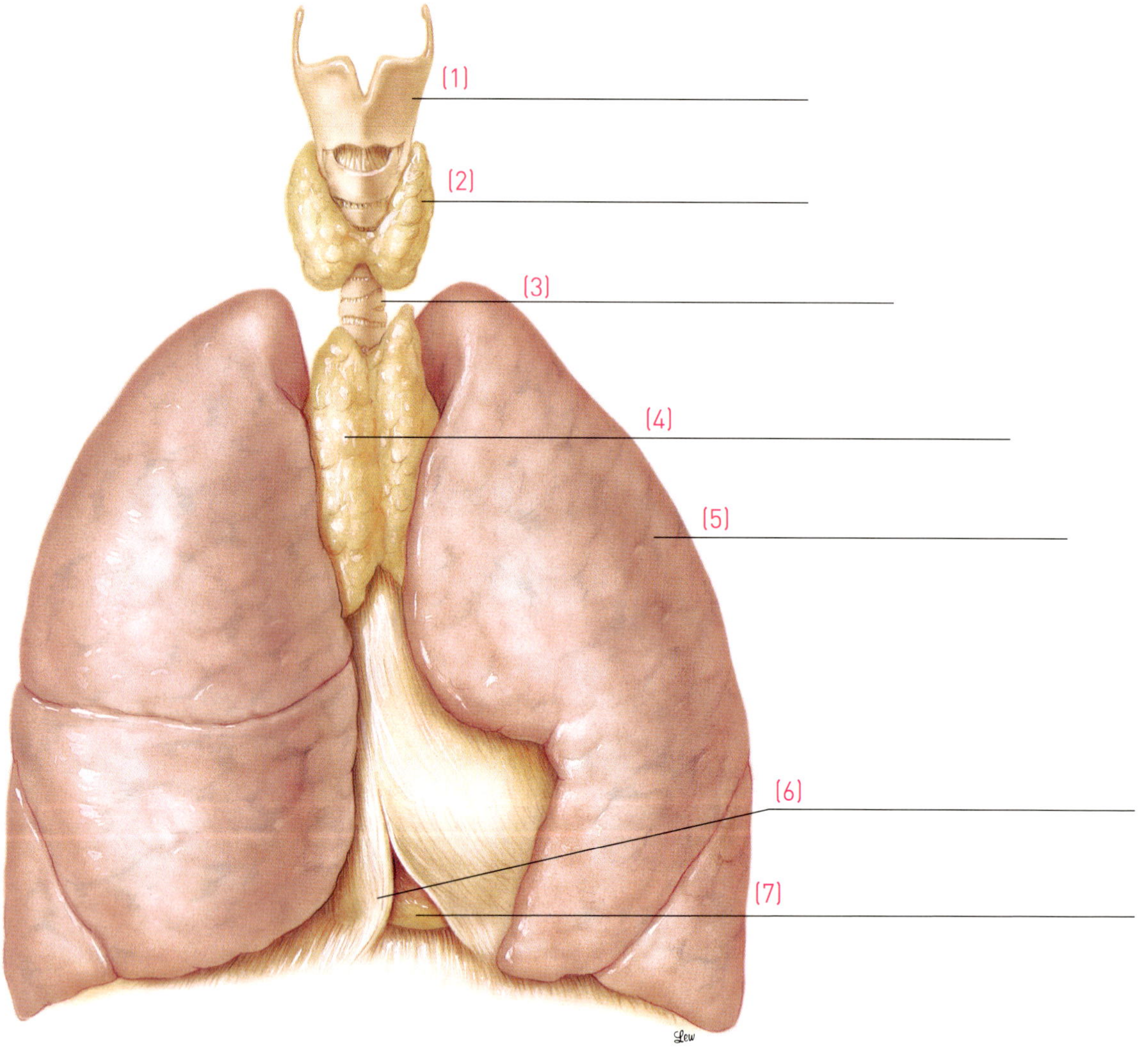

(1) 후두의 방패연골(갑상연골) Thyroid cartilage of larynx

(2) 갑상샘(갑상선) Thyroid gland

(3) 기관 Trachea

(4) 가슴샘(흉선) Thymus

(5) 왼허파(좌폐) Left lung

(6) 심장막(심막) Pericardium

(7) 심장 Heart

제9장 순환계통

Cardiovascular System

CHAPTER 09

01 심장혈관계통(Cardiovascular system)

심장혈관계통은 심장, 혈관 및 혈액으로 구성되어 있으며 허파순환(소순환)과 온몸순환(대순환)으로 구분할 수 있다.

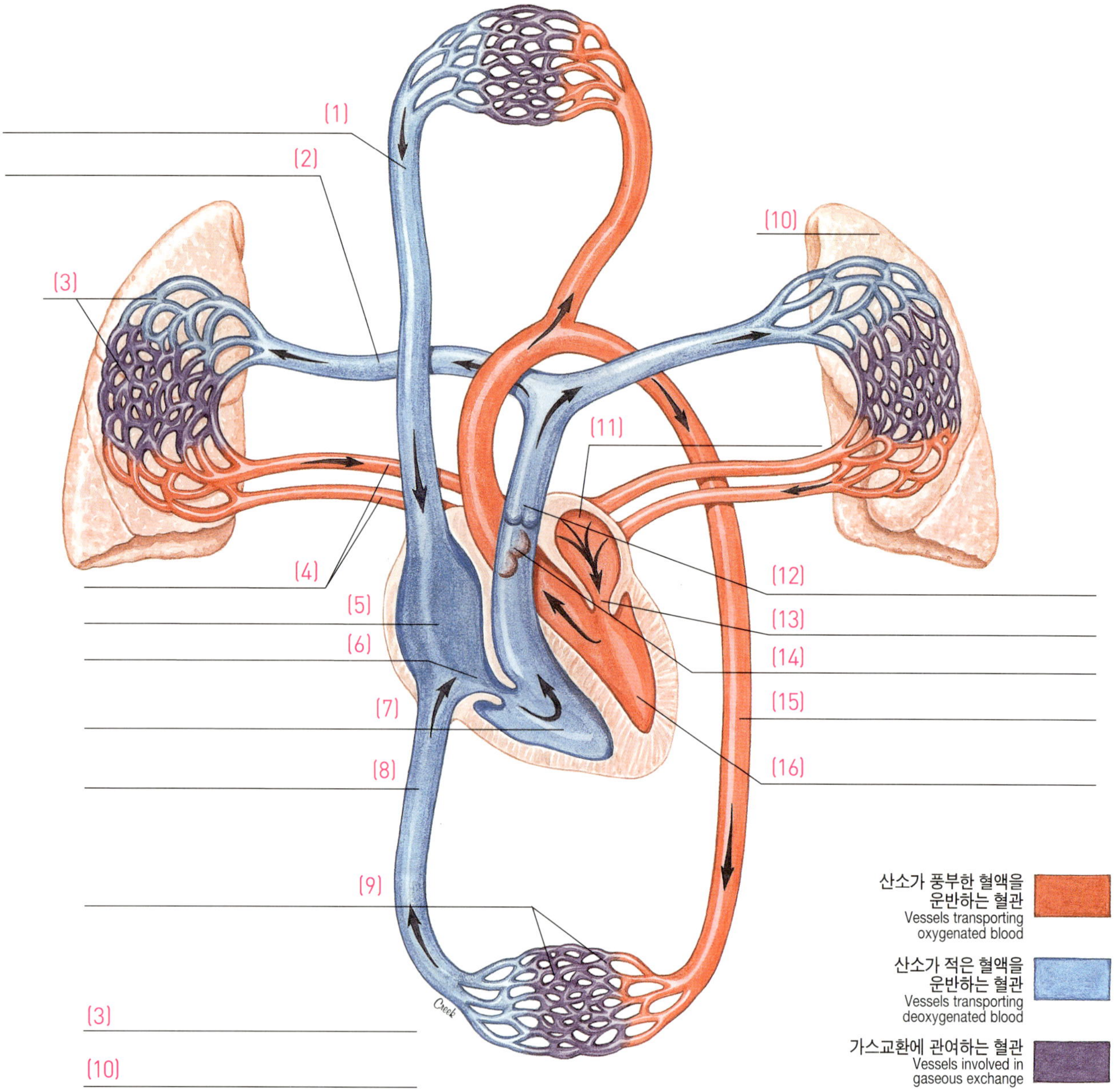

(1) 위대정맥(상대정맥) Superior vena cava
(2) 허파동맥(폐동맥) Pulmonary artery
(3) 모세혈관 Capillaries
(4) 허파정맥(폐정맥) Pulmonary veins
(5) 오른심방(우심방) Right atrium
(6) 오른방실판막(우방실판) Right atrioventricular valve
(7) 오른심실(우심실) Right ventricle
(8) 아래대정맥(하대정맥) Inferior vena cava
(9) 모세혈관 Capillaries
(10) 허파(폐) Lung
(11) 왼심방(좌심방) Left atrium
(12) 허파동맥판막(폐동맥판) Pulmonary valve
(13) 왼방실판막(좌방실판) Left atrioventricular valve
(14) 대동맥판막(대동맥판) Aortic valve
(15) 대동맥 Aorta
(16) 왼심실(좌심실) Left ventricle

02 심장(Heart)

심장은 인체의 혈관을 통해 지속적으로 혈액을 순환시키는 운반 펌프 역할을 한다. 심장은 1년에 4,200만 번 정도 수축하며 약 26만 L의 혈액을 펌프질한다.

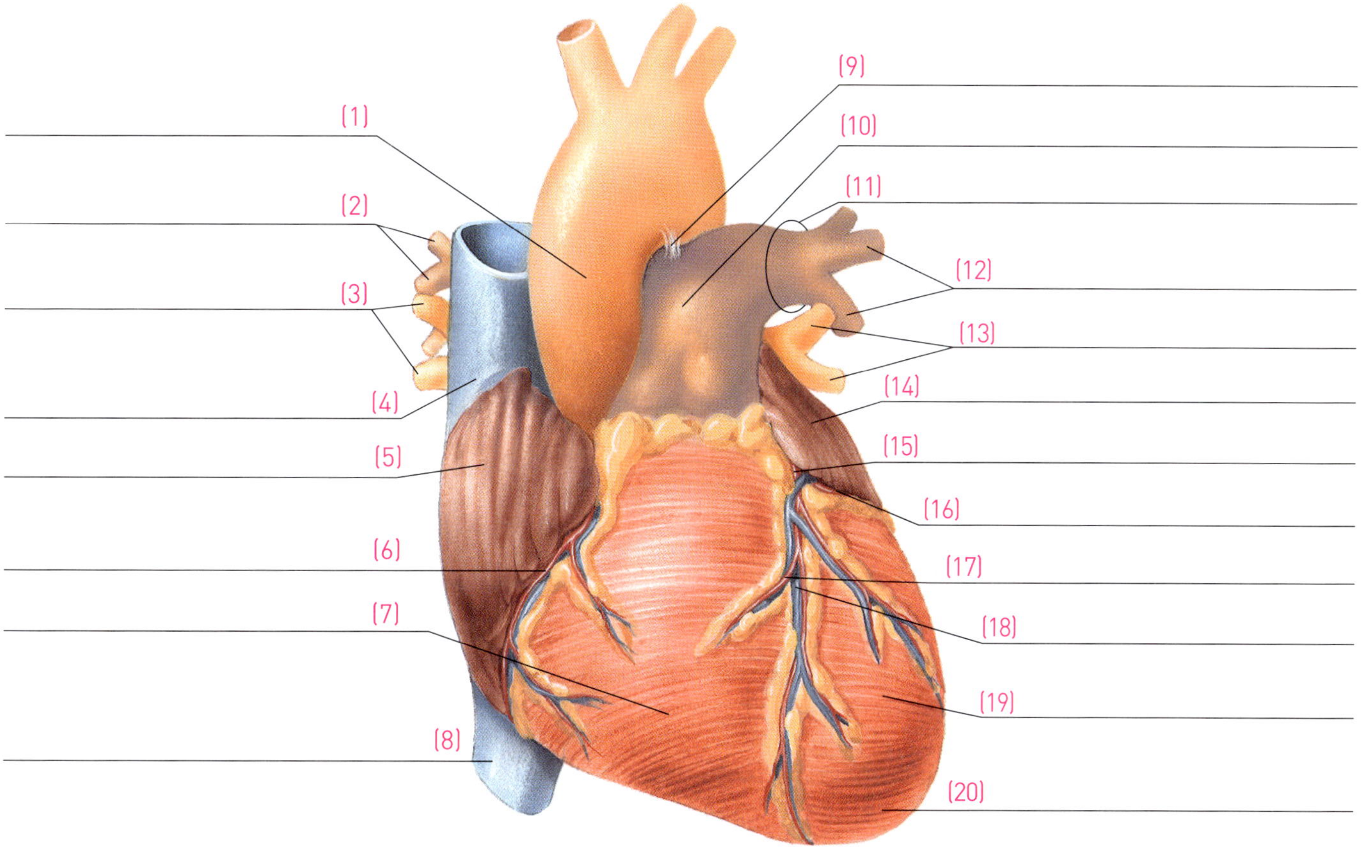

앞에서 본 모습

(1) 오름대동맥(상행대동맥) Ascending aorta
(2) 오른허파동맥의 가지(우폐동맥의 분지) Branches of right pulmonary artery
(3) 오른허파정맥의 가지(우폐정맥의 분지) Branches of right pulmonary veins
(4) 위대정맥(상대정맥) Superior vena cava
(5) 오른심방(우심방) Right atrium
(6) 오른심장동맥(우관상동맥) Right coronary artery
(7) 오른심실(우심실) Right ventricle
(8) 아래대정맥(하대정맥) Inferior vena cava
(9) 동맥관인대(동맥관삭) Ligamentum arteriosum
(10) 허파동맥(폐동맥) Pulmonary trunk
(11) 왼허파동맥(좌폐동맥) Left pulmonary artery
(12) 왼허파동맥의 가지(좌폐동맥의 분지) Branches of left pulmonary artery
(13) 왼허파정맥의 가지(좌폐정맥의 분지) Branches of left pulmonary veins
(14) 왼심방(좌심방) Left atrium
(15) 왼심장동맥(좌관상동맥) Left coronary artery
(16) 휘돌이가지(회선정맥) Circumflex branches
(17) 앞심실사이동맥(전실간동맥) Anterior interventricular artery
(18) 앞심실사이정맥(전실간정맥) Anterior interventricular vein
(19) 왼심실(좌심실) Left ventricle
(20) 심장꼭대기(심첨) Apex of heart

03 심장(Heart)

심장에 분포된 혈관은 심장동맥, 심장정맥, 대동맥, 대정맥, 허파동맥, 허파정맥으로 구분할 수 있다.

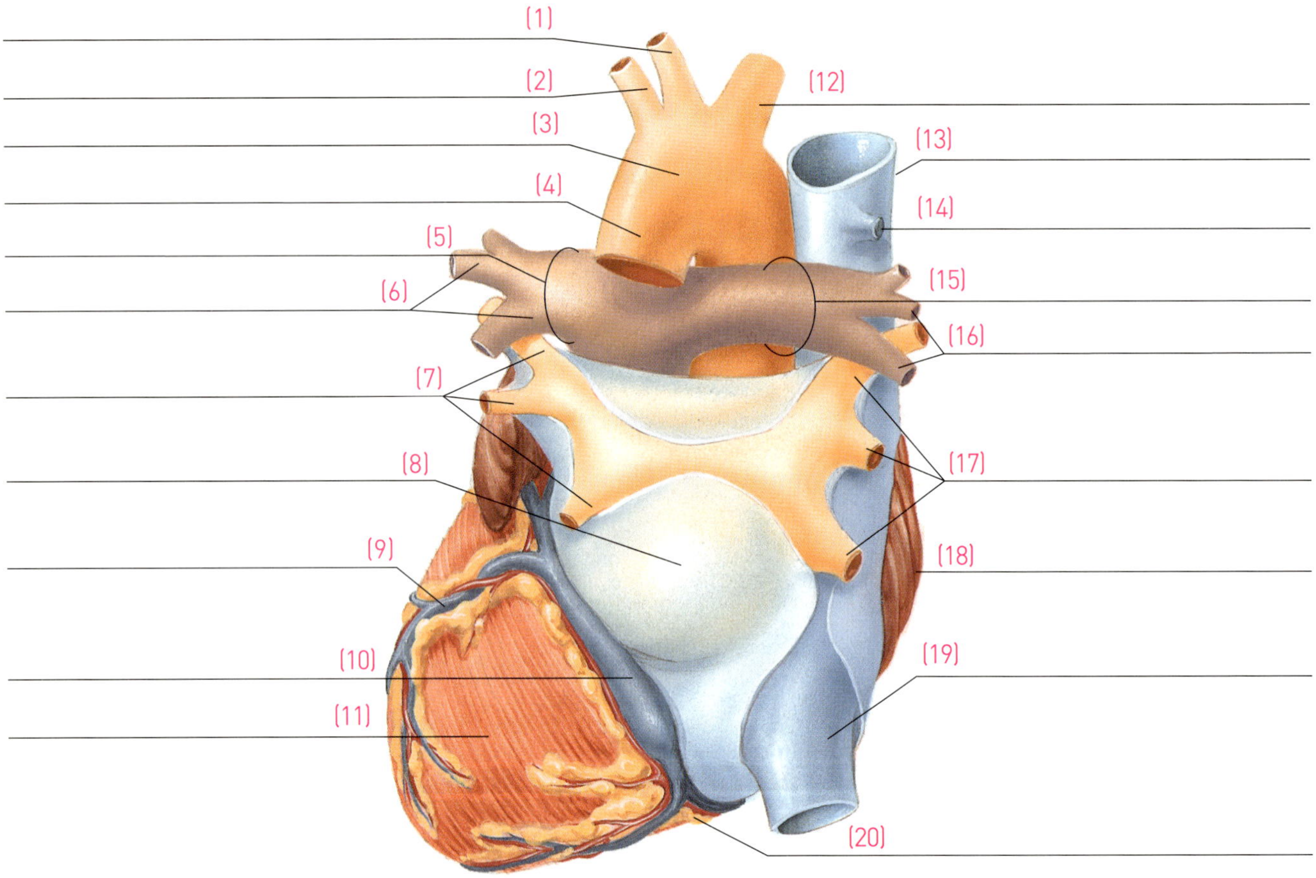

뒤에서 본 모습

(1) 왼온목동맥(좌총경동맥) Left common carotid artery
(2) 왼빗장밑동맥(좌쇄골하동맥) Left subclavian artery
(3) 대동맥활(대동맥궁) Aortic arch
(4) 내림대동맥(하행대동맥) Descending aorta
(5) 왼허파동맥(좌폐동맥) Left pulmonary artery
(6) 왼허파동맥의 가지(좌폐동맥의 분지) Branches of left pulmonary artery
(7) 왼허파정맥(좌폐정맥) Left pulmonary veins
(8) 왼심방(좌심방) Left atrium
(9) 뒤심방정맥(후심방정맥) Posterior cardiac vein
(10) 심장정맥굴(관상정맥동) Coronary sinus
(11) 왼심실(좌심실) Left ventricle
(12) 팔머리동맥(완두동맥) Brachiocephalic trunk
(13) 위대정맥(상대정맥) Superior vena cava
(14) 홀정맥(기정맥) Azygos vein
(15) 오른허파동맥(우폐동맥) Right pulmonary artery
(16) 오른허파동맥의 가지(우폐동맥의 분지) Branches of right pulmonary artery
(17) 오른허파정맥(우폐정맥) Right pulmonary veins
(18) 오른심방(우심방) Right atrium
(19) 아래대정맥(하대정맥) Inferior vena cava
(20) 오른심실(우심실) Right ventricle

04 심장의 내부구조(Inner structure of heart)

심장의 내부는 4개의 방으로 나뉘고, 혈액은 심방의 수축과 동시에 심실로 내보내진다. 심방의 벽은 격자처럼 생긴 빗살근육에 의해 보강되어 있다.

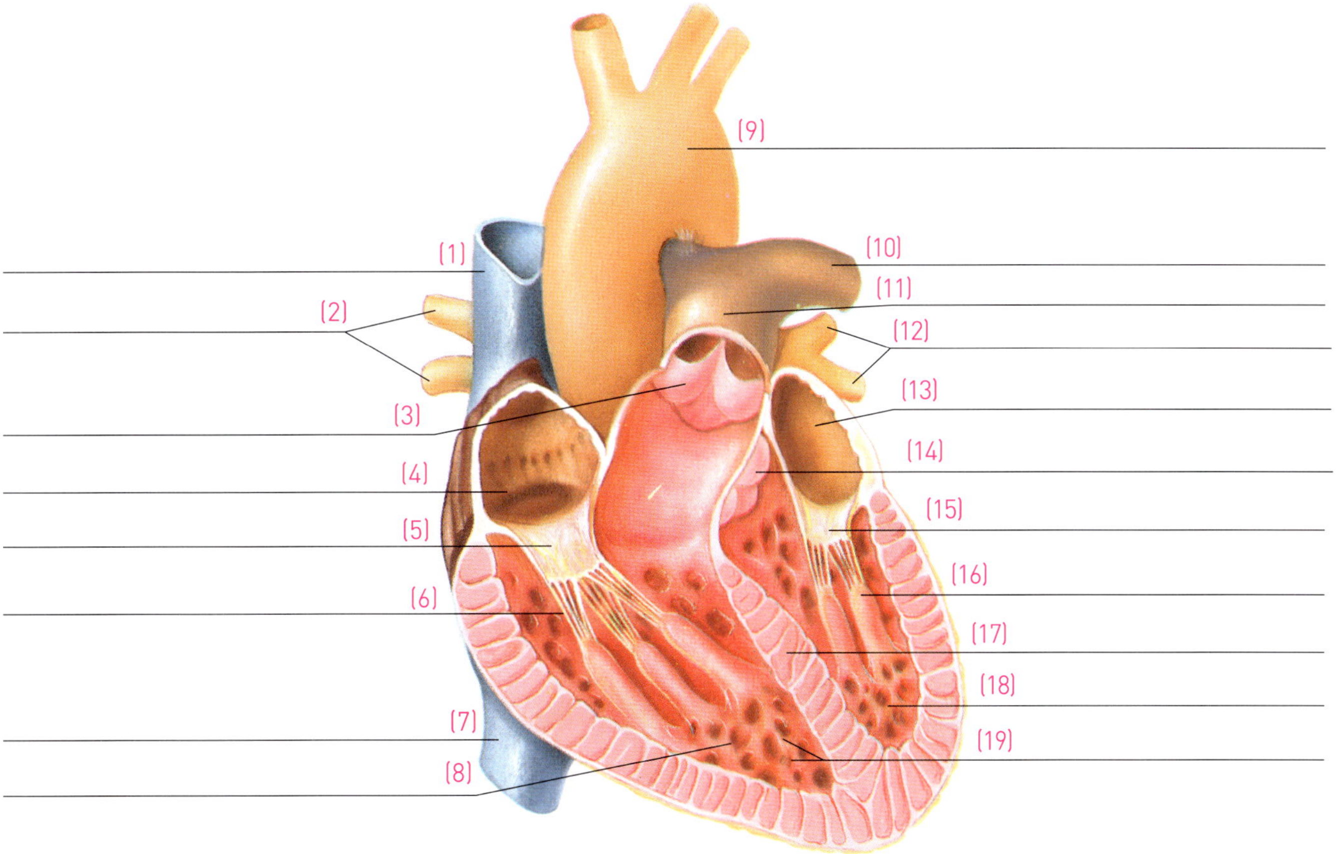

안에서 본 모습

(1) 위대정맥(상대정맥) Superior vena cava
(2) 오른허파정맥(우폐정맥) Right pulmonary veins
(3) 허파동맥판막(폐동맥판) Pulmonary valve
(4) 오른심방(우심방) Right atrium
(5) 오른방실판막(우방실판) Right atrioventricular valve
(6) 힘줄끈(건삭) Chordae tendineae
(7) 아래대정맥(하대정맥) Inferior vena cava
(8) 오른심실(우심실) Right ventricle
(9) 대동맥활(대동맥궁) Aortic arch
(10) 왼허파동맥(좌폐동맥) Left pulmonary artery
(11) 허파동맥(폐동맥) Pulmonary trunk
(12) 왼허파정맥(좌폐정맥) Left pulmonary veins
(13) 왼심방(좌심방) Left atrium
(14) 대동맥판막(대동맥판) Aortic valve
(15) 왼방실판막(좌방실판) Left atrioventricular valve
(16) 꼭지근(유두근) Papillary muscle
(17) 심실사이막(심실중격) Interventricular septum
(18) 왼심실(좌심실) Left ventricle
(19) 근육기둥(육주) Trabeculae carneae

05 심장판막(Cardial valve)

심방과 심실 사이에는 첨판막이, 심실과 혈관 사이에는 반달판막이 위치해 있다.

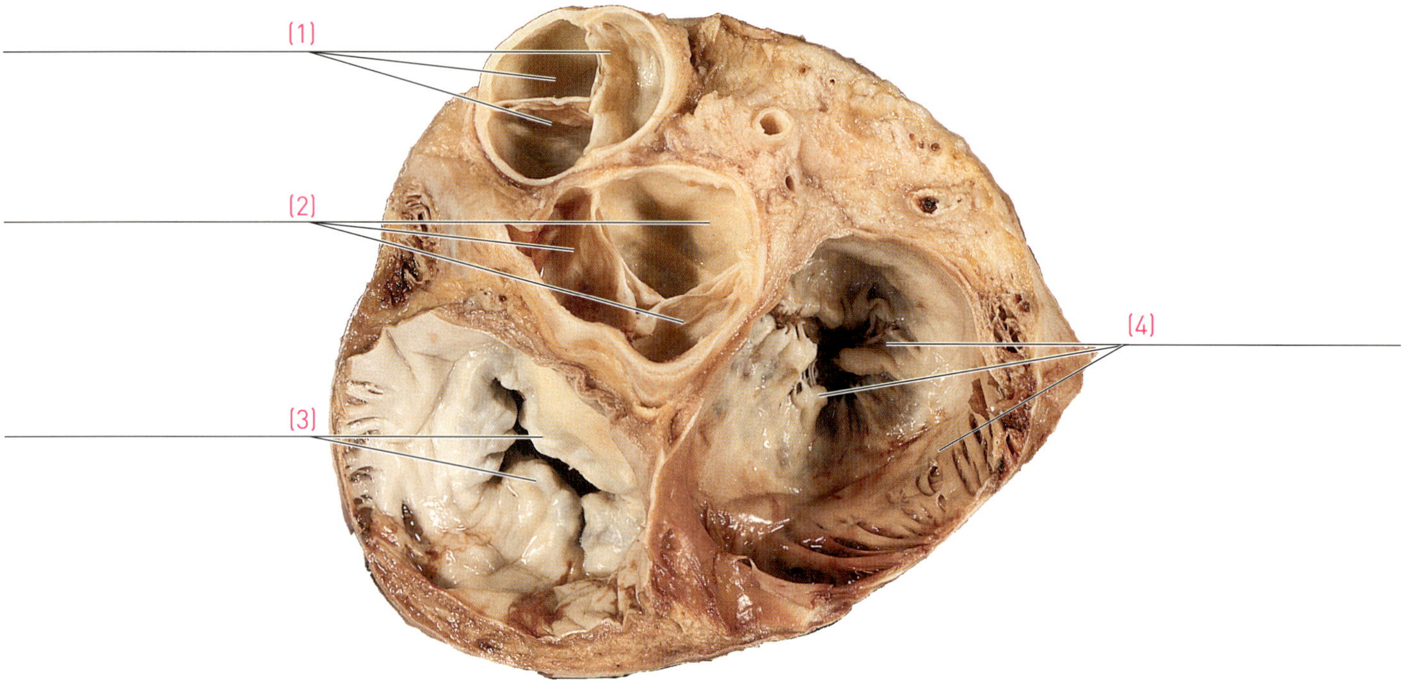

위에서 본 모습

(1) 허파동맥판막(폐동맥판) Pulmonary valve
(2) 대동맥판막(대동맥판) Aortic valve
(3) 왼방실판막(좌방실판) Left AV valve
(4) 오른방실판막(우방실판) Right AV valve

06 주요 동맥(Artery)

신체의 주요 동맥은 부위에 따라 큰 것과 작은 것이 분포해 있다. 대동맥은 주요한 몸순환동맥으로 모든 일차적인 동맥들이 여기서 시작된다.

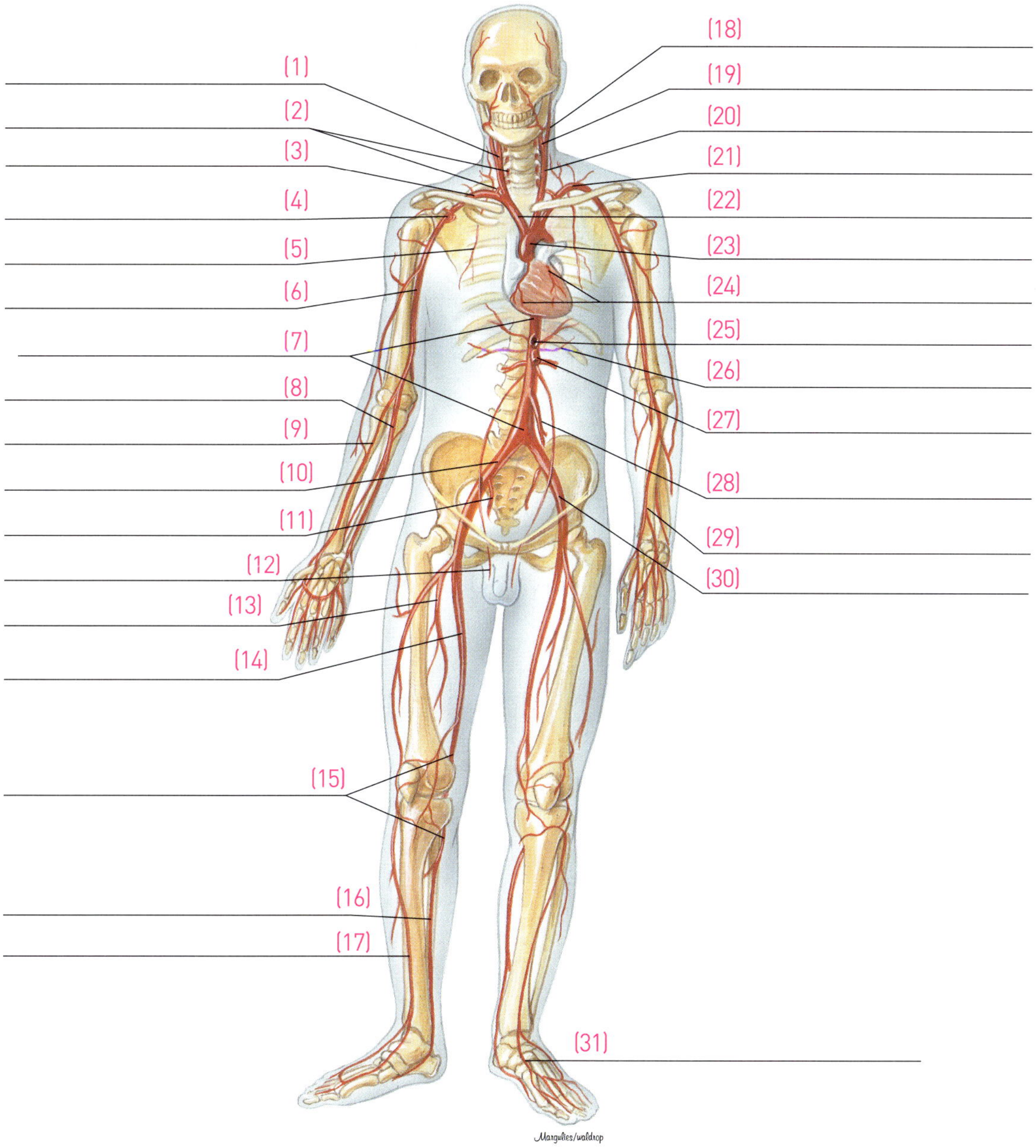

(1) 목동맥팽대(경동맥동) Carotid sinus
(2) 오른척추동맥(우추골동맥) Rt. vertebral a.
(3) 오른빗장밑동맥(우쇄골하동맥) Rt. subclavian a.
(4) 겨드랑동맥(액와동맥) Axillary a.
(5) 속가슴동맥(내흉동맥) Internal thoracic a.
(6) 위팔동맥(상완동맥) Brachial a.
(7) 대동맥의 내림부분(대동맥의 하행부) Descending portion of aorta
(8) 자동맥(척골동맥) Ulnar a.
(9) 노동맥(요골동맥) Radial a.
(10) 온엉덩동맥(총장골동맥) Common iliac a.
(11) 속엉덩동맥(내장골동맥) Internal iliac a.
(12) 고환동맥 Testicular a.
(13) 깊은넙다리동맥(심대퇴골동맥) Deep femoral a.
(14) 넙다리동맥(대퇴동맥) Femoral a.
(15) 오금동맥(슬와동맥) Popliteal a.
(16) 뒤정강동맥(후경골동맥) Posterior tibial a.
(17) 앞정강동맥(전경골동맥) Anterior tibial a.
(18) 바깥목동맥(외경동맥) External carotid a.
(19) 속목동맥(내경동맥) Internal carotid a.
(20) 왼온목동맥(좌총경동맥) Lt. common iliac a.
(21) 왼빗장밑동맥(좌쇄골하동맥) Lt. subclavian a.
(22) 팔머리동맥(완두동맥) Brachiocephalic trunk
(23) 대동맥활(대동맥궁) Aortic arch
(24) 심장동맥(관상동맥) Coronary aa.
(25) 복강동맥 Celiac trunk
(26) 갈비사이동맥(늑간동맥) Intercostal a.
(27) 위창자간막동맥(상장간막동맥) Superior mesenteric a.
(28) 아래창자간막동맥(하장간막동맥) inferior mesenteric a.
(29) 노동맥(요골동맥) Radial a.
(30) 바깥엉덩동맥(외장골동맥) External iliac a.
(31) 발등동맥(족배동맥) Dorsal pedal a.

07 대동맥활, 위대정맥, 허파동맥 (Aortic arch, superior vena cava and pulmonary artery)

심장의 위쪽 부분에 위치한 주요 주요 혈관으로 대동맥과 대정맥, 허파동 · 정맥이 위치해 있다.

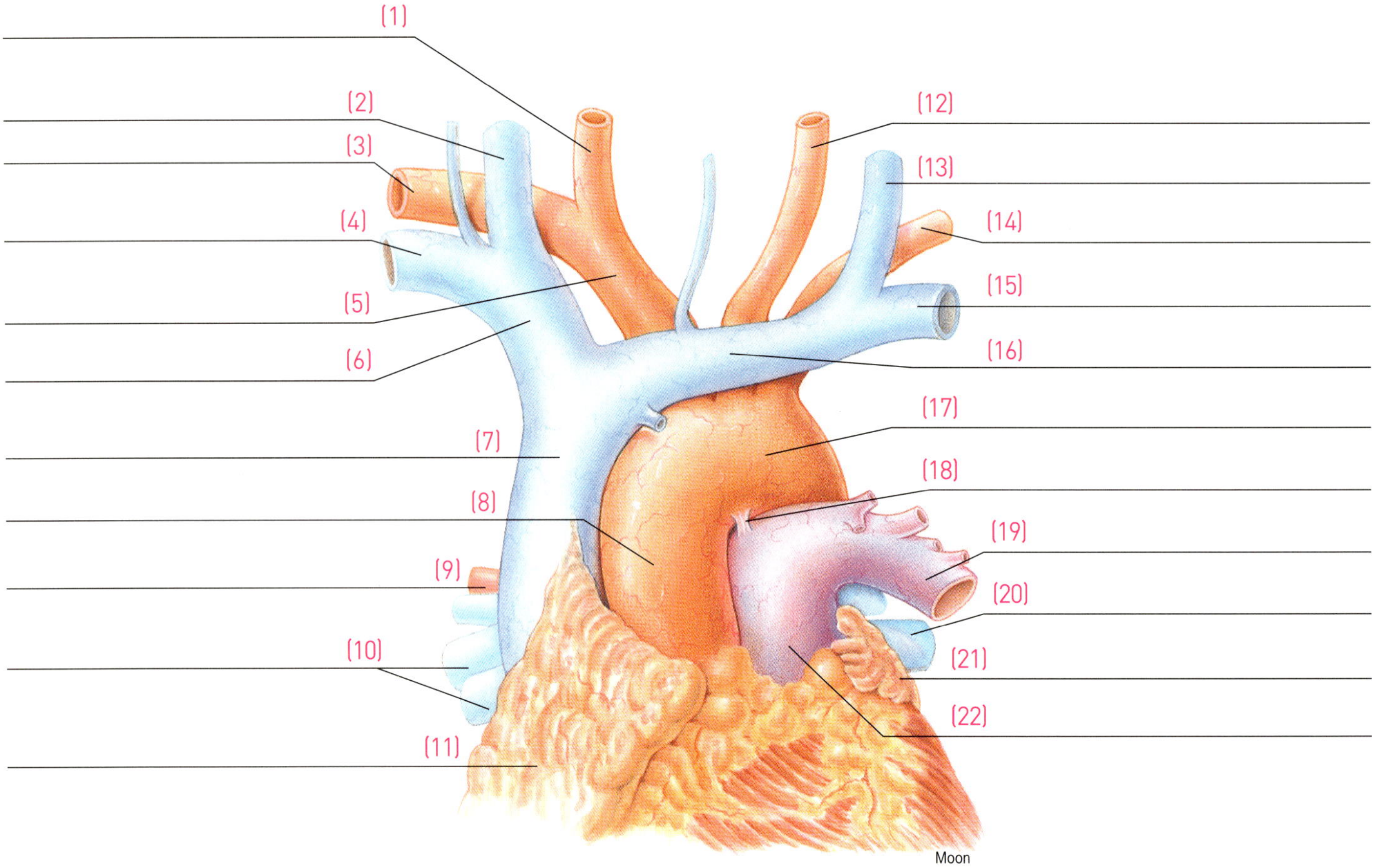

(1) 오른온목동맥(우총경동맥) Right common carotid a.
(2) 오른속목정맥(우내경정맥) Right internal jugular v.
(3) 오른빗장밑정맥(우쇄골하정맥) Right subclavian v.
(4) 오른빗장밑동맥(우쇄골하동맥) Right subclavian a.
(5) 팔머리동맥(완두동맥) Brachiocephalic trunk
(6) 오른팔머리정맥(우완두정맥) Right brachiocephalic v.
(7) 위대정맥(상대정맥) Superior vena cava
(8) 오름대동맥(상행대동맥) Ascending aorta
(9) 오른허파동맥(우폐동맥) Right pulmonary a.
(10) 오른허파정맥(우폐정맥) Right pulmonary vv.
(11) 오른심방귀(우심이) Right auricle
(12) 왼온목동맥(좌총경동맥) Left common carotid a.
(13) 왼속목정맥(좌내경정맥) Left internal jugular v.
(14) 왼빗장밑정맥(좌쇄골하정맥) Left subclavian v.
(15) 왼빗장밑동맥(좌쇄골하동맥) Left subclavian a.
(16) 왼팔머리정맥(좌완두정맥) Left brachiocephalic v.
(17) 대동맥활(대동맥궁) Aortic arch
(18) 동맥관인대(동맥관삭) Ligamentum arteriosum
(19) 왼허파동맥(좌폐동맥) Left pulmonary a.
(20) 왼허파정맥(좌폐정맥) Left pulmonary v.
(21) 왼심방귀(좌심이) Left auricle
(22) 허파동맥(폐동맥) Pulmonary trunk

08 목동맥(Carotid artery)

목동맥은 기관의 바깥쪽을 따라 목에서 위쪽으로 주행한다. 온목동맥은 속목동맥과 바깥목동맥으로 분지하여 뇌와 얼굴로 향한다.

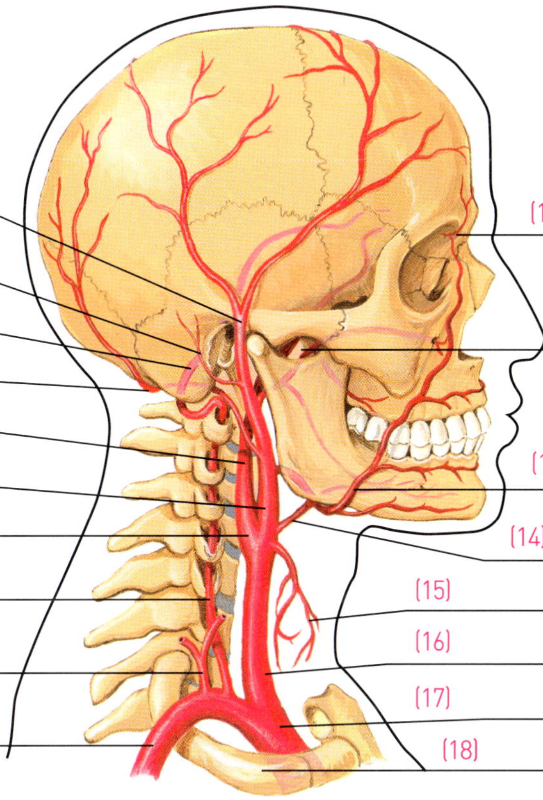

(1) 얕은관자동맥(천측두동맥) Superficial temporal a.
(2) 뒤귓바퀴동맥(후이개동맥) Posterior auricular a.
(3) 뇌바닥동맥(기저동맥) Basilar a.
(4) 뒤통수동맥(후두동맥) Occipital a.
(5) 속목동맥(내경동맥) Internal carotid a.
(6) 바깥목동맥(외경동맥) External carotid a.
(7) 목동맥팽대(경동맥동) Carotid sinus
(8) 척추동맥(추골동맥) Vertebral a.
(9) 갑상목동맥(갑상경동맥) Thyrocervical trunk
(10) 오른빗장밑동맥(우쇄골하동맥) Right subclavian a.
(11) 눈동맥(안동맥) Ophthalmic a.
(12) 위턱동맥(상악동맥) Maxillary a.
(13) 얼굴동맥(안면동맥) Facial a.
(14) 혀동맥(설동맥) Lingual a.
(15) 위갑상동맥(상갑상동맥) Superior thyroid a.
(16) 오른온목동맥(우총경동맥) Right common carotid a.
(17) 팔머리동맥(완두동맥) Brachiocephalic trunk
(18) 첫째갈비뼈(제1늑골) First rib

09 대뇌동맥고리(Circle of Willis)

뇌는 4개의 혈관을 통해서 혈액을 공급받는다. 이 혈관들은 뇌하수체를 둘러싸고 있으며 뇌의 아랫면에서 서로 연결된다. 이 4개의 혈관은 한 쌍의 속목동맥과 척추동맥이다.

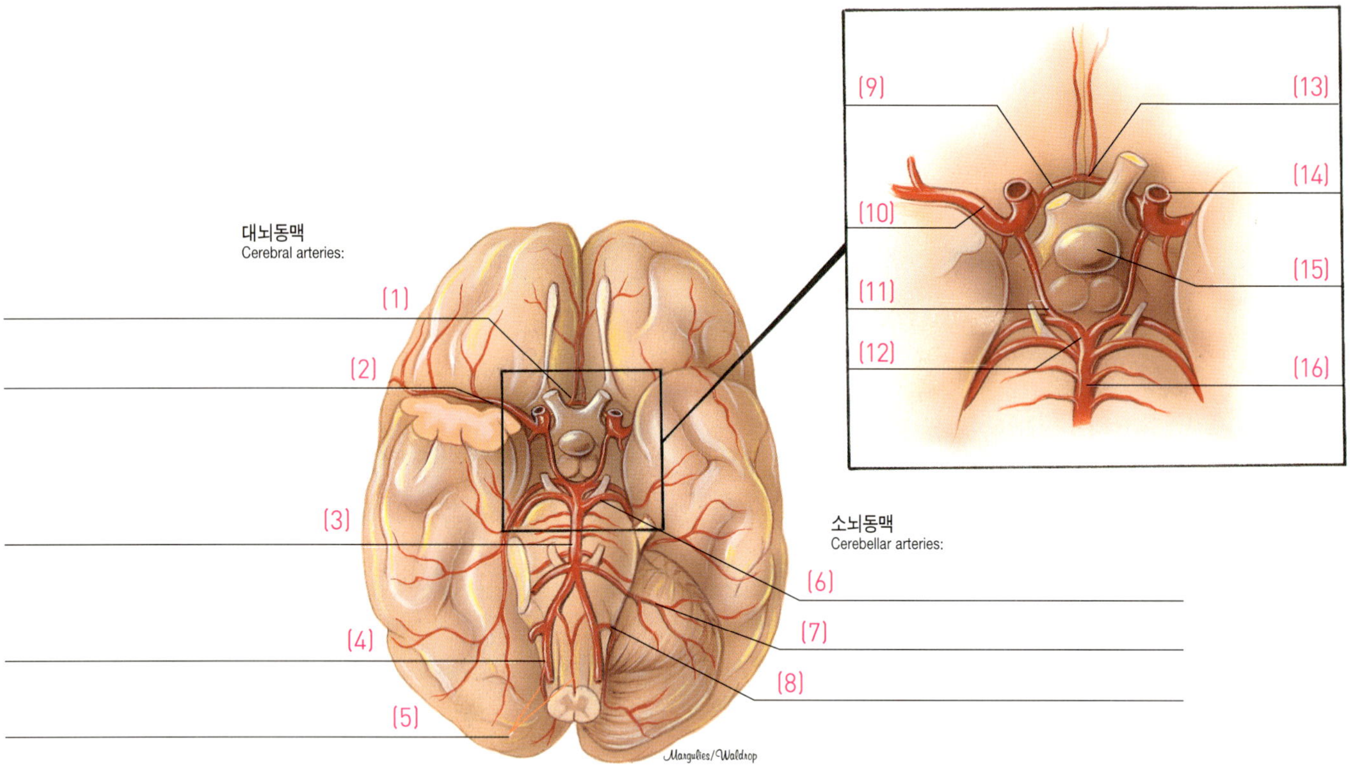

(9) ____________________ ____________________ (13)

(10) ____________________ ____________________ (14)

(11) ____________________ ____________________ (15)

(12) ____________________ ____________________ (16)

---

(1) 앞대뇌동맥(전대뇌동맥) Anterior

(2) 중간대뇌동맥(중대뇌동맥) middle

(3) 뇌바닥동맥(기저동맥) Basilar a.

(4) 척추동맥(추골동맥) Vertebral a.

(5) 척수동맥 Spinal aa.

(6) 위소뇌동맥(상소뇌동맥) Superior

(7) 앞아래소뇌동맥(전하소뇌동맥) Anterior inferior

(8) 뒤아래소뇌동맥(후하소뇌동맥) Posterior inferior

(9) 앞대뇌동맥(전대뇌동맥) Anterior cerebral a.

(10) 중간대뇌동맥(중대뇌동맥) Middle cerebral a.

(11) 뒤교통동맥(후교통동맥) Posterior communicating a.

(12) 뒤대뇌동맥(후대뇌동맥) Posterior cerebral a.

(13) 앞교통동맥(전교통동맥) Anterior communicating a.

(14) 속목동맥(내경동맥) Internal carotid a.

(15) 뇌하수체 Pituitary gland

(16) 뇌바닥동맥(기저동맥) Basiler a.

10 팔의 동맥(Upper extremity artery)

빗장밑동맥은 빗장뼈의 깊은층에서 바깥쪽으로 지나가며 위팔에 혈액을 공급한다.

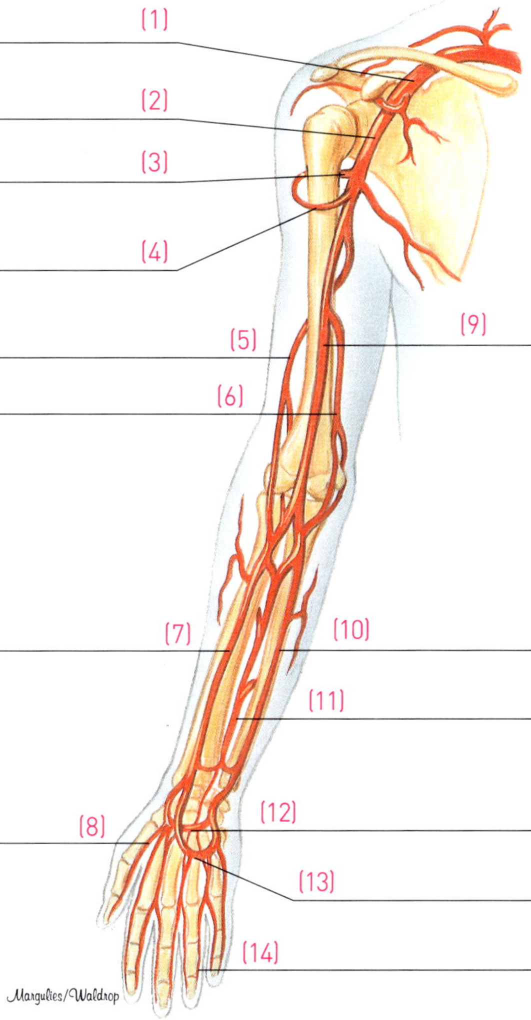

(1) 빗장밑동맥(쇄골하동맥) Subclavian a.
(2) 겨드랑동맥(액와동맥) Axillary a.
(3) 뒤위팔휘돌이동맥(후상완회선동맥) Posterior circumflex humeral a.
(4) 앞위팔휘돌이동맥(전상완회선동맥) Anterior circumflex humeral a.
(5) 깊은위팔동맥(심상완동맥) Deep brachial a.
(6) 자쪽되돌이동맥(척측반회동맥) Ulnar recurrent a.
(7) 노동맥(요골동맥) Radial a.
(8) 으뜸엄지동맥(모지주동맥) Principal artery of thumb
(9) 위팔동맥(상완동맥) Brachial a.
(10) 자동맥(척골동맥) Ulnar a.
(11) 앞뼈사이동맥(전골간동맥) Anterior interosseous a.
(12) 깊은손바닥동맥활(심장동맥궁) Deep palmar arch a.
(13) 얕은손바닥동맥활(천장동맥궁) Superficial palmar arch a.
(14) 손가락동맥(지동맥) Digital a.

11 배대동맥(Abdominal aorta)

가로막과 넷째허리뼈 사이에 있는 대동맥의 분절이다. 배대동맥에서 분지하는 혈관은 아래가로막동맥, 복강동맥, 위창자간막동맥, 콩팥동맥, 부신동맥, 생식샘동맥, 아래창자간막동맥 등이 있다.

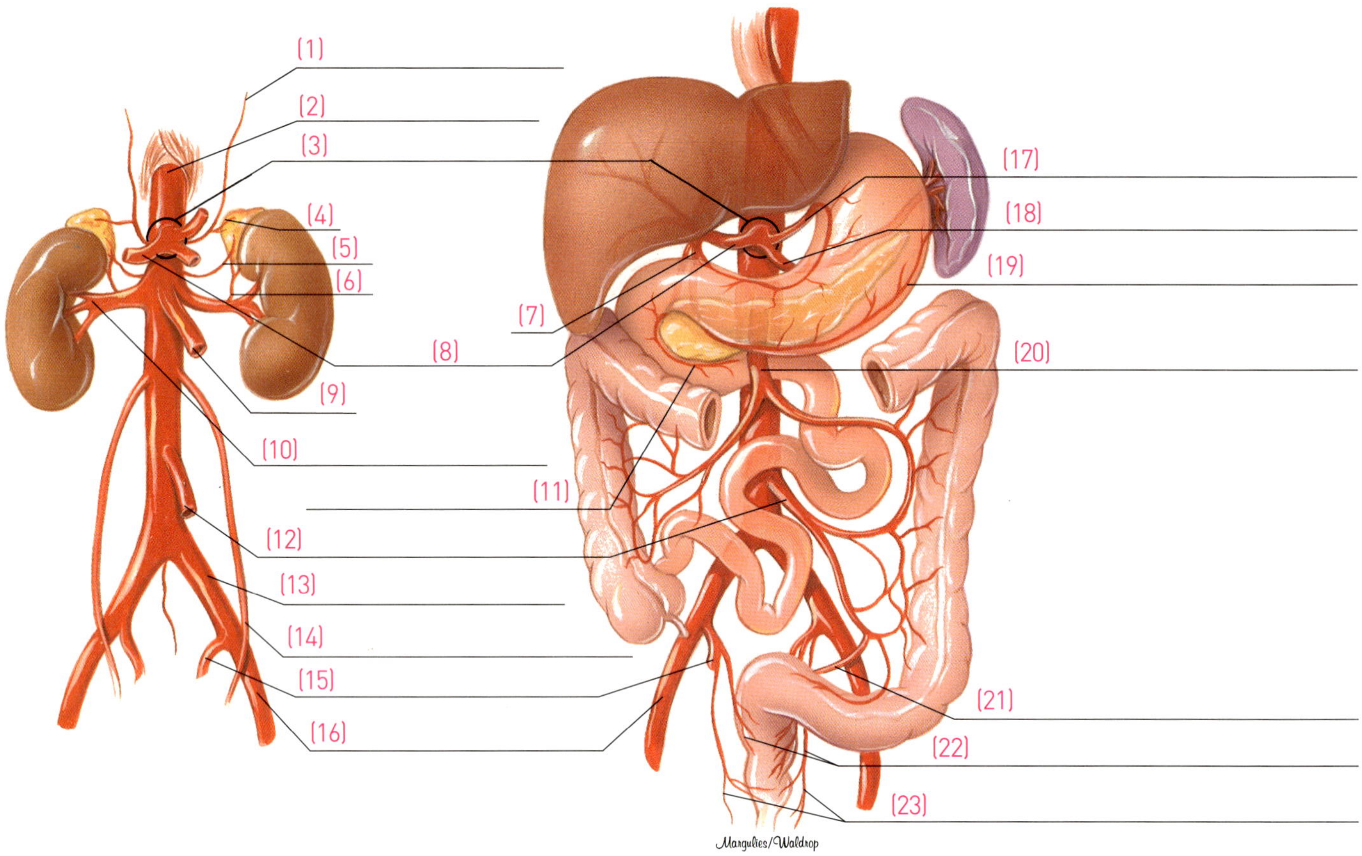

(4) ______________________ (7) ______________________

(5) ______________________ (8) ______________________

(6) ______________________ (9) ______________________

---

(1) 아래가로막동맥(하횡격동맥) Inferior phrenic a.
(2) 대동맥 Aorta
(3) 복강동맥 Celiac trunk
(4) 위부신동맥 Superior suprarenal a.
(5) 중간부신동맥 Middle suprarenal a.
(6) 아래부신동맥 Inferior suprarenal a.
(7) 오른위동맥 Rt. gastric a.
(8) 온간동맥 Common hepatic a.
(9) 위창자간막동맥(상장간막동맥) Superior mesenteric a.
(10) 오른콩팥동맥(우신동맥) Rt. renal a.
(11) 이자샘창자동맥(췌십이지장동맥) Pancreatoduodenal a.
(12) 아래창자간막동맥(하장간막동맥) Inferior mesenteric a.
(13) 왼온엉덩동맥(좌총장골내장골동맥) Lt. common iliac a.
(14) 생식샘동맥(성선동맥) Gonadal a.
(15) 속엉덩동맥(내장골동맥) Internal iliac a.
(16) 바깥엉덩동맥(외장골동맥) External iliac a.
(17) 왼위동맥(좌위동맥) Lt. gastric a.
(18) 지라동맥(비장동맥) Splenic a.
(19) 왼위그물막동맥(좌위대망동맥) Lt. gastroepiploic a.
(20) 위창자간막동맥(상장간막동맥) Superior mesenteric a.
(21) 위곧창자동맥(상직장동맥) Superior rectal a.
(22) 중간곧창자동맥(중직장동맥) Middle rectal a.
(23) 아래곧창자동맥(하직장동맥) Inferior rectal a.

12 골반부위 동맥(Artery of pelvic region)

배대동맥은 골반 뒤쪽부분에서 끝나 오른·왼온엉덩동맥으로 나누어진다. 이 혈관을 곧 속·바깥엉덩동맥으로 분지된다.

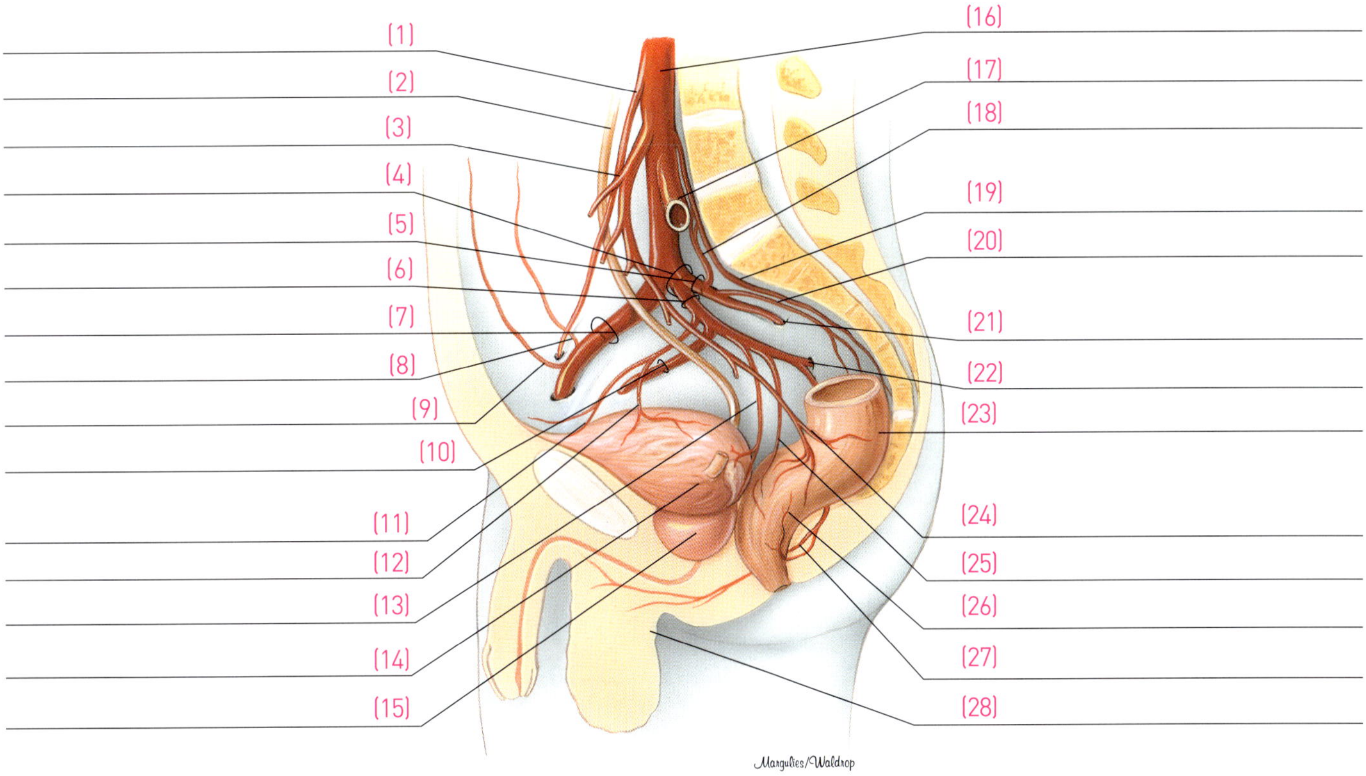

(1) 고환동맥 Testicular a.
(2) 요관 Ureter
(3) 아래창자간막동맥(하장간막동맥) Inferior mesenteric a.
(4) 속엉덩동맥(내장골동맥) Internal iliac a.
(5) 뒤가지(후지) Posterior trunk
(6) 앞가지(전지) Anterior trunk
(7) 바깥엉덩동맥(외장골동맥) External iliac a.
(8) 깊은엉덩휘돌이동맥(심장골회선동맥) Deep iliac circumflex a.
(9) 아래배벽동맥(하복벽동맥) Inferior epigastric a.
(10) 폐쇄동맥 Obturator a.
(11) 위방광동맥 Superior vesicular a.
(12) 중간방광동맥 Middle vesicular a.
(13) 아래방광동맥 Inferior vesicular a.
(14) 방광 Urinary bladder
(15) 전립샘(전립선) Prostate
(16) 배대동맥(복대동맥) Abdominal portion of aorta
(17) 왼온엉덩동맥(좌총장골동맥) Lt. common iliac a.
(18) 엉덩허리동맥(장요동맥) Iliolumbar a.
(19) 중간엉치동맥(중천골동맥) Middle sacral a.
(20) 가쪽엉치동맥(외측천골동맥) Lateral sacral a.
(21) 위볼기동맥(상둔근동맥) Superior gluteal a.
(22) 아래볼기동맥(하둔근동맥) Inferior gluteal a.
(23) 구불창자(S상결장) Sigmoid colon
(24) 위곧창자동맥(상직장동맥) Superior rectal a.
(25) 중간곧창자동맥(중직장동맥) Middle rectal a.
(26) 아래곧창자동맥(하직장동맥) Inferior rectal a.
(27) 속음부동맥(내음부동맥) Internal pudendal a.
(28) 음낭 Scrotum

13 다리의 동맥(Artery of lower extremity)

바깥엉덩동맥은 샅인대의 깊은층에서 골반안을 빠져나와 넙다리동맥이 된다. 샅 주위의 분지 혈관으로 아래배벽동맥, 깊은엉덩휘돌이동맥 등이 있다.

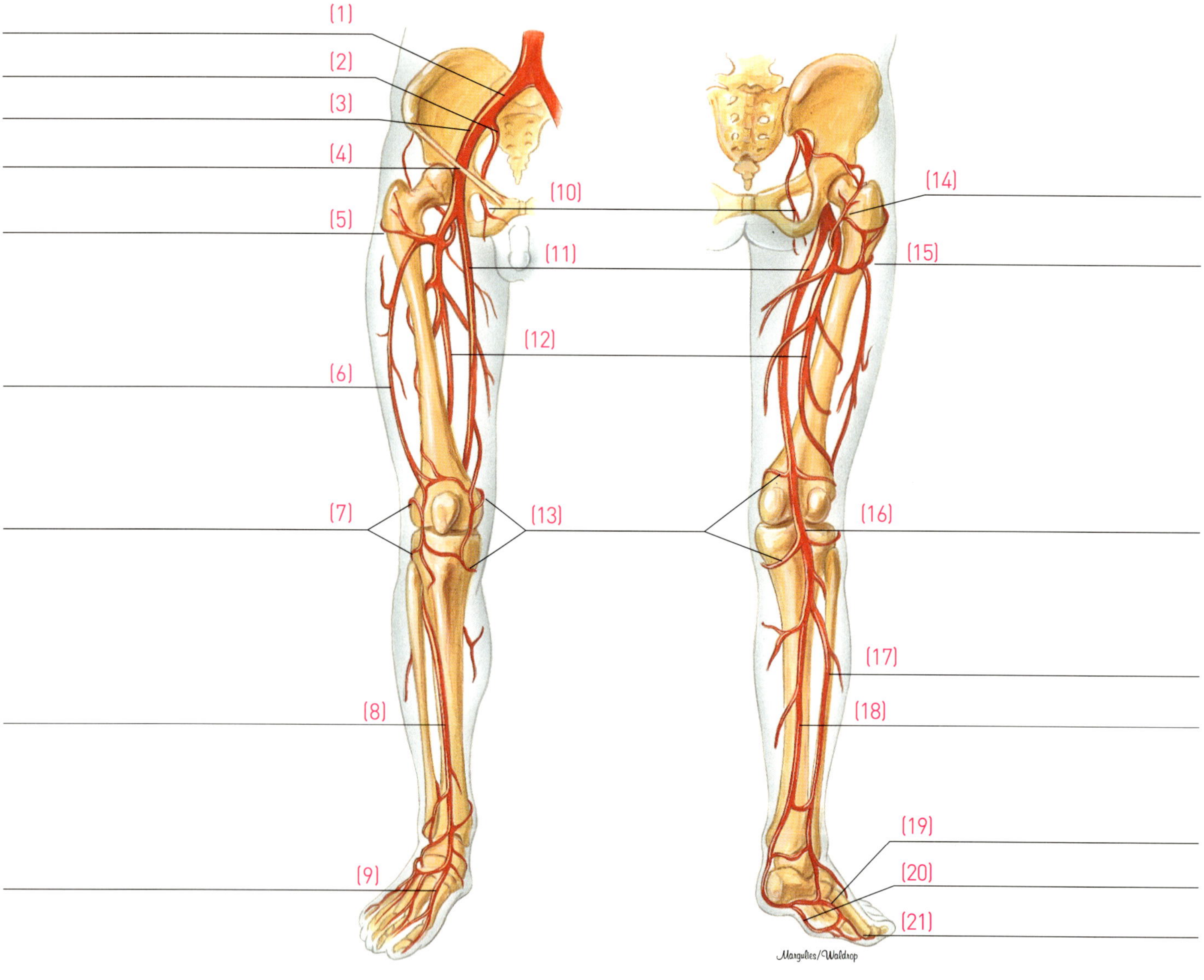

앞면(오른쪽)   뒷면(오른쪽)

(1) 오른온엉덩동맥(우총장골동맥) Right common iliac a.
(2) 속엉덩동맥(내장골동맥) Internal iliac a.
(3) 오른바깥엉덩동맥(우외장골동맥) Right external iliac a.
(4) 샅인대(서혜인대) Inguinal ligament
(5) 가쪽넙다리휘돌이동맥(외측대퇴회선동맥) Lateral femoral circumflex a.
(6) 가쪽넙다리휘돌이동맥의 내림가지(외측대퇴회선동맥의 하행지) Descending branch of lateral femoral circumflex a.
(7) 가쪽무릎동맥(외측슬동맥) Lateral genicular aa.
(8) 앞정강동맥(전경골동맥) Anterior tibial a.
(9) 발등동맥(족배동맥) Dorsal pedal a.
(10) 폐쇄동맥 Obturator a.
(11) 넙다리동맥(대퇴동맥) Femoral a.
(12) 깊은넙다리동맥(심대퇴동맥) Deep femoral a.
(13) 안쪽무릎동맥(내측슬동맥) Medial genicular aa.
(14) 안쪽넙다리휘돌이동맥(내측대퇴회선동맥) Medial femoral circumflex a.
(15) 가쪽넙다리휘돌이동맥(외측대퇴회선동맥) Lateral femoral circumflex a.
(16) 오금동맥(슬와동맥) Popliteal a.
(17) 종아리동맥(비골동맥) Fibular a.
(18) 뒤정강동맥(후경골동맥) Posterior tibial a.
(19) 가쪽발바닥동맥(외측족척동맥) Lateral plantar a.
(20) 안쪽발바닥동맥(내측족척동맥) Medial plantar a.
(21) 발가락동맥(지동맥) Digital a.

14 넙다리삼각(Femeral triangle)

넙다리동맥은 넓적다리부위의 위안쪽 부분의 넙다리삼각이라 부르는 구역을 통과해 지나간다. 여기는 표면과 가까운 곳이므로 맥박을 촉지할 수 있다.

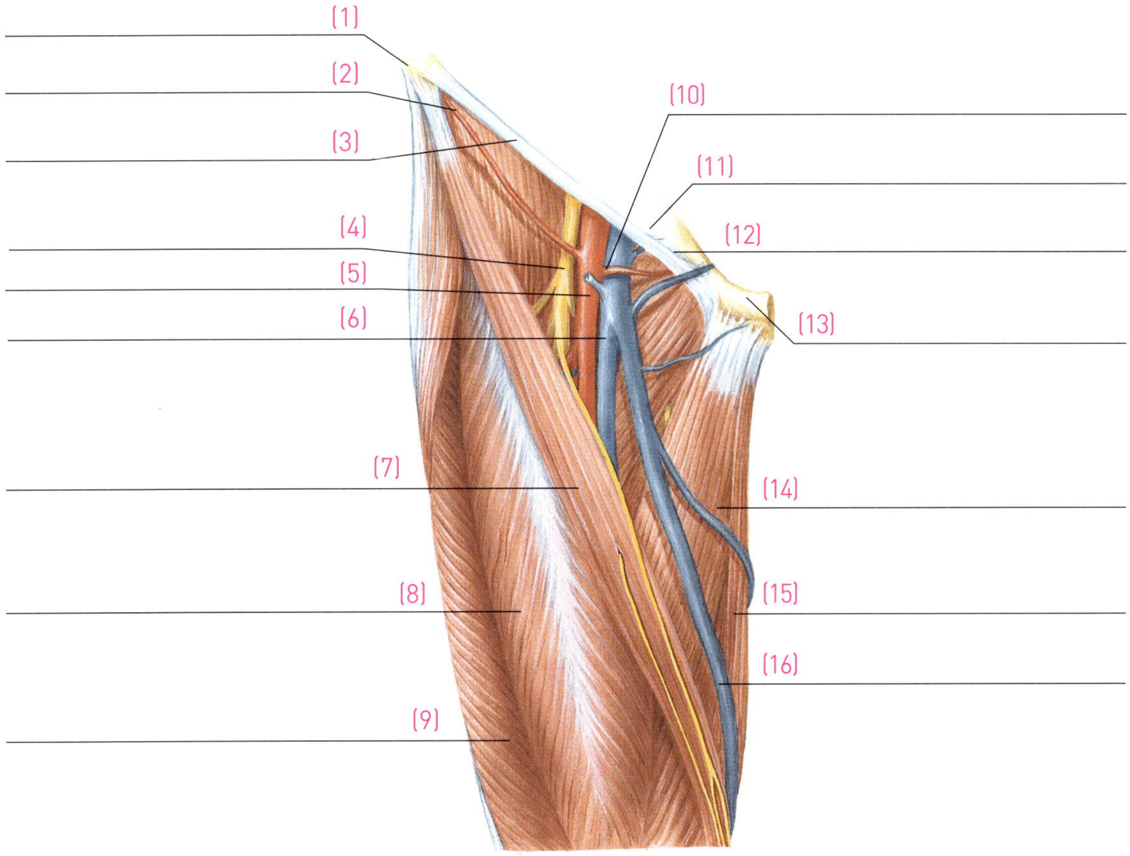

(1) 위앞엉덩뼈가시(전상장골극) Anterior superior iliac spine
(2) 얕은엉덩휘돌이동맥(천장골회선동맥) Superficial circumflex iliac artery
(3) 샅고랑인대(서혜인대) Inguinal ligament
(4) 넙다리신경(대퇴신경) Femoral nerve
(5) 넙다리동맥(대퇴동맥) Femoral artery
(6) 넙다리정맥(대퇴정맥) Femoral vein
(7) 넙다리빗근(봉공근) Sartorius
(8) 넙다리곧은근(대퇴직근) Rectus femoris muscle
(9) 가쪽넓은근(외측광근) Vastus lateralis muscle
(10) 얕은배벽동맥(천복벽동맥) Superficial epigastric artery
(11) 넙다리고리(대퇴륜) Femoral ring
(12) 갈고리인대(열공인대) Lacunar ligament
(13) 두덩결절(치골결절) Pubic tubercle
(14) 긴모음근(장내전근) Adductor longus
(15) 두덩정강근(박근) Gracilis muscle
(16) 큰두렁정맥(대복재정맥) Great saphenous vein

15 주요 정맥(Vein)

몸순환과 관련된 정맥에서 혈액은 작은 혈관에서 큰 혈관으로 흐르는데, 이는 동맥이 분지를 내는 것과 달리 정맥에서는 더 작은 지류를 받게 되는 것이다.

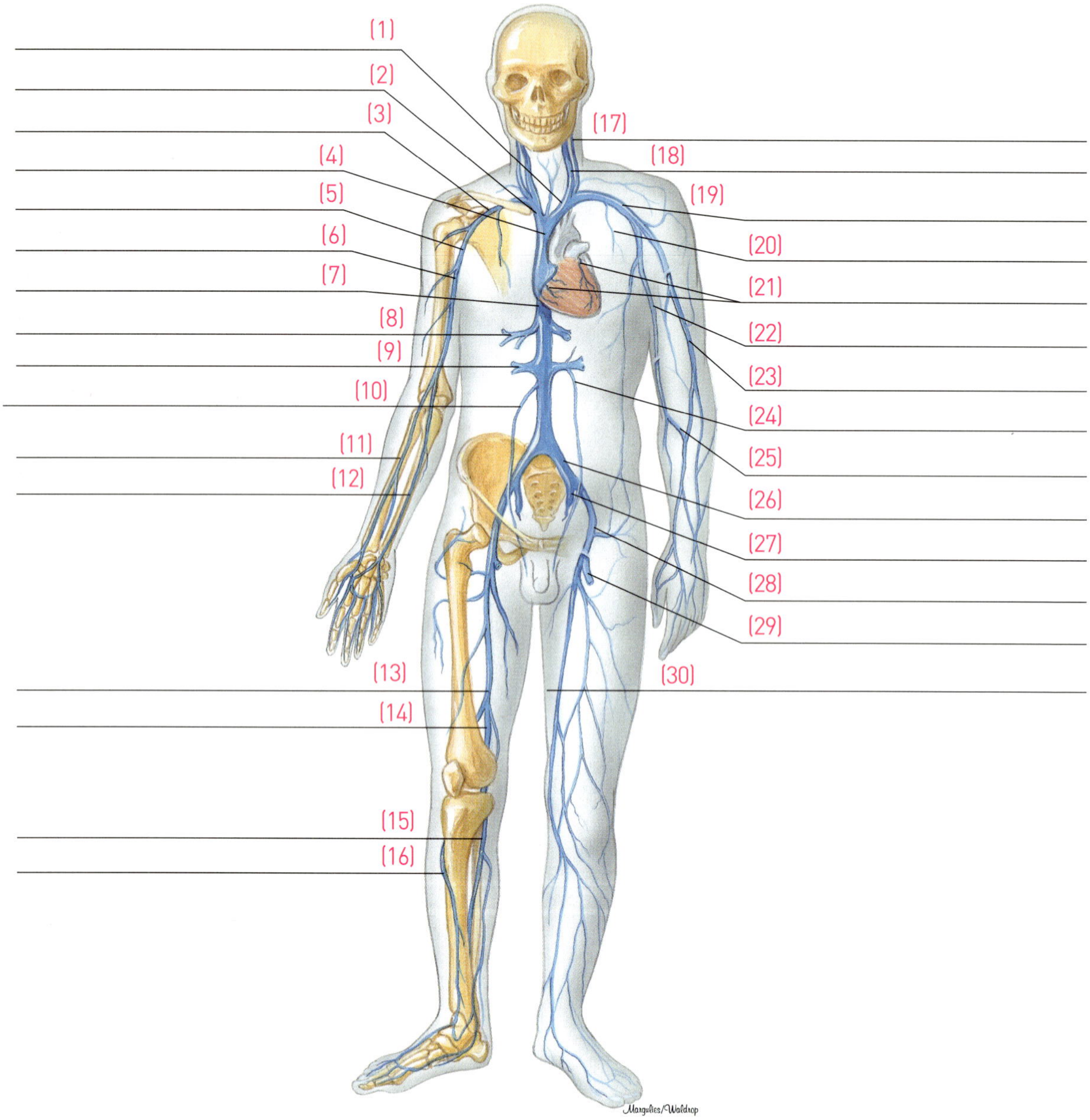

(1) 왼팔머리정맥(좌완두정맥) Lt. brachiocephalic v.
(2) 오른팔머리정맥(우완두정맥) Rt. brachiocephalic v.
(3) 오른빗장밑정맥(우쇄골하정맥) Rt. subclavian v.
(4) 위대정맥(상대정맥) Superior vena cava
(5) 겨드랑정맥(액와정맥) Axillary v.
(6) 위팔정맥(상완정맥) Brachial v.
(7) 아래대정맥(하대정맥) Inferior vena cava
(8) 간정맥 Hepatic v.
(9) 콩팥정맥(신정맥) Renal v.
(10) 오른고환정맥(우고환정맥) Rt. testicular v.
(11) 노정맥(요골정맥) Radial v.
(12) 자정맥(척골정맥) Ulnar v.
(13) 넙다리정맥(대퇴정맥) Femoral v.
(14) 오금정맥(슬와정맥) Popliteal v.
(15) 뒤정강정맥(후경골정맥) Posterior tibial v.
(16) 앞정강정맥(전경골정맥) Anterior tibial v.
(17) 바깥목정맥(외경정맥) External jugular v.
(18) 속목정맥(내경정맥) Internal jugular v.
(19) 왼빗장밑정맥(좌쇄골하정맥) Lt. subclavian v.
(20) 속가슴정맥(내흉정맥) Internal thoracic v.
(21) 심장정맥 Cardiac vv.
(22) 자쪽피부정맥(척측피정맥) Basilic v.
(23) 노쪽피부정맥(요측피정맥) Cephalic v.
(24) 왼고환정맥(좌고환(성선)정맥) Lt. testicular(gonadal) v.
(25) 팔오금중간정맥(정중주와정맥) Median cubital v.
(26) 온엉덩정맥(총장골정맥) Common iliac v.
(27) 속엉덩정맥(내장골정맥) Internal iliac v.
(28) 바깥엉덩정맥(외장골정맥) External iliac v.
(29) 넙다리정맥(대퇴정맥) Femoral v.
(30) 큰두렁정맥(대복재정맥) Great saphenous v.

16 머리와 목 정맥(Vein of head and neck)

머리뼈, 얼굴부위 목의 얕은부위 혈액은 바깥목정맥으로 배출된다. 속목정맥은 뇌, 뇌척수막, 얼굴과 목의 깊은층 부위로부터 혈액을 배출시킨다.

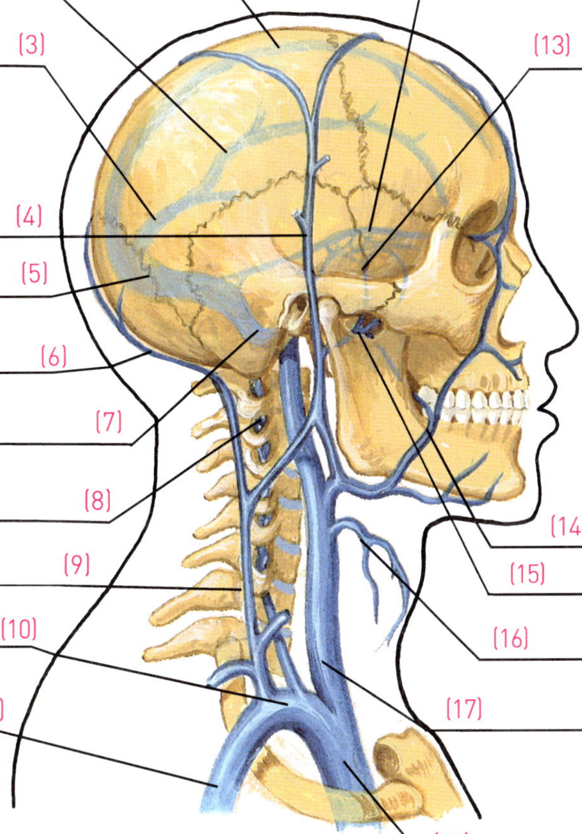

(1) 위시상정맥굴(상시상정맥동) Superior sagittal sinus
(2) 아래시상정맥굴(하시상정맥동) Inferior sagittal sinus
(3) 곧은정맥굴(직정맥동) Straight sinus
(4) 얕은관자정맥(천측두정맥) Superfical temporal v.
(5) 가로정맥굴(횡정맥동) Transverse sinus
(6) 뒤통수정맥(후두정맥) Occipital v.
(7) 구불정맥굴(S상정맥동) Sigmoid sinus
(8) 척추정맥(추골정맥) Vertebral v.
(9) 오른바깥목정맥(우외경정맥) Right external jugular v.
(10) 오른빗장밑동맥(우쇄골하정맥) Right subclavian v.
(11) 오른겨드랑정맥(우액와정맥) Right axillary v.
(12) 위눈정맥(상안정맥) Superior ophthalmic v.
(13) 해면정맥굴(해면정맥동) Cavernous sinus
(14) 얼굴정맥(안면정맥) Facial v.
(15) 날개근정맥얼기(익돌근정맥총) Pterygoid plexus
(16) 위갑상정맥(상갑상정맥) Superior thyroid v.
(17) 속목정맥(내경정맥) Internal jugular v.
(18) 오른팔머리정맥(우완두정맥) Right brachiocephalic v.

17 팔의 정맥(Vein of Upper extremity)

팔에는 얕은층과 깊은층에서 정맥이 배출된다. 얕은층의 정맥은 피부 바로 밑에서 넓은 연결그물을 형성하고 깊은층의 정맥은 그 부위의 동맥과 비슷한 경로를 지나므로 명칭도 비슷하다.

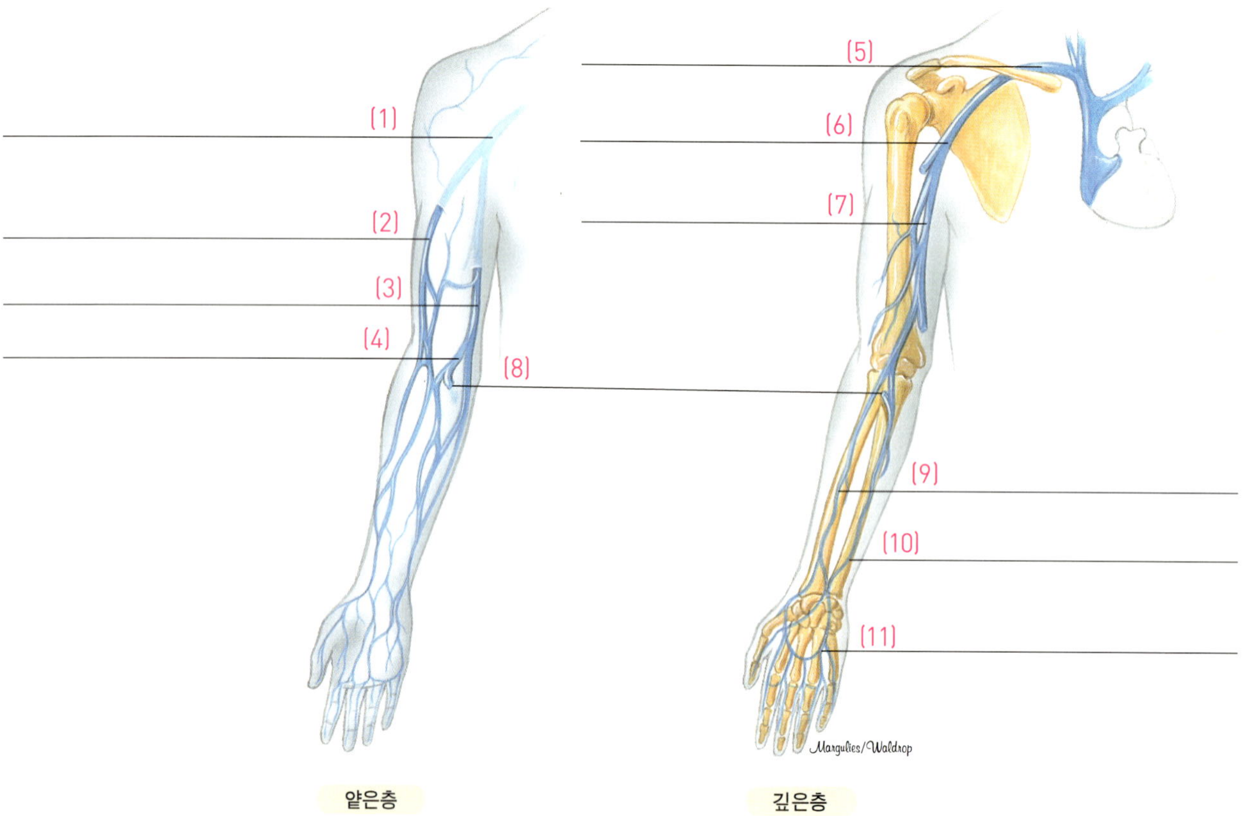

(1) 겨드랑정맥(액와정맥) Axillary v.
(2) 노쪽피부정맥(요측피정맥) Cephalic v.
(3) 자쪽피부정맥(척측피정맥) Basilic v.
(4) 팔오금중간정맥(주정중피정맥) Median cubital v.
(5) 빗장밑정맥(쇄골하정맥) Subclacian v.
(6) 겨드랑정맥(액와정맥) Axillary v.
(7) 위팔정맥(상완정맥) Brachial v.
(8) 교통가지(교통지) Communicating branch
(9) 노정맥(요골정맥) Radial v.
(10) 자정맥(척골정맥) Ulnar v.
(11) 손바닥정맥활(장정맥궁) Palmar arch

18 홀정맥(Azygos vein)

척주의 오른쪽에 있는 뒤배벽과 가슴벽을 따라 위로 분포하는 혈관이다. 홀정맥의 종류로는 홀정맥, 반홀정맥, 덧반홀정맥이 있다.

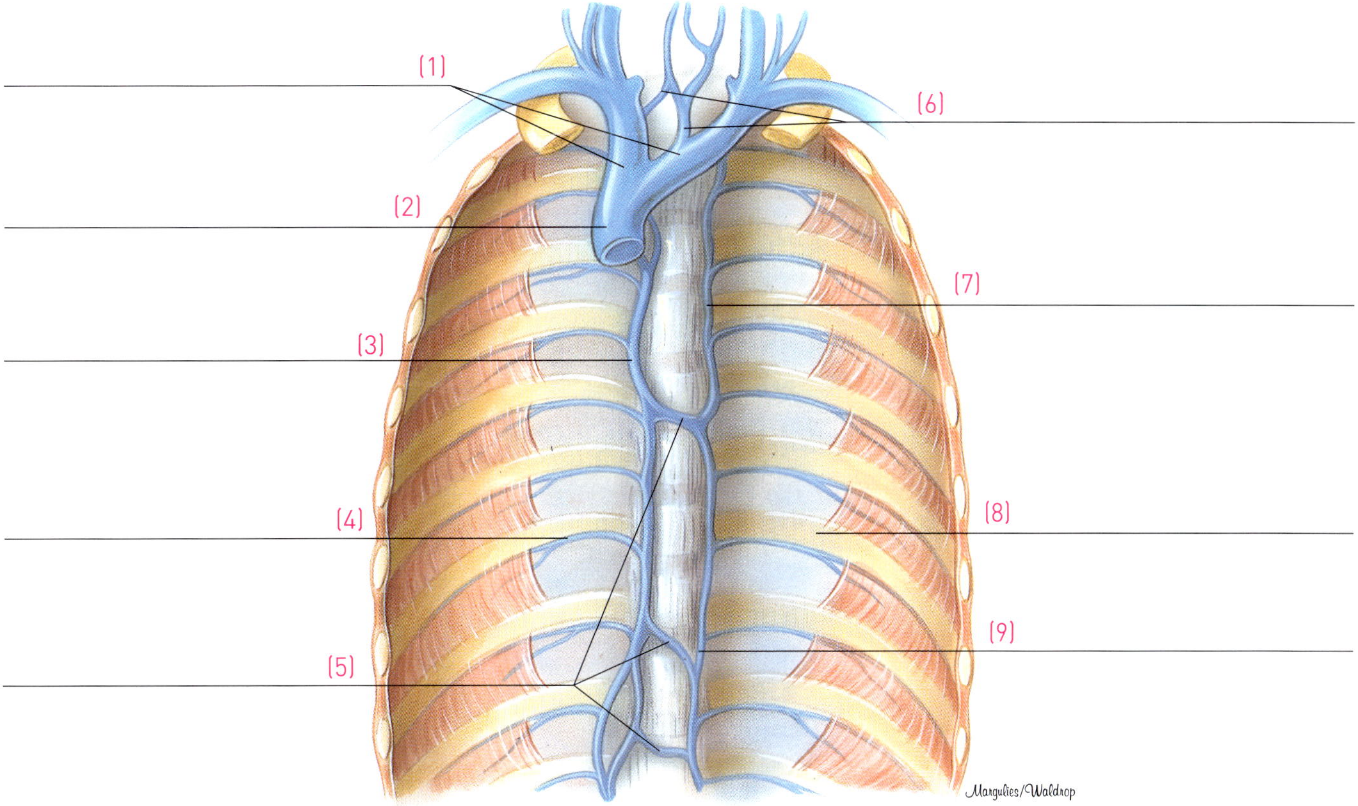

(1) 오른·왼팔머리정맥(우·좌완두정맥) Right and left brachiocephalic vv.

(2) 위대정맥(상대정맥) Superior vena cava

(3) 홀정맥(기정맥) Azygos v.

(4) 갈비사이정맥(늑간정맥) Intercostal v.

(5) 교통정맥 Communicating vv.

(6) 아래갑상정맥(하갑상정맥) Inferior thyroid vv.

(7) 덧반홀정맥(부반기정맥) Accessory hemiazygos v.

(8) 갈비뼈(늑골) Rib

(9) 반홀정맥(반기정맥) Hemiazygos v.

19 다리의 정맥(Vein of lower extremity)

팔과 마찬가지로 다리에도 얕은층과 깊은층의 정맥이 모두 존재한다. 깊은층의 정맥들은 그 부위의 동맥과 함께 지나며, 얕은층의 정맥들보다 더 많은 정맥판막이 있다.

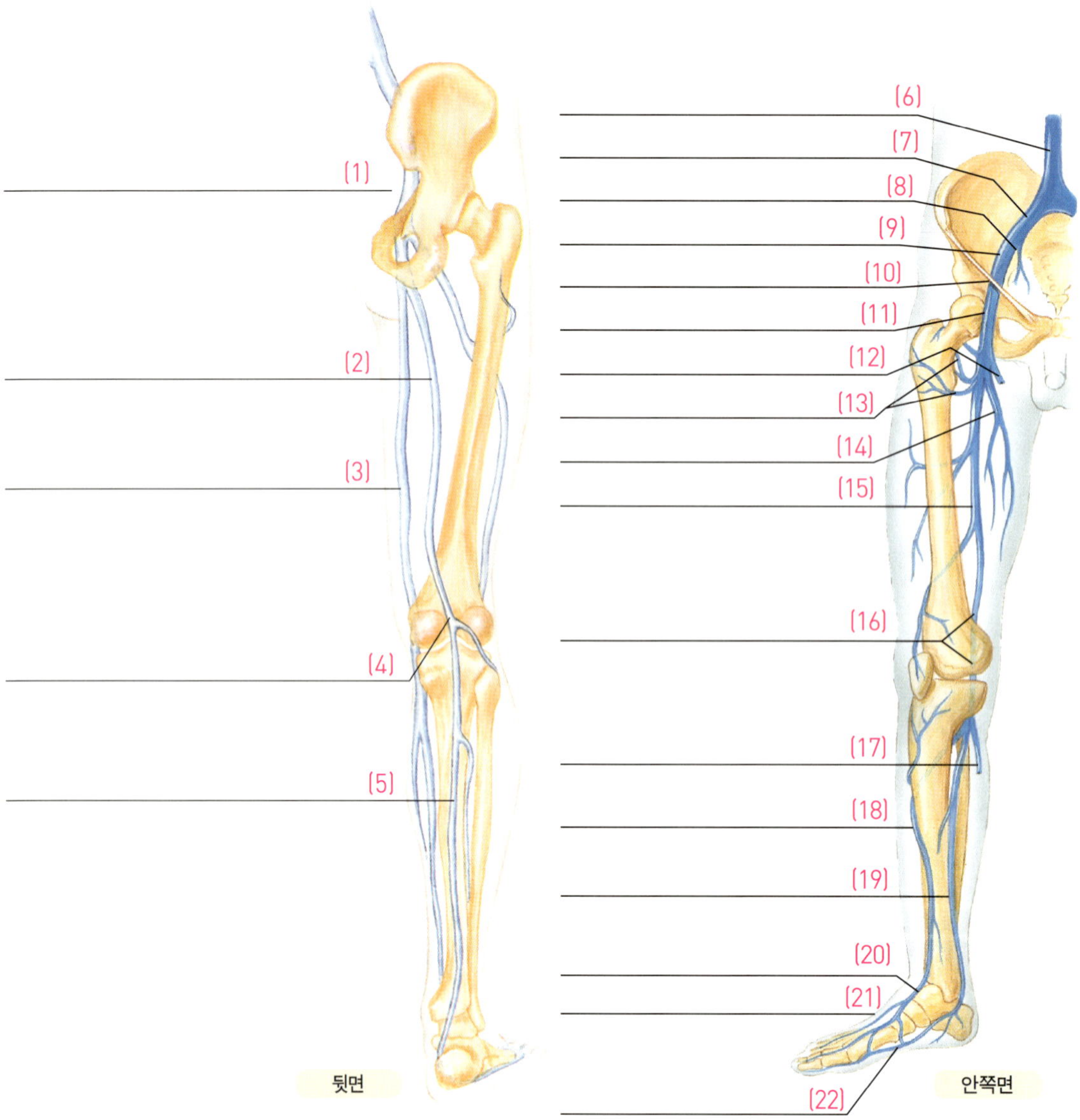

(1) 얕은배벽정맥(천복벽정맥) Superficial epigastric v.
(2) 넙다리정맥(대퇴정맥) Femoral v.
(3) 큰두렁정맥(대복재정맥) Great saphenous v.
(4) 오금정맥(슬와정맥) Popliteal v.
(5) 작은두렁정맥(소복재정맥) Small saphenous v.
(6) 아래대정맥(하대정맥) Inferior vena cavaKrabach
(7) 오른온엉덩정맥(우총장골정맥) Right common iliac v.
(8) 속엉덩정맥(내장골정맥) Internal iliac v.
(9) 바깥엉덩정맥(외장골정맥) External iliac v.
(10) 샅인대(서혜인대) Inguinal ligament
(11) 넙다리정맥(대퇴정맥) Femoral v.
(12) 큰두렁정맥(대복재정맥) Great saphenous v. (cut)
(13) 넙다리휘돌이정맥(대퇴회선정맥) Femoral circumflex vv.
(14) 깊은넙다리정맥(심대퇴정맥) Deep femoral v.
(15) 넙다리정맥(대퇴정맥) Femoral v.
(16) 오금정맥(슬와정맥) Popliteal v.
(17) 작은두렁정맥(소복재정맥) Small saphenous v.(cut)
(18) 앞정강정맥(전경골정맥) Anterior tibial v.
(19) 뒤정강정맥(후경골정맥) Posterior tibial v.
(20) 발등정맥(족배정맥) Dorsal pedal v.
(21) 가쪽발바닥정맥(외측족척정맥) Lateral plantar v.
(22) 안쪽발바닥정맥(내측족척정맥) Medial plantar v.

20 간문맥계통(Hepatic portal system)

간문맥계통은 작은창자, 이자, 지라, 위, 쓸개에 있는 모세혈관에서 간에 있는 굴모세혈관으로 혈액이 배출되는 정맥으로 구성되어 있다. 간문맥은 흡수된 소화산물이 일반 순환계통으로 들어가기 전에 최초로 간을 통과한다.

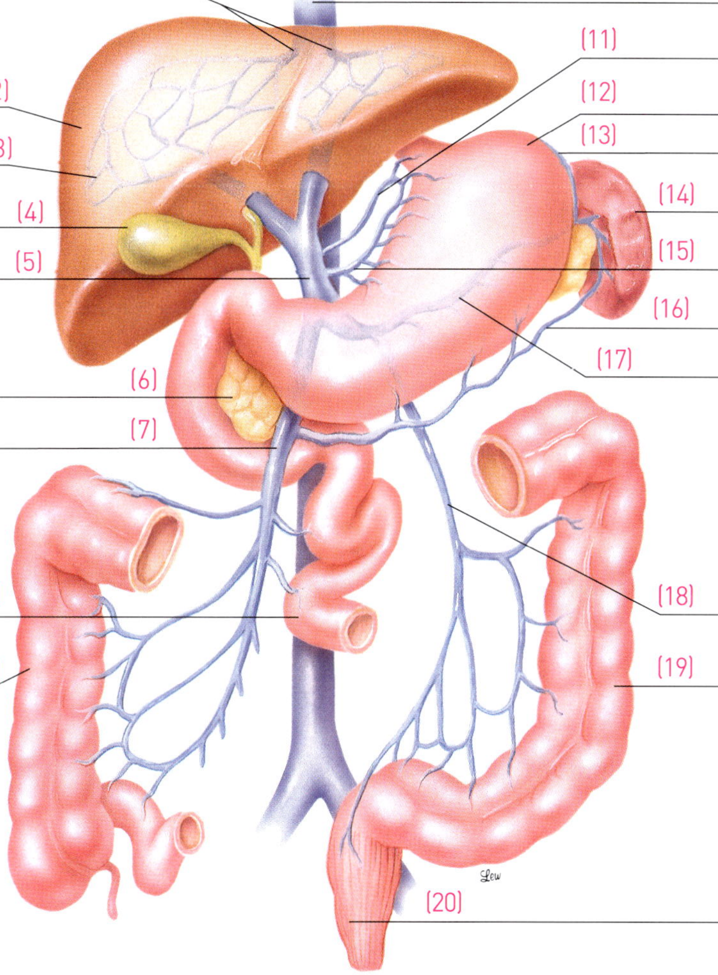

(1) 간정맥 Hepatic vv.
(2) 간 Liver
(3) 간정맥굴 Hepatic sinusoids
(4) 쓸개(담낭) Gallbladder
(5) 간문맥 Hepatic portal v.
(6) 이자(췌장) Pancreas
(7) 위창자간막정맥(상장간막정맥) Superior mesenteric v.
(8) 작은창자(소장) Small intestine
(9) 오름창자(상행결장) Ascending colon
(10) 아래대정맥(하대정맥) Inferior vena cava
(11) 왼위정맥(좌위정맥) Left gastric v.
(12) 위 Stomach
(13) 왼위그물망정맥(좌위대망동맥) Left gastroepiploic v.
(14) 지라(비장) Spleen
(15) 오른위정맥(우위정맥) Right gastric v.
(16) 오른위그물정맥(우위대망정맥) Right gastroepiploic v.
(17) 지라정맥(비장정맥) Splenic v.
(18) 아래창자간막정맥(하장간막정맥) Inferior mesenteric v.
(19) 내림잘록창자(하행결장) Descending colon
(20) 곧창자(직장) Rectum

21 태아순환(Fetal circulation)

탯줄은 태반과 태아의 배꼽을 연결시키고, 하나의 배꼽정맥과 2개의 배꼽동맥으로 구성되며 아교질로 둘러싸여 있다.

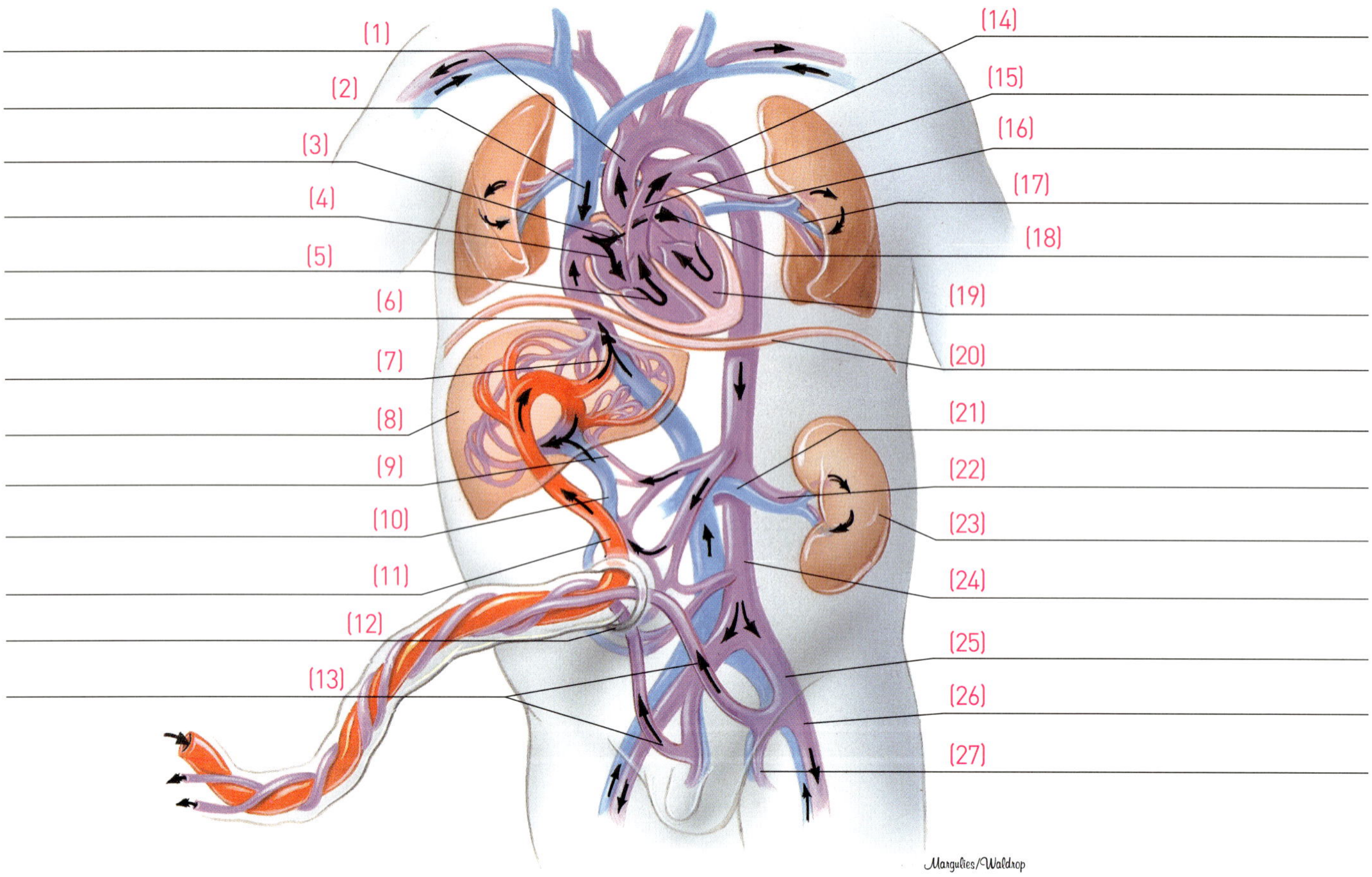

(1) 대동맥활(대동맥궁) Arch of the aorta
(2) 위대정맥(상대정맥) Superior vena cava
(3) 타원구멍(난원공) Foramen ovale
(4) 오른심방(우심방) Rt. atrium
(5) 오른심실(우심실) Rt. ventricle
(6) 아래대정맥(하대정맥) Inferior vena cava
(7) 정맥관 Ductus venosus
(8) 간 Liver
(9) 간동맥 Hepatic a.
(10) 간정맥 Hepatic portal vein
(11) 배꼽정맥(제정맥) Umbilical vein
(12) 배꼽(제) Umbilicus(navel)
(13) 배꼽동맥(제동맥) Umbilical arteries
(14) 동맥관 Ductus arteriosus
(15) 허파동맥(폐동맥간) Pulmonary trunk
(16) 허파동맥 Pulmonary artery
(17) 허파정맥 Pulmonary vein
(18) 왼심방(좌심방) Lt. atrium
(19) 왼심실(좌심실) Lt. ventricle
(20) 가로막(횡격막) Diaphragm
(21) 콩팥정맥(신장정맥) Renal vein
(22) 콩팥동맥(신장동맥) Renal artery
(23) 콩팥(신장) Kidney
(24) 배대동맥(복대동맥) Abdominal aorta
(25) 온엉덩동맥(총장골동맥) Common iliac artery
(26) 바깥엉덩동맥(외장골동맥) External iliac artery
(27) 속엉덩동맥(내장골동맥) Internal iliac artery

22 림프계통(Lympatic system)

림프관그물은 과도한 사이질액을 배출하고 빗장밑정맥을 향하여 한쪽 방향으로만 느리게 이동해 혈류로 되돌아간다.

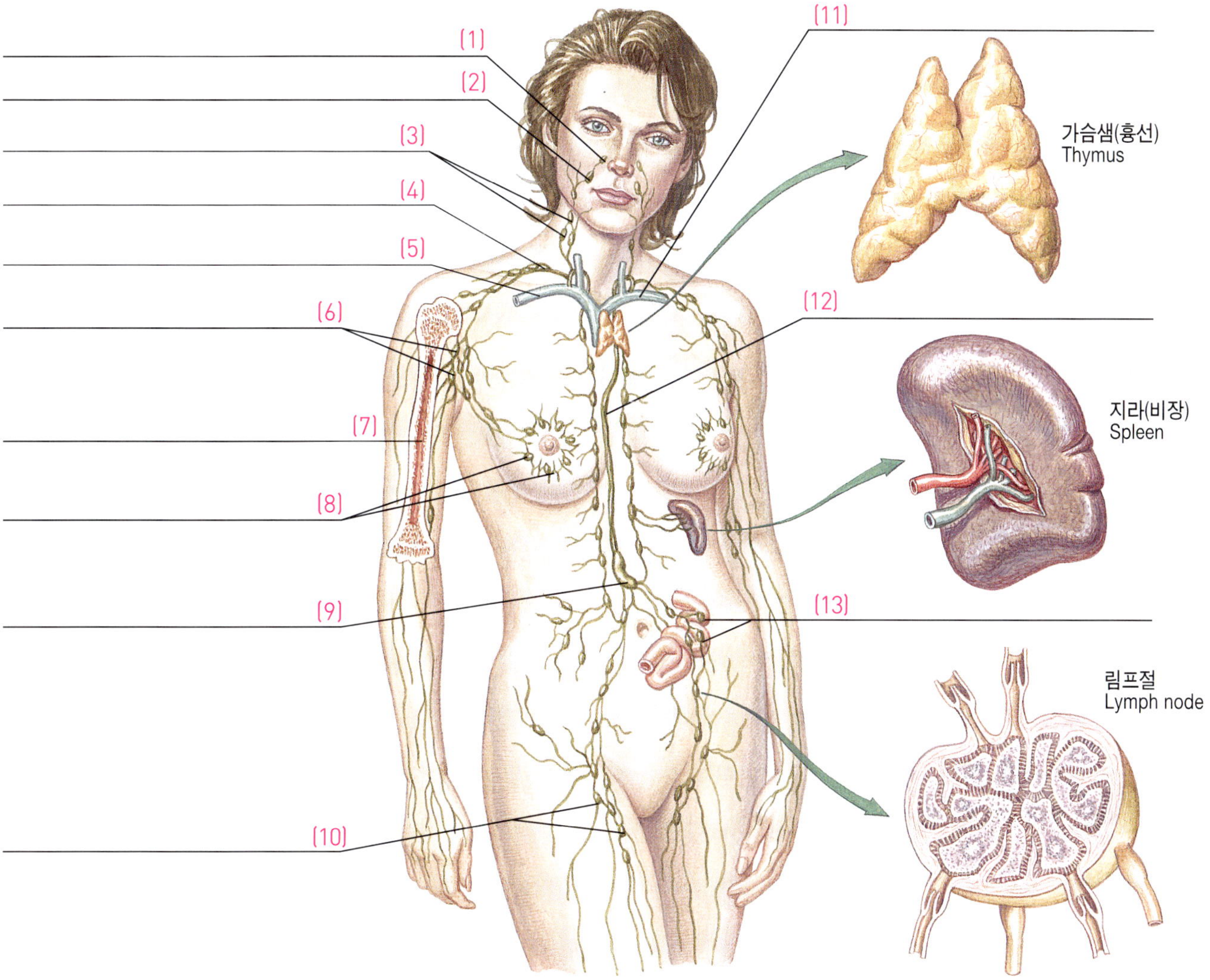

(1) 인두편도 Adenoid
(2) 편도 Tonsil
(3) 목림프절(경림프절) Cervical lymph nodes
(4) 오른림프관(우림프관) Right lymphatic duct
(5) 오른빗장밑정맥(우쇄골하정맥) Right subclavian vein
(6) 겨드랑림프절(액와림프절) Axillary lymph nodes
(7) 골수 Bone marrow
(8) 젖샘(유선)의 림프관 Lymphatics of mammary gland
(9) 가슴림프관팽대(유미조) Cisterna chyli
(10) 샅림프절(서혜림프절) Inguinal lymph nodes
(11) 왼빗장밑정맥(좌쇄골하정맥) Left subclavian vein
(12) 가슴림프관(흉관) Thoracic duct
(13) 창자간막림프절(장간막림프절) Mesenteric lymph nodes

제10장 호흡계통

Respiratory System

CHAPTER 10

01 호흡계통(Respiratory system)

호흡계통의 주요 통로와 구조는 코안, 인두, 후두, 기관, 기관지, 세기관지, 허파, 허파꽈리이다.

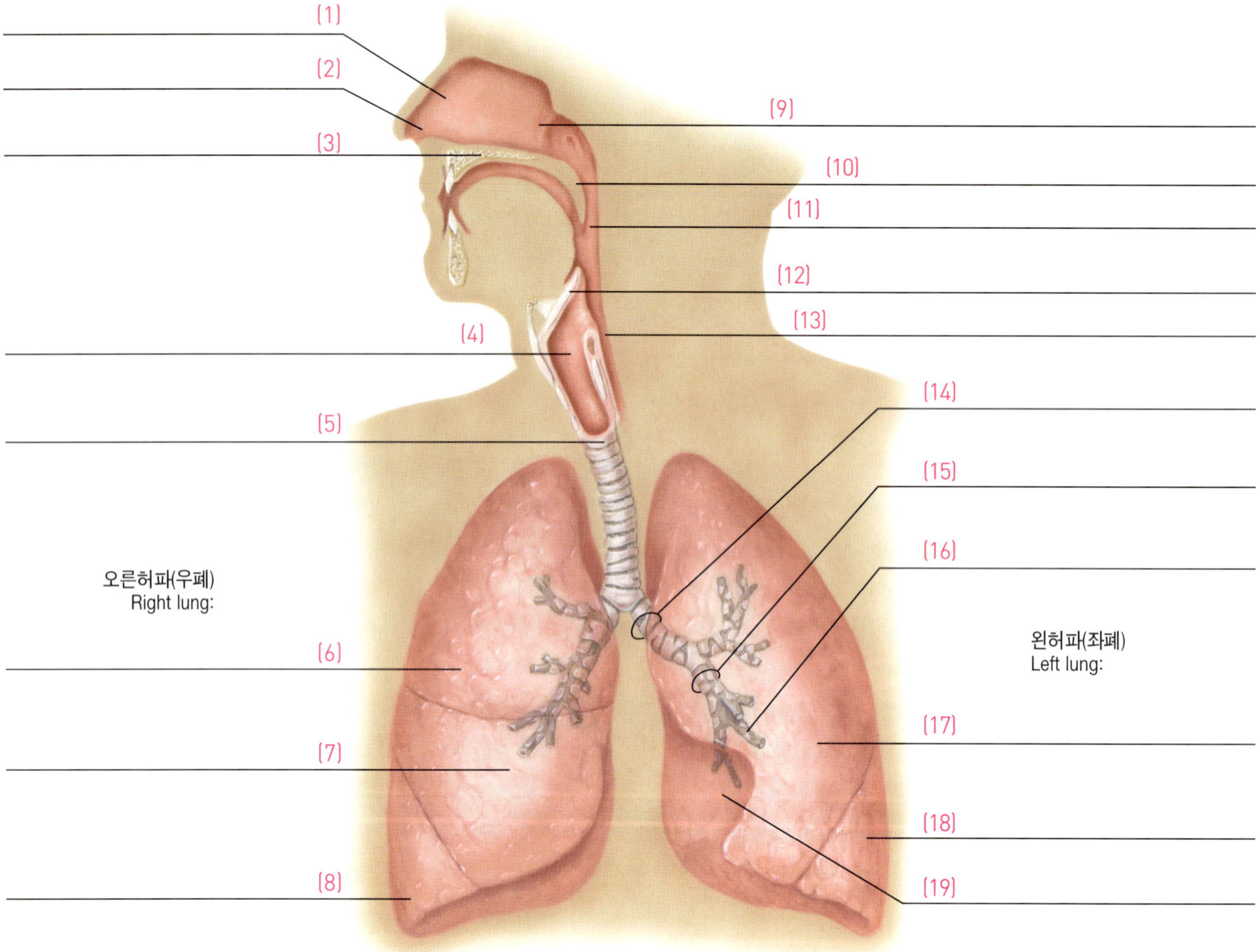

(1) 코안(비강) Nasal cavity
(2) 콧구멍(외비공) Nostril
(3) 단단입천장(경구개) Hard palate
(4) 후두 Larynx
(5) 기관 Trachea
(6) 위엽(상엽) Superior lobe
(7) 중간엽(중엽) Middle lobe
(8) 아래엽(하엽) Inferior lobe
(9) 뒤콧구멍(후비공) Choana
(10) 물렁입천장(연구개) Soft palate
(11) 인두 Pharynx
(12) 후두덮개(후두개) Epiglottis
(13) 식도 Esophagus
(14) 왼(좌)일차기관지 Left principal(primary) bronchus
(15) 엽기관지 Lobar bronchus
(16) 구역기관지 Segmental bronchus
(17) 위엽(상엽) Superior lobe
(18) 아래엽(하엽) Inferior lobe
(19) 심장자국(심압흔) Cardiac impression

02 상부 호흡계통(Upper respiratory system)

코와 인두로 구성되어 있고 하부 호흡계통은 후두, 기관, 기관지, 허파꽈리로 구성되어 있다.

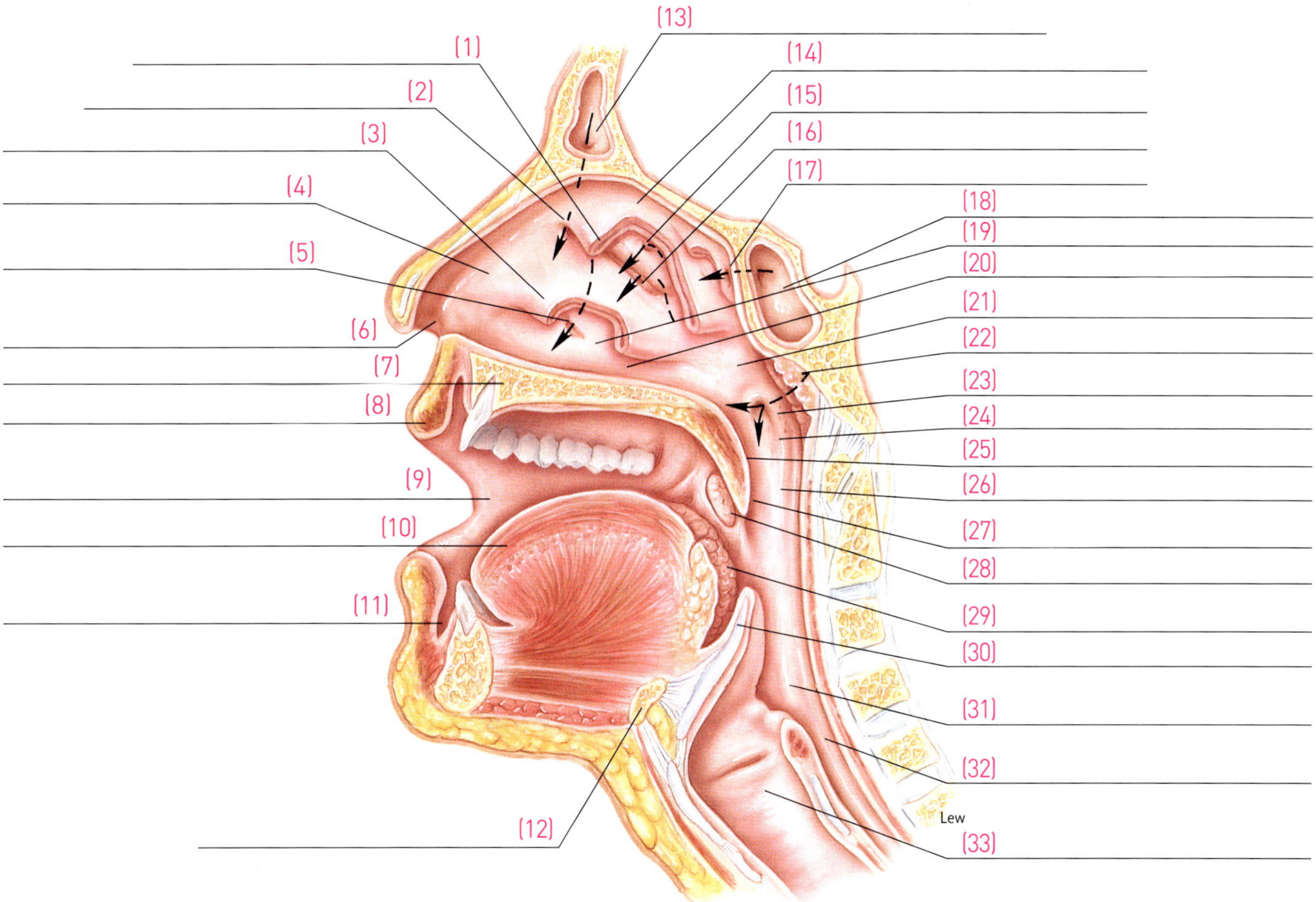

(1) 중간코선반(중비갑개) Middle nasal concha(cut)
(2) 이마굴구멍(전두동개구) Opening of frontal sinus
(3) 아래코선반(하비갑개) Inferior nasal concha(cut)
(4) 코안뜰(비강전정) Nasal vestibule
(5) 코눈물관구멍(비루관개구) Opening of nasolacrimal duct
(6) 콧구멍(외비공) Nostril
(7) 단단입천장(경구개) Hard palate
(8) 위입술(상순) Upper lip
(9) 입안(구강) Oral cavity
(10) 혀(설) Tongue
(11) 입안뜰(구강전정) Oral vestibule
(12) 목뿔뼈(설골) Hyoid bone
(13) 이마굴(전두동) Frontal sinus
(14) 위콧길(상비도) Superior nasal meatus
(15) 벌집굴구멍(사골동개구) Opening of ethmoidal sinus
(16) 위턱굴구멍(상악동개구) Opening of maxillary sinus
(17) 나비굴구멍(접형골동개구) Opening of sphenoidal sinus
(18) 나비굴(접형골동) Sphenoidal sinus
(19) 코안(비강) Nasal cavity
(20) 아래콧길(하비도) Inferior nasal meatus
(21) 뒤콧구멍(후비공) Choana
(22) 인두편도 Pharyngeal tonsil
(23) 귀인두관구멍(중이관개구) Opening of auditory tube
(24) 코인두(비인두) Nasopharynx
(25) 물렁입천장(연구개) Soft palate
(26) 입인두(구인두) Oropharynx
(27) 목젖(구개수) Uvula
(28) 목구멍편도(구개편도) Palatine tonsil
(29) 혀편도(설편도) Lingual tonsil
(30) 후두덮개(후두개) Epiglottis
(31) 후두인두 Laryngopharynx
(32) 식도 Esophagus
(33) 기관 Trachea

03 후두(Larynx)

삼각형 상자 모양으로 모두 9개의 연골로 구성되어 있다. 그 중 3개는 낱개로 이루어져 있고, 나머지 3개는 쌍으로 존재한다.

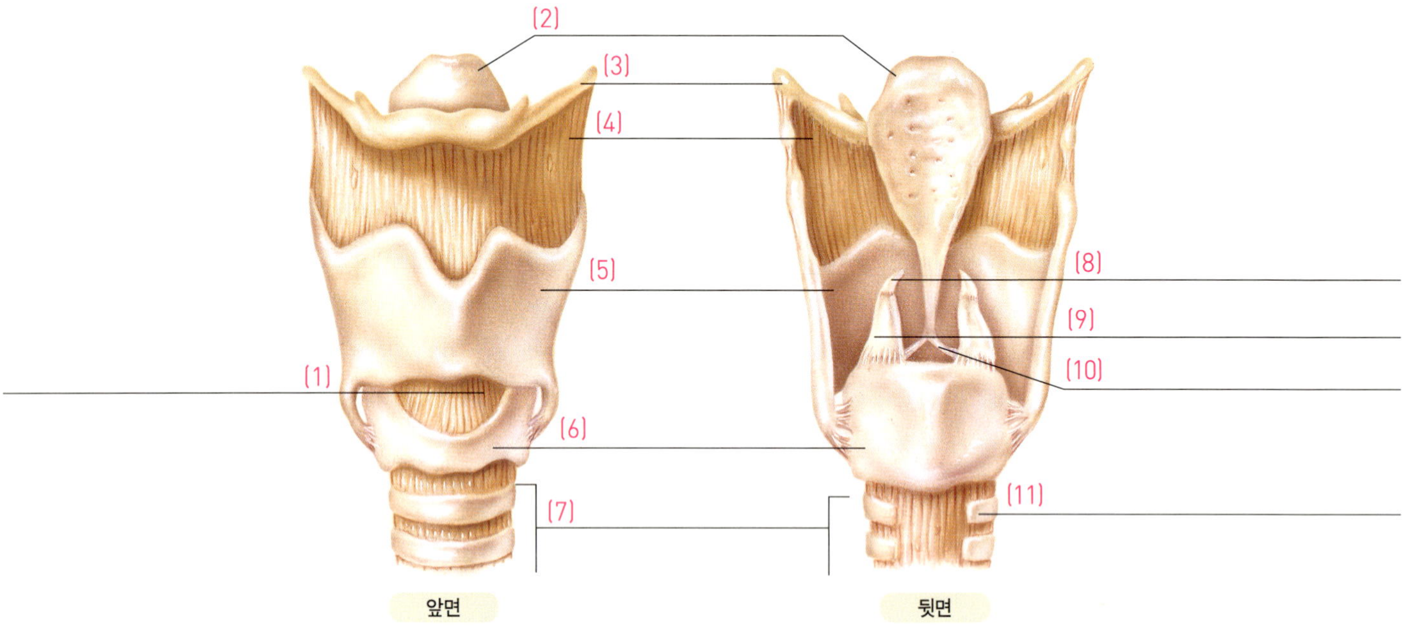

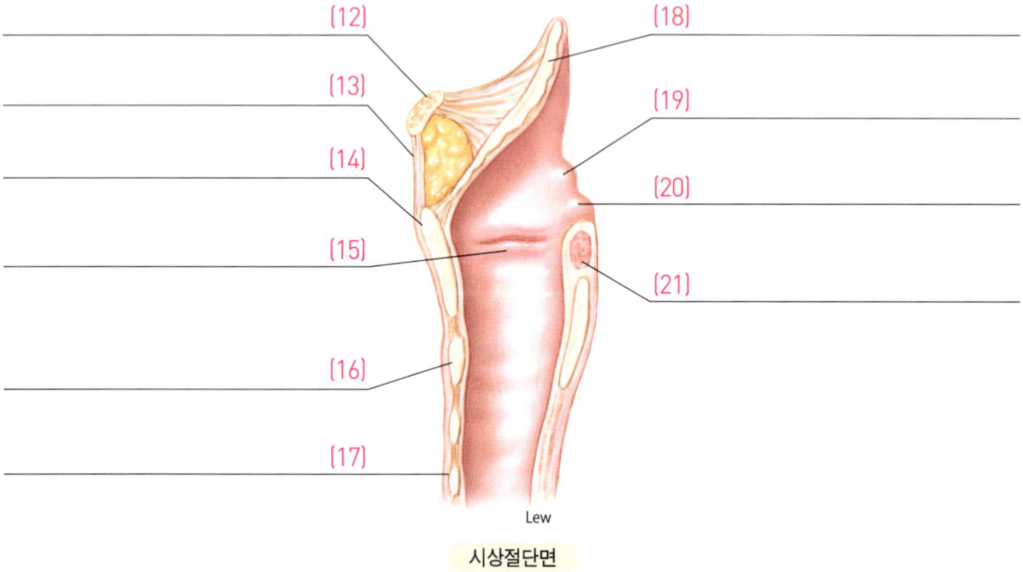

(1) 반지방패(윤상갑상)인대 Cricothyroid ligament
(2) 후두덮개(후두개) Epiglottis
(3) 목뿔뼈(설골) Hyoid bone
(4) 방패목뿔막(갑상설골막) Thyrohyoid membrane
(5) 방패연골(갑상연골) Thyroid cartilage
(6) 반지연골(윤상연골) Cricoid cartilage
(7) 기관 Trachea
(8) 잔뿔연골(소각연골) Corniculate cartilage
(9) 모뿔연골(피열연골) Arytenoid cartilage
(10) 성대인대 Vocal ligament
(11) 기관연골(기관연골) Tracheal cartilage
(12) 목뿔뼈(설골) Hyoid bone
(13) 방패목뿔막(갑상설골막) Thyrohyoid membrane
(14) 방패연골(갑상연골) Thyroid cartilageLew
(15) 성대주름 Vocal fold
(16) 반지연골(윤상연골) Cricoid cartilage
(17) 기관연골 Tracheal cartilage
(18) 후두덮개(후두개) Epiglottis
(19) 쐐기연골(설상연골) Cuneiform cartilage
(20) 잔뿔연골(소각연골) Corniculate cartilage
(21) 모뿔연골(피열연골) Arytenoid cartilage

04 기관(Trachea)

가슴안쪽으로 뻗어 있으며 식도 앞쪽에 위치한다. 16~20개의 C자형 유리연골이 기관의 지지벽을 형성한다.

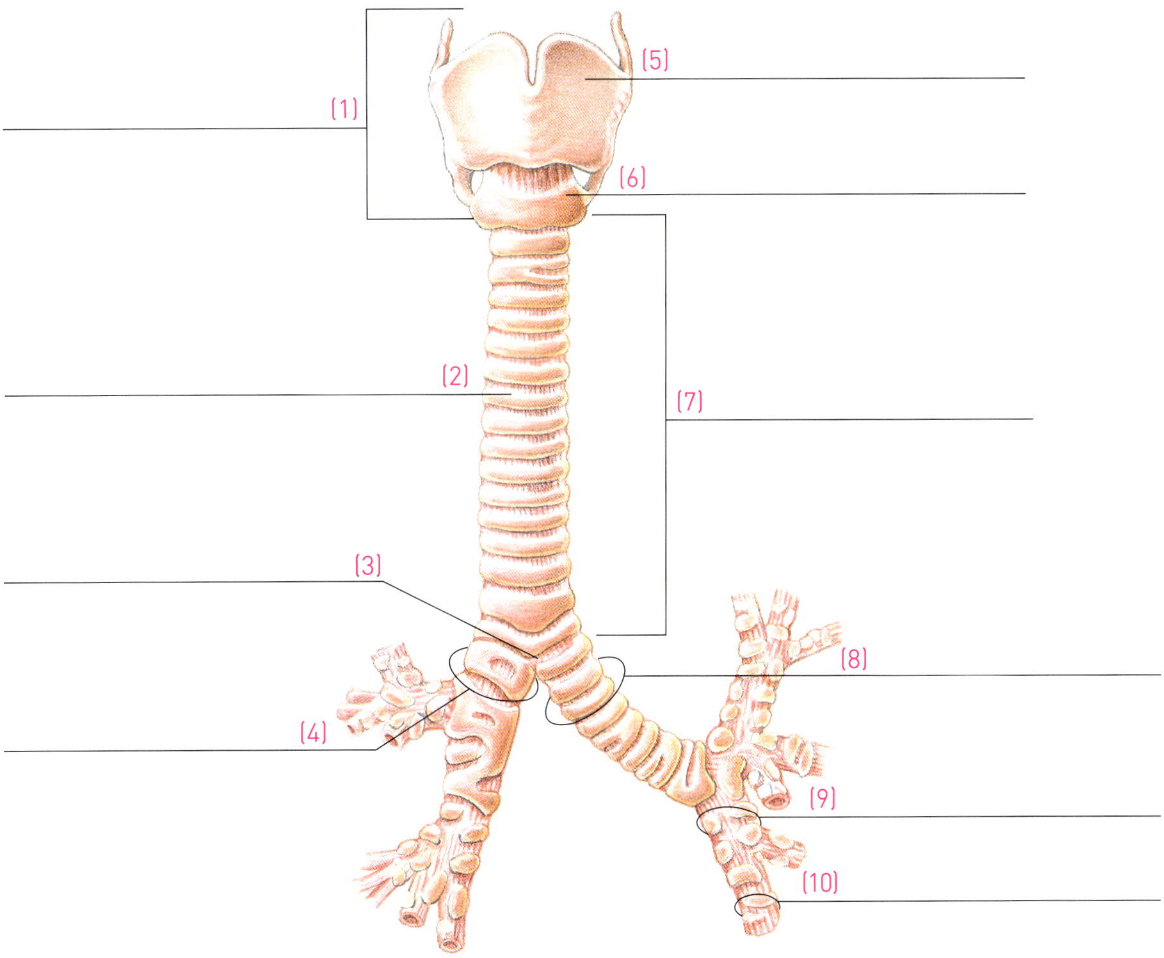

(1) 후두 Larynx
(2) 기관연골(연골) Tracheal cartilage
(3) 기관용골(분기부) Carina
(4) 오른(우)일차기관지 Right principal(primary) bronchus
(5) 방패연골(갑상연골) Thyroid cartilage
(6) 반지연골(윤상연골) Cricoid cartilage
(7) 기관 Trachea
(8) 왼(좌)일차기관지 Left principal (primary) bronchus
(9) 엽(이차)기관지 Lobar (secondary) bronchus
(10) 구역(삼차)기관지 Segmental (tertiary) bronchus

05 허파(Lung)

허파는 가슴안 안쪽에 큰 반원추 스폰지 형태의 기관이다. 가로막에서 빗장뼈 바로 위 지점까지 뻗어 있으며, 표면은 갈비뼈에 의해 앞뒤로 경계를 이룬다.

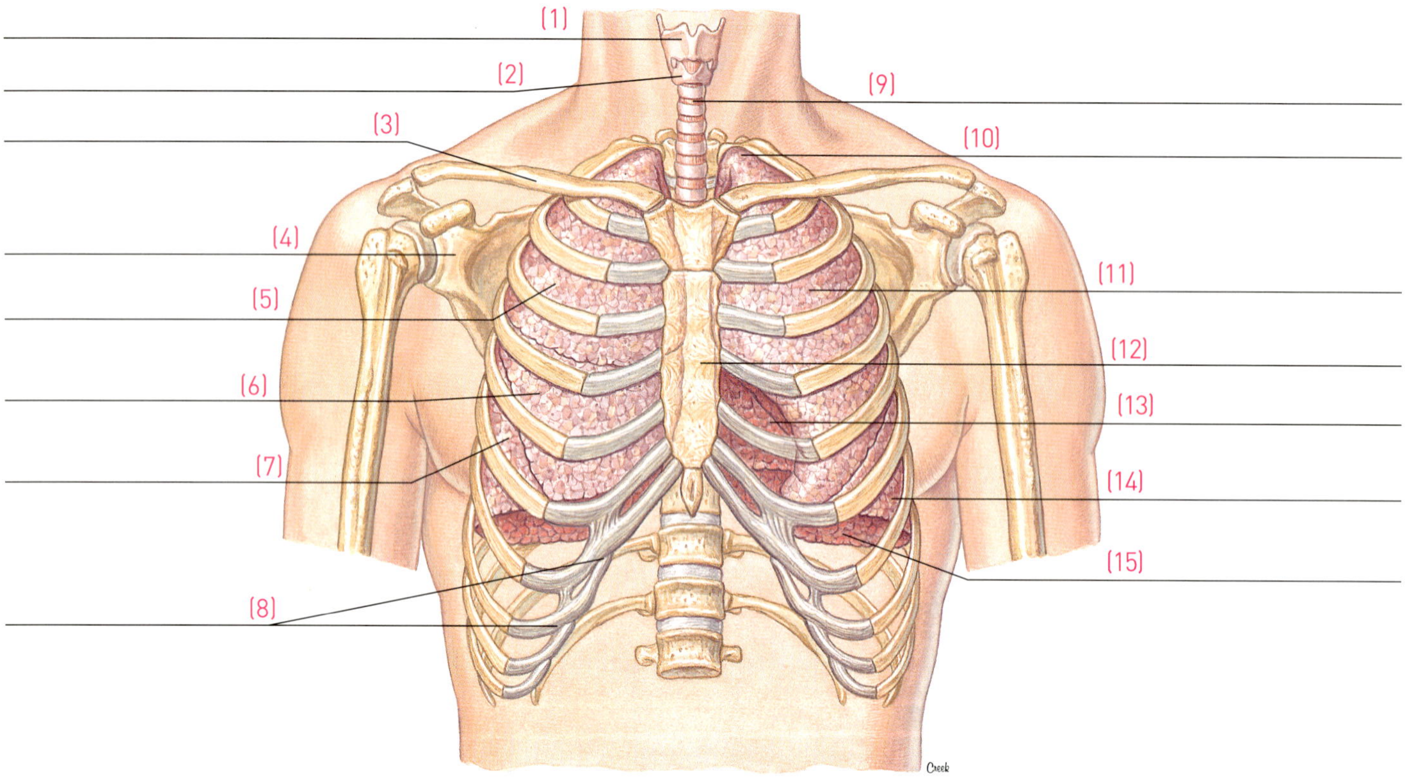

(1) 방패연골(갑상연골) Thyroid cartilage
(2) 반지연골(윤상연골) Cricoid cartilage
(3) 빗장뼈(쇄골) Clavicle
(4) 어깨뼈(견갑골) Scapula
(5) 오른허파위엽(우폐상엽) Superior lobe of right lung
(6) 오른허파중간엽(우폐중엽) Middle lobe of right lung
(7) 오른허파아래엽(우폐하엽) Inferior lobe of right lung
(8) 갈비연골(늑연골) Costal cartilage
(9) 기관 Trachea
(10) 왼허파꼭대기(우폐첨) Apex of left lung
(11) 왼허파위엽(좌폐상엽) Superior lobe of left lung
(12) 복장뼈(흉골) Sternum
(13) 심장자국(심압흔) Cardiac impression
(14) 왼허파아래엽(좌폐하엽) Inferior lobe of left lung
(15) 왼허파바닥(좌폐기저부) Base of left lung

06 가슴안의 가로절단면(Transverse plane of thorax)

가슴안은 복장뼈각과 넷째등뼈의 아랫면을 연결하는 선에 의해 위 · 아래로 나누며, 아래쪽은 심장막을 중심으로 4구획으로 나눈다.

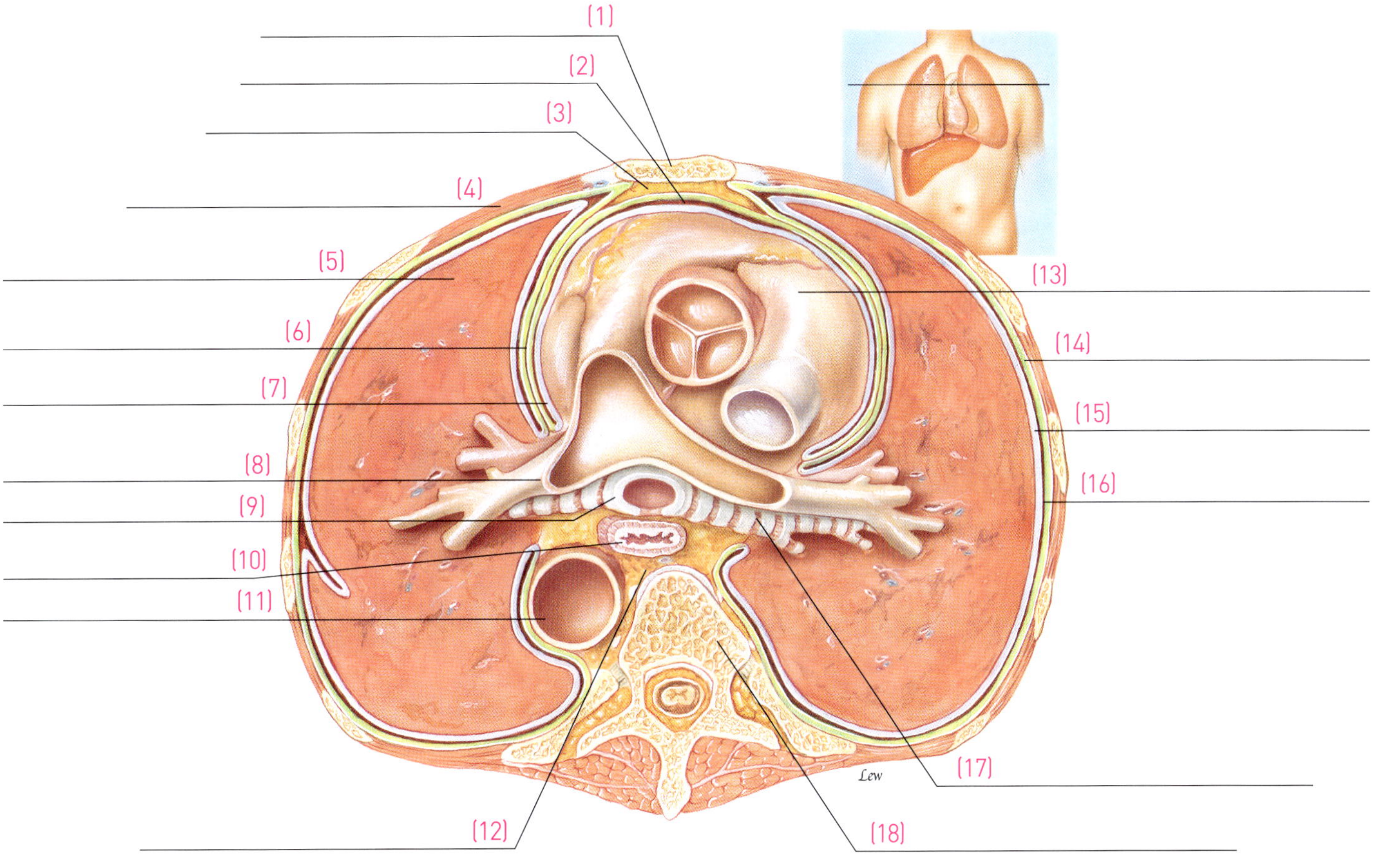

(1) 복장뼈(흉골) Sternum
(2) 심장막안(심막강) Pericardial cavity
(3) 앞가슴세로칸(전종격) Anterior mediastinum
(4) 가슴벽(흉벽) Thoracic wall
(5) 왼허파(좌폐) Left lung
(6) 벽쪽심장막(벽측심막) Parietal pericardium
(7) 내장쪽심장막(장측심막) Visceral pericardium
(8) 왼허파동맥(좌폐동맥) Left pulmonary artery
(9) 기관 Trachea
(10) 식도 Esophagus
(11) 가슴대동맥(흉대동맥) Thoracic aorta
(12) 뒤가슴세로칸(후종격) Posterior mediastinum
(13) 심장(중간가슴세로칸내) Heart(in middle mediastinum)
(14) 벽쪽가슴막(벽측흉막) Parietal pleura
(15) 허파쪽가슴막(장측흉막) Visceral pleura
(16) 가슴막안(흉막강) Pleural cavity
(17) 기관지 Bronchus
(18) 등뼈(흉추) Thoracic vertebra

07 호흡근(Respiratory muscles)

들숨의 주요 근육은 가슴우리의 오른쪽에, 날숨의 주요 근육은 가슴우리의 왼쪽에 표시하였다.

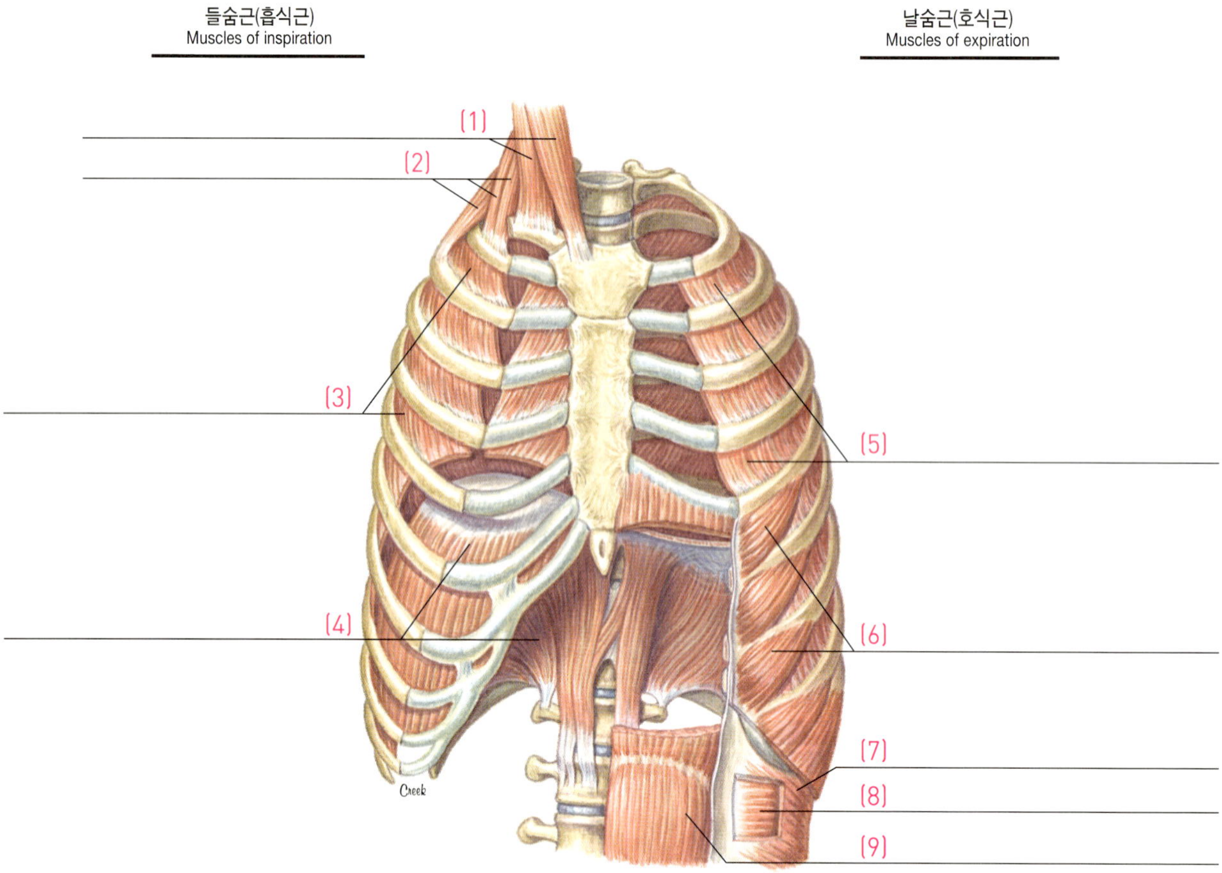

(1) 목빗근(흉쇄유돌근) Sternocleidomastoid
(2) 목갈비근(사각근) Scalenes
(3) 바깥갈비사이근(외늑간근) External intercostals
(4) 가로막(횡격막) Diaphragm
(5) 속갈비사이근(물렁뼈사이부 제외) Internal intercostals
(6) 배바깥빗근(외복사근) External abdominal oblique
(7) 배속빗근(내복사근) Internal abdominal oblique
(8) 배가로근(복횡근) Transversus abdominis
(9) 배곧은근(복직근) Rectus abdominis

제11장 소화계통

Alimentary System

CHAPTER 11

01 소화계통(Digestive system)

위장관과 부속기관으로 구성된다. 위장관은 입에서 항문에 이르는 연속된 관으로 길이가 약 9m에 달하며, 부속기관은 치아, 혀, 침샘, 간, 쓸개, 이자로 구성된다.

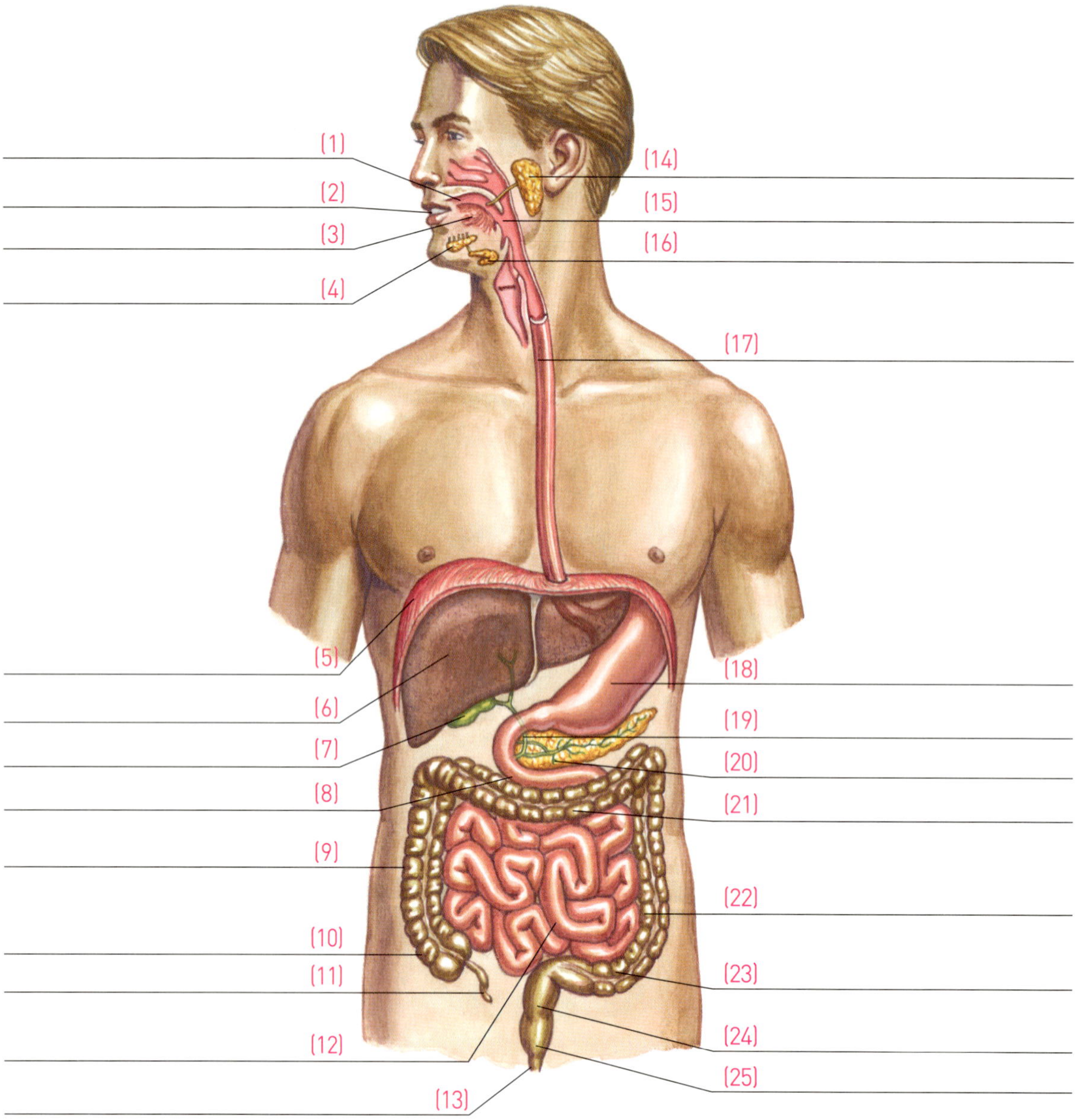

(1) 입안(구강) Oral cavity
(2) 치아 Teeth
(3) 혀(설) Tongue
(4) 혀밑샘(설하선) Sublingual gland
(5) 가로막(횡격막) Diaphragm
(6) 간 Liver
(7) 쓸개(담낭) Gallbladder
(8) 샘창자(십이지장) Duodenum
(9) 오름잘록창자(상행결장) Ascending colon
(10) 막창자(맹장) Cecum
(11) 막창자꼬리(충수) Appendix
(12) 작은창자(소장) Small intestine
(13) 항문 Anus
(14) 귀밑샘(이하선) Parotid gland
(15) 인두 Pharynx
(16) 턱밑샘(악하선) Submandibular gland
(17) 식도 Esophagus
(18) 위 Stomach
(19) 온쓸개관(총담관) Common bile duct
(20) 이자(췌장) Pancreas
(21) 가로잘록창자(횡행결장) Transverse colon
(22) 내림잘록창자(하행결장) Descending colon
(23) 구불잘록창자(S상결장) Sigmoid colon
(24) 곧창자(직장) Rectum
(25) 항문관 Anal canal

02 배안(Abdominal cavity)

장막은 몸공간의 속면을 덮고 또한 장기의 표면을 감싸는 막으로서 장기의 보호 및 윤활작용을 한다. 장막은 위창자관을 지지하고 신경과 혈관이 지나는 통로를 제공한다.

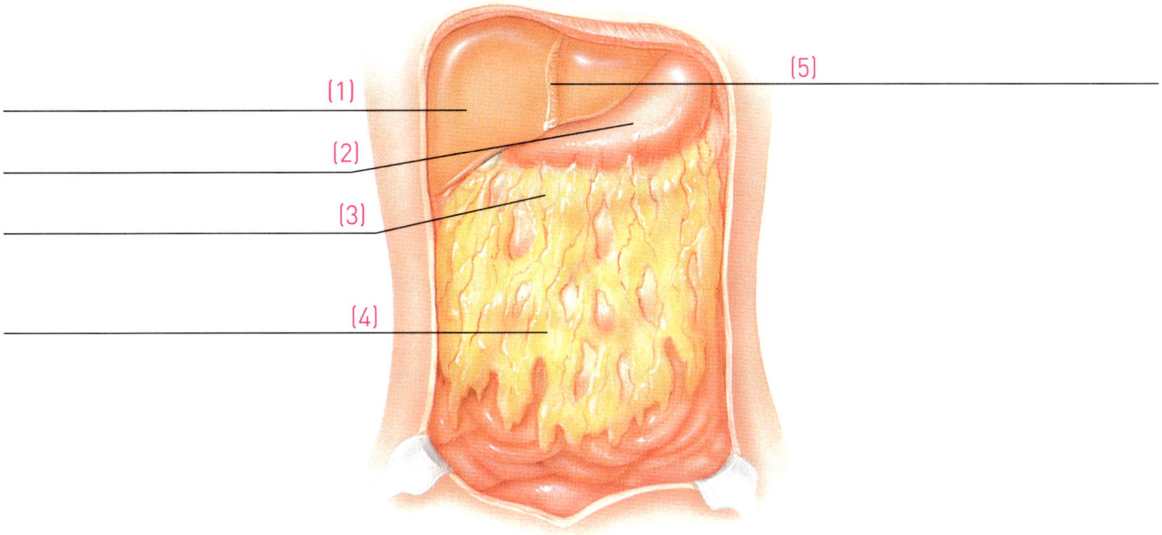

큰그물막

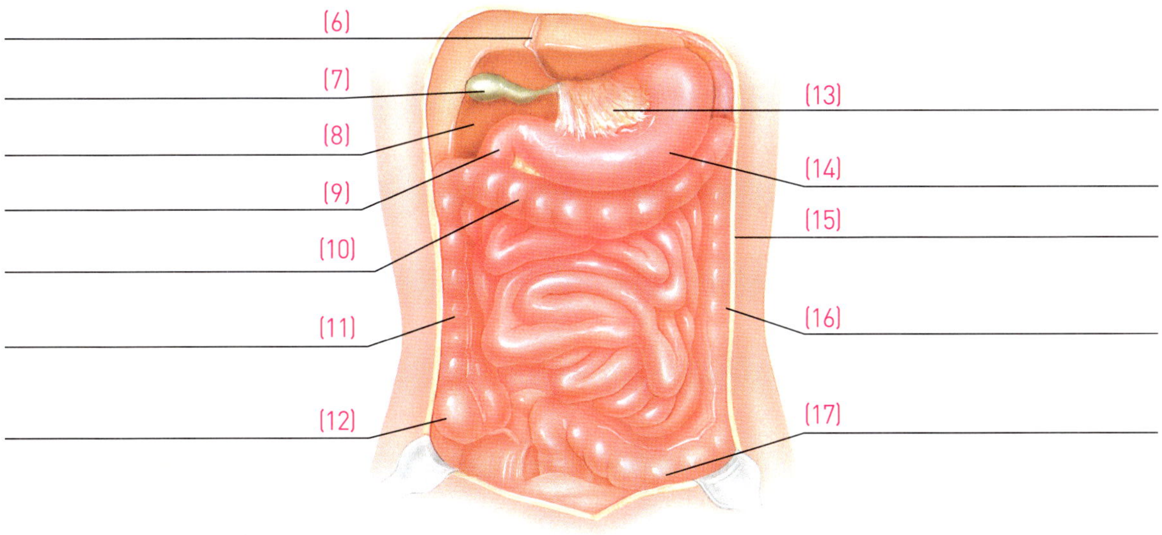

작은그물막

---

(1) 간 Liver
(2) 위 Stomach
(3) 큰그물막(대망)에 덮인 가로잘록창자(횡행결장) Transverse colon underneath
(4) 큰그물막(대망) Greater omentum
(5) 낫인대(겸상인대) Falciform ligament
(6) 낫인대(겸상인대) Falciform ligament
(7) 쓸개(담낭) Gallbladder
(8) 간 Liver
(9) 샘창자(십이지장) Duodenum
(10) 가로잘록창자(횡행결장) Transverse colon
(11) 오름잘록창자(상행결장) Ascending colon
(12) 막창자(맹장) Cecum
(13) 작은그물막(소망) Lesser omentum
(14) 위 Stomach
(15) 벽쪽배막(벽측복막) Parietal peritoneum
(16) 내림잘록창자(하행결장) Descending colon
(17) 구불잘록창자(S상결장) Sigmoid colon

03 배안(Abdominal cavity)

창자간막은 창자신경 및 창자혈관이 지나가는 통로가 된다. 잘록창자를 감싸고 지지하는 창자간막을 잘록창자간막이라 한다.

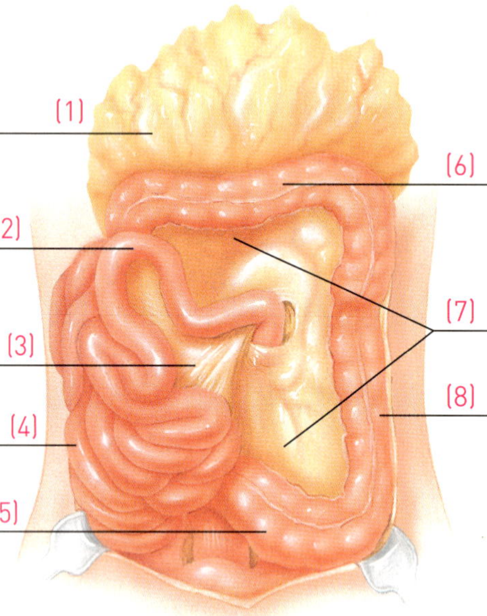

창자간막

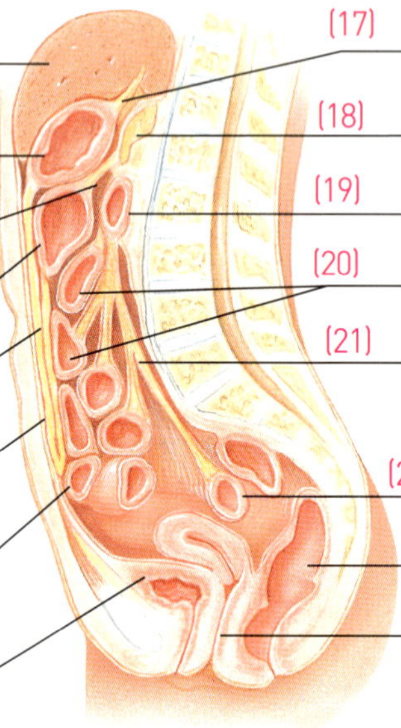

정중시상면

(1) 큰그물막(대망) Greater omentum
(2) 빈창자(공장) Jejunum
(3) 창자간막(장간막) Mesentery
(4) 돌창자(회장) Ileum
(5) 구불잘록창자(S상결장) Sigmoid colon
(6) 가로잘록창자(횡행결장) Transverse colon
(7) 잘록창자간막(결장간막) Mesocolon
(8) 내림잘록창자(하행결장) Descending colon
(9) 간 Liver
(10) 위 Stomach
(11) 잘록창자간막(결장간막) Mesocolon
(12) 가로잘록창자(횡행결장) Transverse colon
(13) 큰그물막(대망) Greater omentum
(14) 벽쪽배(복)막 Parietal peritoneum
(15) 내장쪽배(복)막 Visceral peritoreum
(16) 방광 Urinary bladder
(17) 작은그물막(소망) Lesser omentum
(18) 이자(췌장) Pancreas
(19) 샘창자(십이지장) Duodenum
(20) 빈창자(공장) Jejunum
(21) 창자간막(장간막) Mesentery
(22) 돌창자(회장) Ileum
(23) 곧창자(직장) Rectum
(24) 질 Vagina

04 위창자관 층(Gastrointestinal layer)

식도에서 항문에 이르는 위창자관층은 속에서부터 점막, 점막밑층, 근육층 및 장막의 4층으로 구성되어 있다. 부위에 따라서 각 층은 소화과정의 특정 기능을 수행하기 위하여 적절한 구조로 발달되어 있다.

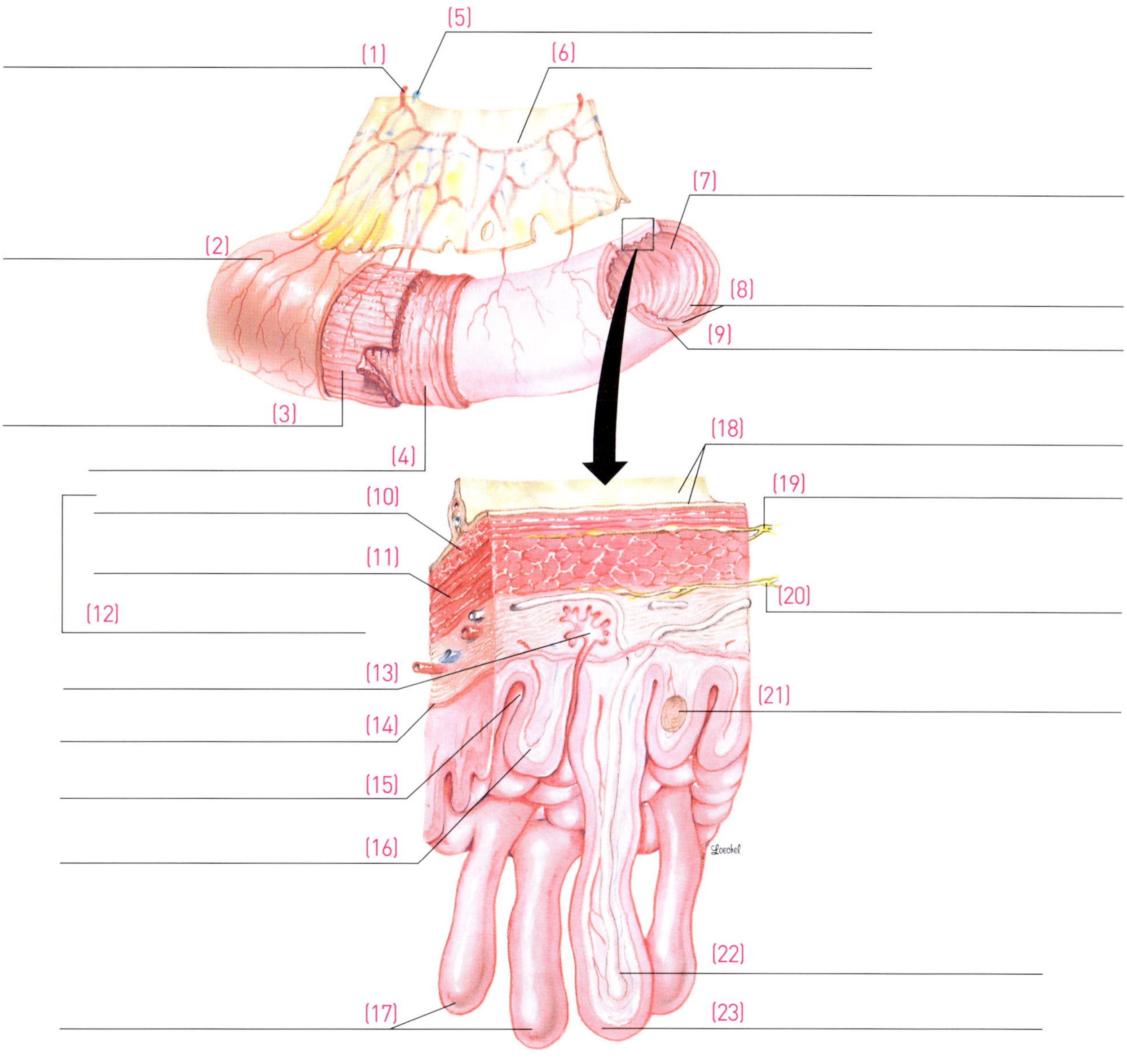

(1) 동맥 Artery
(2) 장막 Serosa
(3) 세로(종주)근 Longitudinal muscle
(4) 돌림(윤주)근 Circular muscle
(5) 정맥 Vein
(6) 창자간막(장간막) Mesentery
(7) 돌림주름(윤상주름) Circular fold
(8) 점막 Mucosa
(9) 점막밑층(점막하층) Submucosa
(10) 바깥세로근(외종주근) Outer longitudinal muscle
(11) 속돌림근(내윤주근) Inner circular muscle
(12) 근육층(근층) Tunica muscularis
(13) 점막밑층의 외분비샘(점막하층의 외분비선) Exocrine gland in submucosa
(14) 점막근육층(점막근층) Muscularis mucosa
(15) 창자샘(장선) Intestinal gland(Crypt of Lieberkuhn)
(16) 고유판(층) Lamina propria
(17) 융모 Villi
(18) 장막 Serosa
(19) 근육층사이신경얼기(근층간신경총) Myenteric plexus
(20) 점막밑신경얼기 (점막하신경총) Submucosal plexus
(21) 림프소절 Lymph nodule
(22) 유미관 Lacteal
(23) 상피 Epithelium

05 입안(Oral cavity)

입안은 볼, 입술, 입천장에 의해 경계되는 공간을 말하며, 입안뜰은 볼, 입술, 잇몸, 치열에 의해서 경계되는 공간을 말한다. 입안이 열리는 부위를 입술틈새라고 하며 입안과 인두의 경계를 목구멍이라 한다.

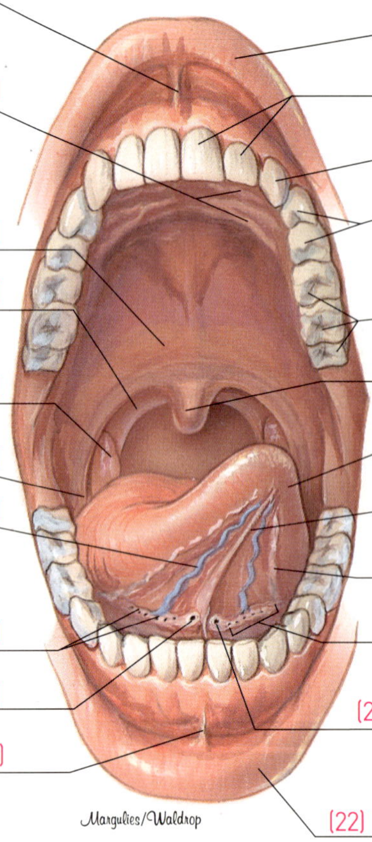

(1) 위입술주름띠(상순소대) Superior labial frenulum
(2) 단단입천장의 가로구개주름(경구개의 횡구개주름) Transverse palatine folds of hard palate
(3) 물렁입천장(연구개) Soft palate
(4) 입천장인두활(구개인두궁) Pharyngopalatine arch
(5) 목구멍편도(구개편도) Palatine tonsil
(6) 입천장혀활(구개설궁) Glossopalatine arch
(7) 깊은정맥(심정맥) Profunda v.
(8) 혀밑의(설하선의) 도관개구부 Sublingual duct orifices
(9) 턱밑의(악하선의) 도관개구부 Submandibular duct orifices
(10) 아래입술주름띠(하순소대) Inferior labial frenulum
(11) 위입술(상순) Upper lip
(12) 앞니(절치) Incisors
(13) 송곳니(견치) Canine
(14) 작은어금니(소구치) Premolars(bicuspids)
(15) 큰어금니(대구치) Moalrs
(16) 목젖(구개수) Palatine uvula
(17) 혀(설) Tongue
(18) 혀주름띠(설소대) Lingual frenulum
(19) 술주름(채상주름) Fimbriated fold
(20) 혀밑주름(설하주름) Sublingual fold
(21) 혀밑언덕(설하소구) Sublingual caruncle
(22) 아래입술(하순) Lower lip

06 인두의 정중시상면(Median plane of pharynx)

인두는 호흡계통과 소화계통의 공동 통로이다. 입안 및 인두는 비 각질 중층편평상피로 덮여 있으며, 침의 분비로 인해서 항상 젖어 있다.

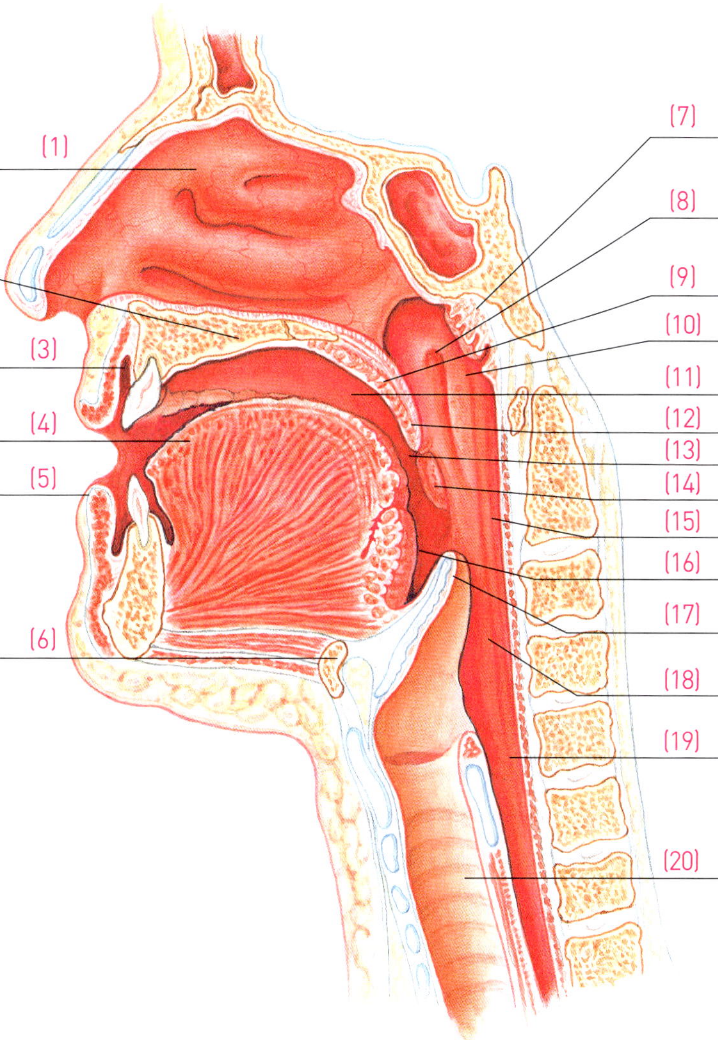

정중시상면

[1] 코안(비강) Nasal cavity
[2] 단단입천장(경구개) Hard palate
[3] 입안뜰(구강전정) Vestibule
[4] 혀(설) Tongue
[5] 입술(순) Lip
[6] 목뿔뼈(설골) Hyoid bone
[7] 인두편도 Pharyngeal tonsil
[8] 귀관인두구멍(이관인두구) Opening of auditory tube
[9] 물렁입천장(연구개) Soft palate
[10] 코인두(비인두) Nasopharynx
[11] 입안(구강) Oral cavity
[12] 목젖(구개수) Palatine uvula
[13] 목구멍(구협) Fauces
[14] 목구멍편도(구개편도) Palatine tonsil
[15] 입인두(구인두) Oropharynx
[16] 혀편도(설편도) Lingual tonsil
[17] 후두덮개(후두개) Epiglottis
[18] 후두인두(후인두) Larynogopharynx
[19] 식도 Esophagus
[20] 기관 Trachea

07 젖니(Deciduous teeth)

사람은 일생동안 2종류의 치아가 생기는데 젖니라고 불리는 20개의 탈락치아는 생후 약 6개월쯤에 송곳니부터 나오기 시작하여 생후 2년 반이 되면 모든 젖니가 나온다.

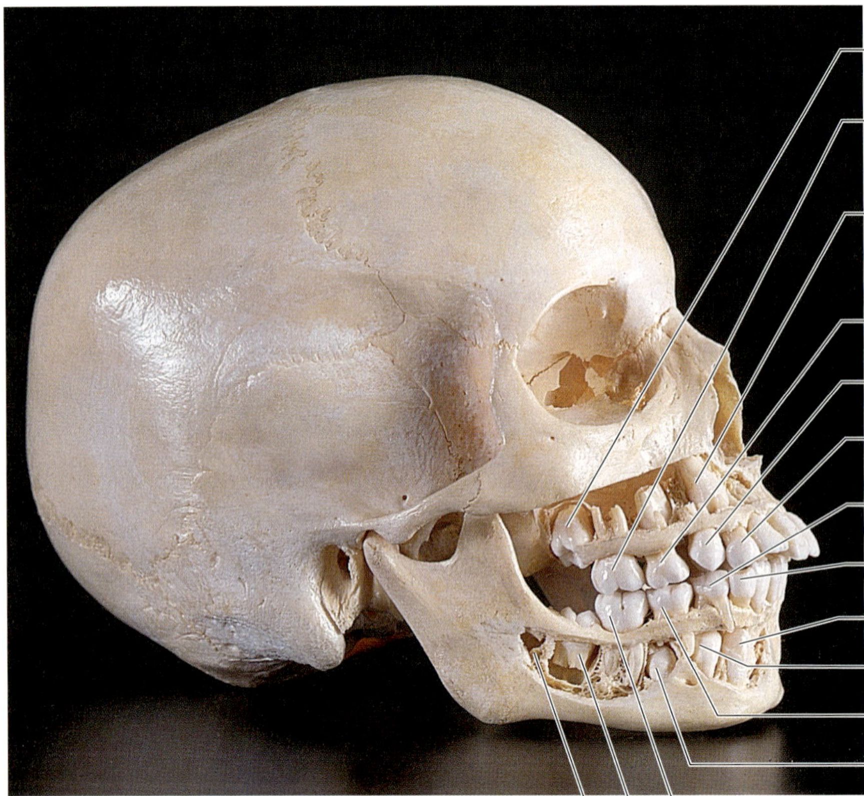

(1) 둘째큰어금니/간니(대구치/영구치) Permanent second molar
(2) 첫째큰어금니/간니(대구치/영구치) Permanent first molar
(3) 송곳니/간니(견치/영구치) Permanent canine
(4) 둘째큰어금니/간니(대구치/영구치) Permanent second molar
(5) 첫째작은어금니/간니(대구치/영구치) Permanent first premolar
(6) 송곳니/젖니(견치/탈락치) Deciduous canine
(7) 첫째큰어금니/젖니(대구치/탈락치) Deciduous first molar
(8) 송곳니/젖니(견치/탈락치) Deciduous canine
(9) 송곳니/간니(견치/영구치) Permanent canine
(10) 첫째작은어금니/간니(대구치/영구치) Permanent first premolar
(11) 둘째큰어금니/젖니(대구치/탈락치) Deciduous second molar
(12) 둘째작은어금니/간니(대구치/영구치) Permanent second premolar
(13) 첫째큰어금니/간니(대구치/영구치) Permanent first molar
(14) 둘째큰어금니/간니(대구치/영구치) Permanent second molar
(15) 셋째큰어금니/간니(대구치/영구치) Permanent third molar

08 침샘(Salivary gland)

부속 소화샘으로 침을 분비한다. 침은 대부분 입안 밖에 위치한 귀밑샘, 턱밑샘, 혀밑샘에서 생산되어 침샘관을 통해 입안으로 분비된다.

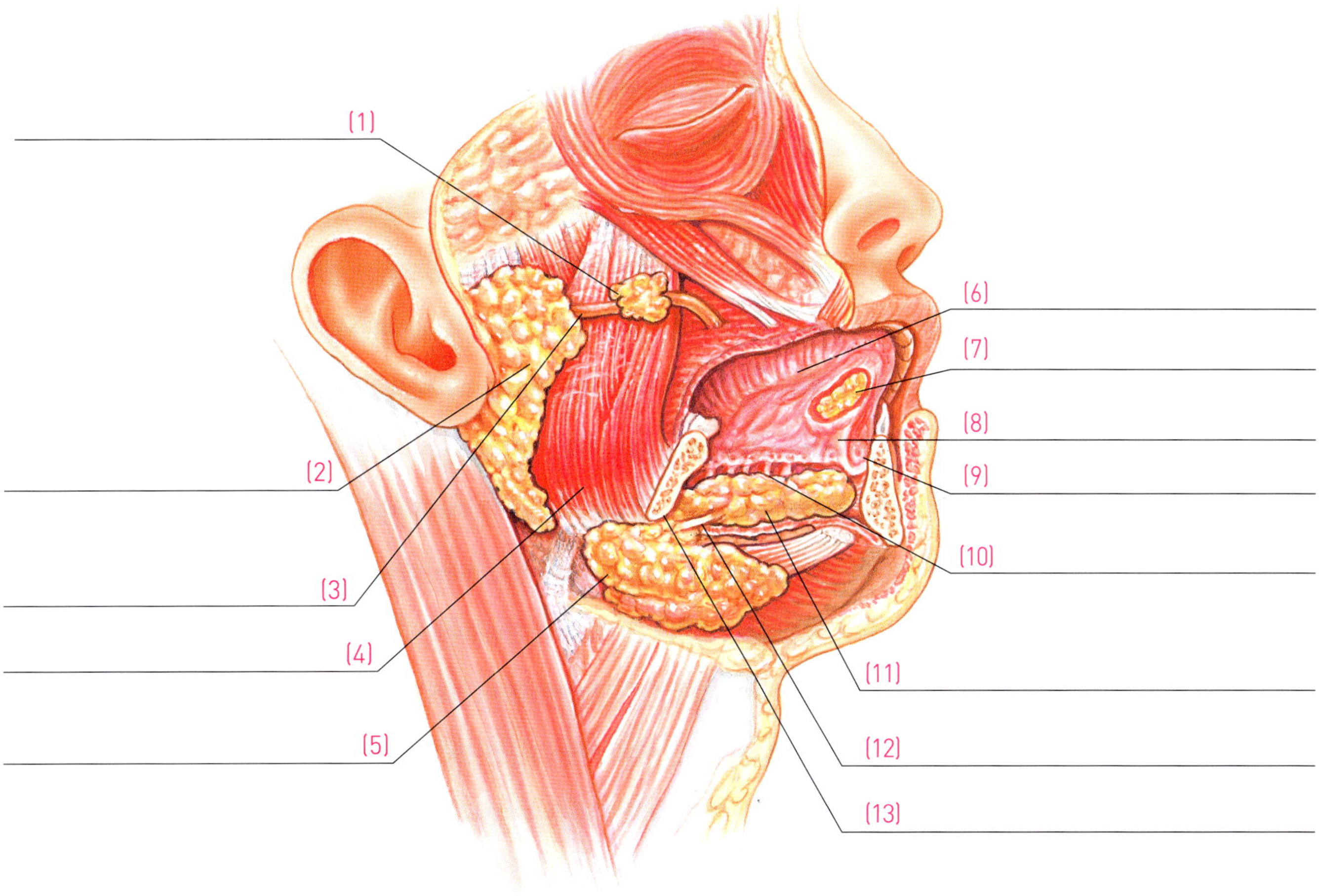

(1) 부속침샘(부속타액선) Accessory salivary gland
(2) 귀밑샘(이하선) Parotid gland
(3) 귀밑샘관(이하선관) Parotid duct
(4) 깨물근(교근) Masseter muscle
(5) 턱밑샘(악하선) Submandibular gland
(6) 혀(설) Tongue
(7) 부속침샘(부속타액선) Accessory salivary gland
(8) 혀주름띠(설소대) Lingual frenulum
(9) 턱밑샘관(악하선관) 열림부위 Opening of submandibular duct
(10) 혀밑샘관(설하선관) Sublingual ducts
(11) 혀밑샘(설하선) Sublingual gland
(12) 턱밑샘관(악하선관) Submandibular duct
(13) 아래턱뼈(하악골) Mandible(cut)

09 위(Stomach)

위는 들문, 바닥, 몸통, 날문의 4부분으로 구성되는데, 들문은 식도와 연결되는 위쪽의 좁은 부위이고, 바닥은 왼쪽 위에서 반구형으로 돌출된 부위로서 가로막에 직접 닿아 있다.

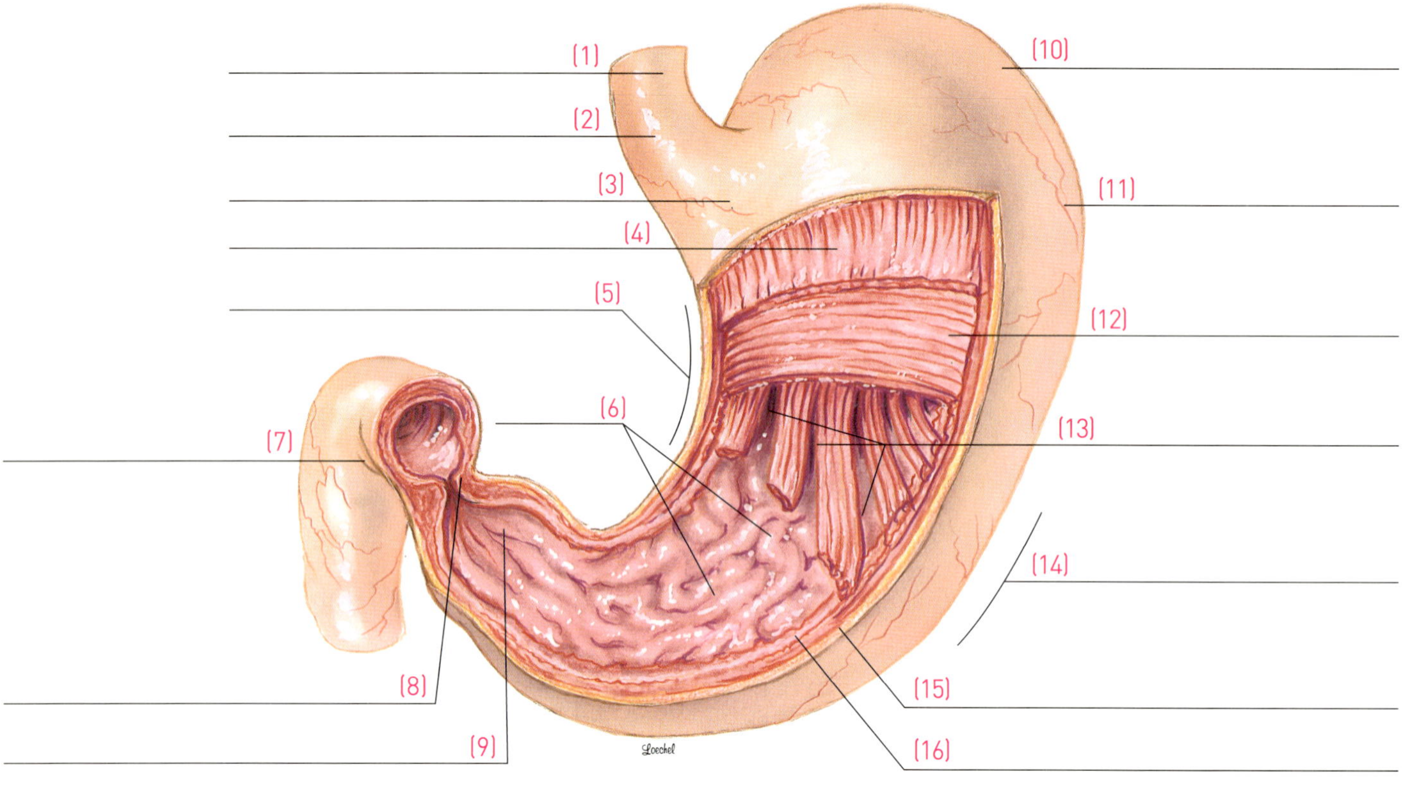

(1) 식도 Esophagus
(2) 바깥막(외막) Adventitia
(3) 들문(분문) Cardia
(4) 세로근(종주근) Longitudinal muscle
(5) 작은굽이(소만) Lesser curvature
(6) 위주름(위추벽) Gastric folds
(7) 샘창자(십이지장) Duodenum
(8) 날문조임근(유문괄약근) Pyloric sphincter
(9) 날문(유문) Pylorus
(10) 위바닥(위저) Fundus
(11) 위몸통(위체) Body
(12) 돌림근(윤주근) Circular muscle
(13) 빗근(사근) Oblique muscle
(14) 큰굽이(대만) Greater curvature
(15) 점막밑층(점막하층) Submucosa
(16) 점막 Mucosa

10 작은창자(Small intestine)

샘창자, 빈창자, 돌창자로 구성되며, 음식물의 소화가 완성되고 영양분을 흡수하는 장소이다. 작은창자의 속공간 표면은 흡수면적을 증가시키기 위해서 돌림주름, 창자융모, 미세융모가 발달되어 있다.

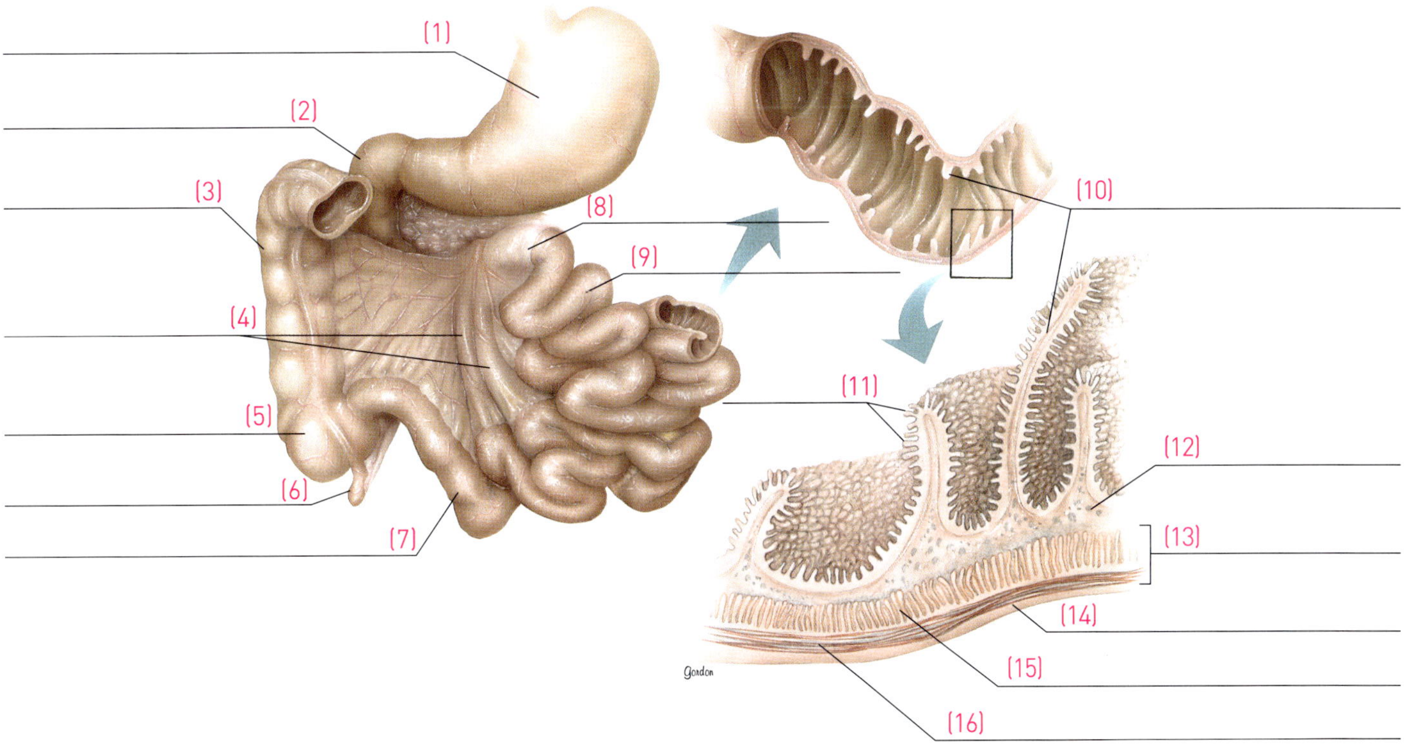

(1) 위 Stomach
(2) 샘창자(십이지장) Duodenum
(3) 오름잘록창자(상행결장) Ascending colon
(4) 창자간막(장간막) Mesentery
(5) 막창자(맹장) Cecum
(6) 막창자꼬리(충수) Appendix
(7) 돌창자(회장) Ileum
(8) 샘빈창자굽이(십이지장공장만곡) Duodenojejunal flexure
(9) 빈창자(공장) Jejunum
(10) 돌림주름(윤상주름) Plicae circulares
(11) 창자융모(장융모) Intestinal villi
(12) 점막밑층(점막하층) Submucosa
(13) 근육층(근층) Tunica muscularis
(14) 장막 Serous layer
(15) 돌림근(윤주근) Circular muscle
(16) 세로근(종주근) Longitudinal muscle

11 샘창자(Duodenum)

위의 날문조임근에서 샘창자굽이까지 이르는 길이 약 25cm의 관 모양의 장기로서 위와 연결되는 부위를 제외하고는 뒤 배벽에 위치한다.

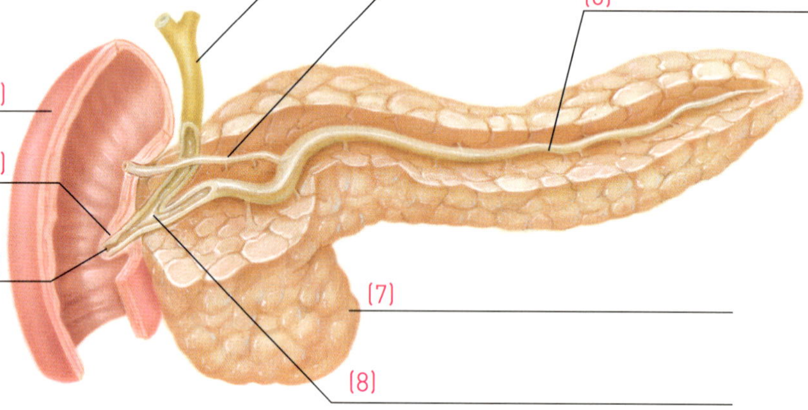

(1) 샘창자(십이지장) Duodenum
(2) 팽대조임근(팽대괄약근) Sphincter of ampulla
(3) 샘창자유두(십이지장유두) Duodenal papilla
(4) 온쓸개관(총담관) Common bile duct
(5) 덧이자관(췌관) Accessory pancreatic duct
(6) 이자관(췌관) Pancreatic duct
(7) 이자(췌장) Pancreas
(8) 온쓸개이자관(담췌관) 팽대 Hepatopancreatic ampulla

12 큰창자(Large intestine)

길이 1.5m, 지름 6.5cm에 달하는 관 모양 장기로서 작은 창자에 비해 지름이 월등히 크기 때문에 큰창자라 불린다. 큰창자는 오른쪽 아랫배에서 돌창자의 끝이 연결되고 오른쪽 배벽으로 상행하여 간에 이른 후 다시 왼쪽을 가로로 주행한 후 골반으로 내려온 다음 항문으로 연속된다.

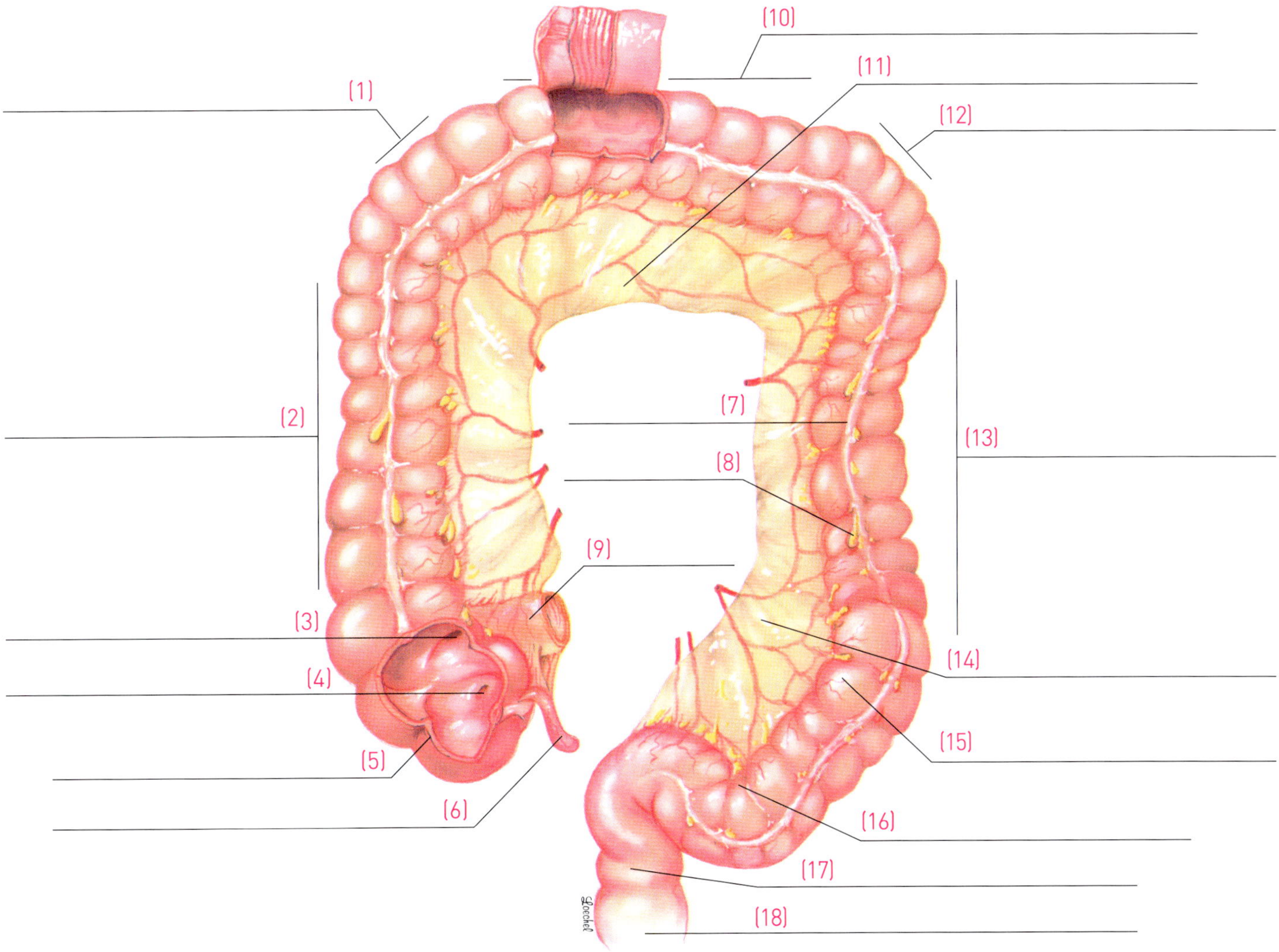

(1) 간굽이(간만곡) Hepatic flexure
(2) 오름잘록창자(상행결장) Ascending colon
(3) 돌막창자판막(회맹판) Ileocecal valve
(4) 막창자꼬리(충수) 열림부위 Orifice of appendix
(5) 막창자(맹장) Cecum
(6) 막창자꼬리(충수) Appendix
(7) 창자띠(결장뉴) Taeniae coli
(8) 복막주렁(복막수) Epiploic appendices
(9) 돌창자(회장) Ileum
(10) 가로잘록창자(횡행결장) Transverse colon
(11) 가로잘록창자간막(횡행결장간막) Tranverse mesocolon
(12) 지라굽이(비장만곡) Splenic flexure
(13) 내림잘록창자(하행결장) Descending colon
(14) 구불잘록창자사이막(S상결장간막) Sigmoid mesocolon
(15) 팽대(팽기) Haustrum
(16) 구불잘록창자(S상결장) Sigmoid colon
(17) 곧창자(직장) Rectum
(18) 항문관 Anal canal

13 항문관(Anal canal)

위장관의 마지막 약 20cm 되는 부위가 곧창자이며, 곧창자의 끝부분의 약 2~3cm 되는 부위가 항문관이다.

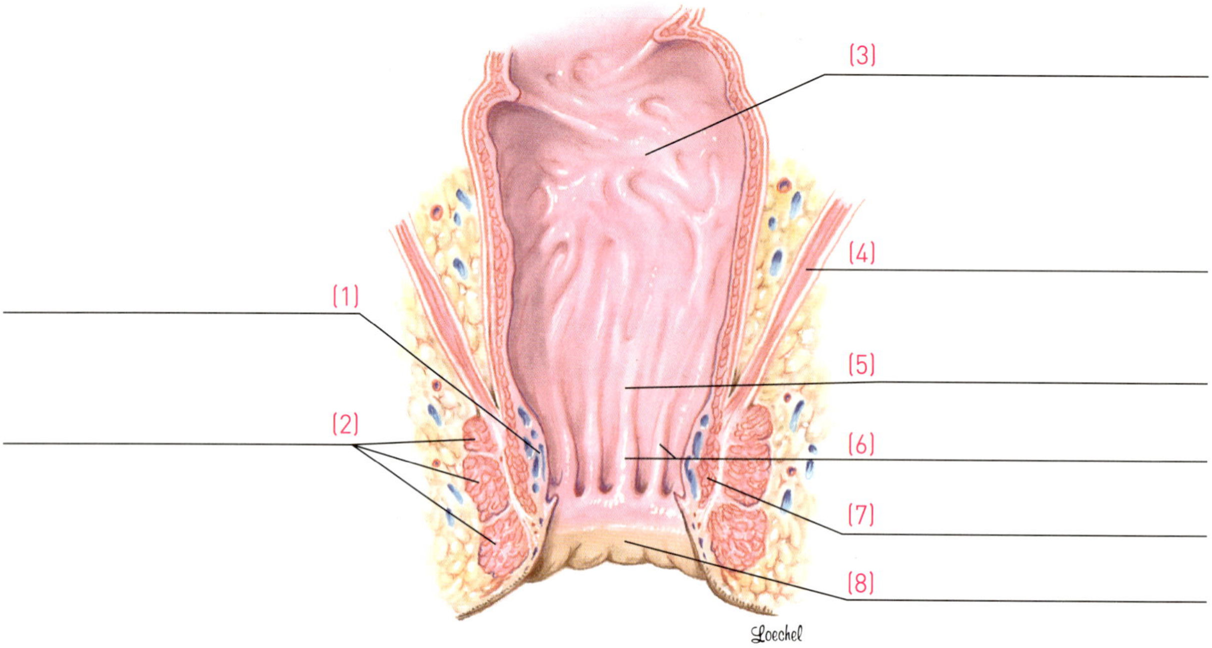

(1) 치질이 발생되는 혈관 Hemorrhoidal vessels
(2) 바깥항문조임근(외항문괄약근) External anal sphincter
(3) 곧창자(직장) Rectum
(4) 항문올림근(항문거근) Levator ani muscle
(5) 항문관 Anal canal
(6) 항문기둥(항문주) Anal columns
(7) 속항문조임근(내항문괄약근) Internal anal sphincter
(8) 항문 Anus

14 배의 가로절단면(Transverse plane of abdomen)

배의 가로절단면에서 관찰되는 여러 장기들을 볼 수 있다.

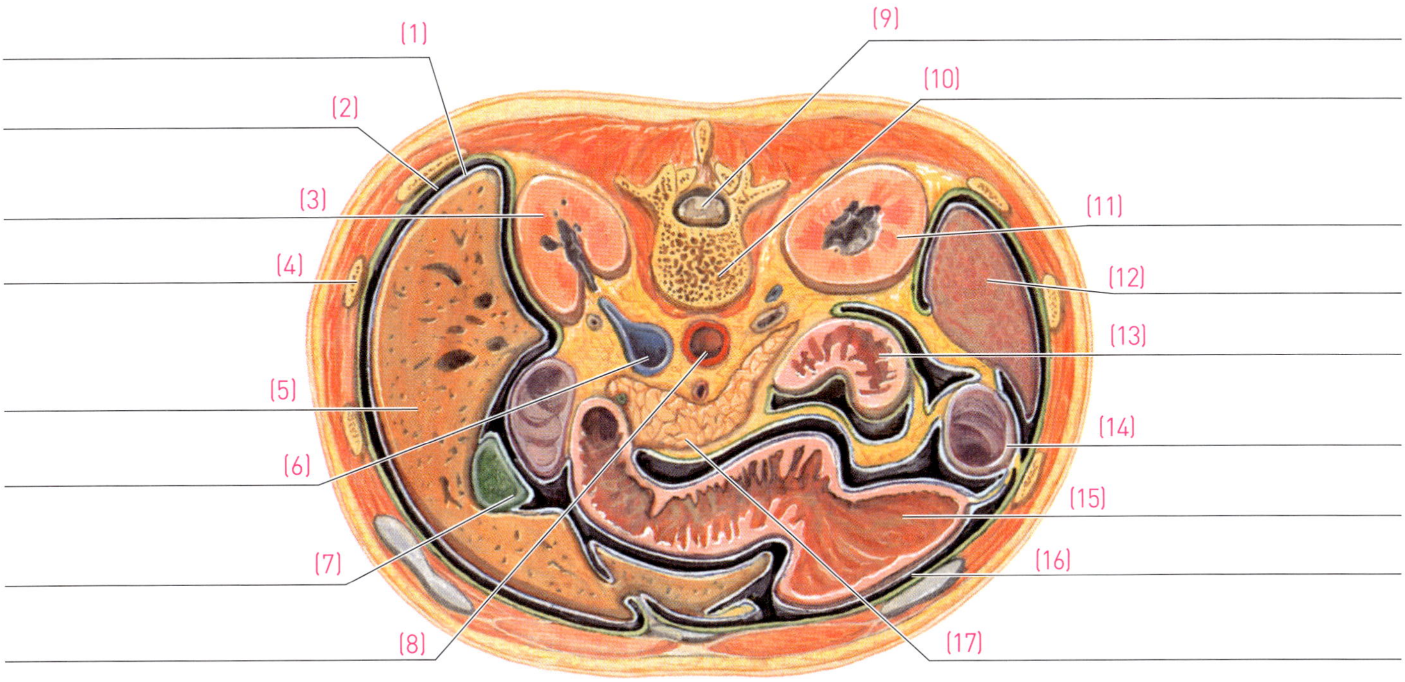

(1) 내장쪽배막(장측복막) Visceral peritoneum
(2) 벽쪽배막(벽측복막) Parietal peritoneum
(3) 오른쪽콩팥(우측신장) Right kidney
(4) 갈비뼈(늑골) Rib
(5) 간 Liver
(6) 아래대정맥(하대정맥) Inferior vena cava
(7) 쓸개(담낭) Gallbladder
(8) 대동맥 Aorta
(9) 척수 Spinal cord
(10) 척추(추골) Vertebra
(11) 왼쪽콩팥(좌측신장) Left kidney
(12) 지라(비장) Spleen
(13) 작은창자(소장) Small intestine
(14) 큰창자(대장) Large intestine
(15) 위 Stomach
(16) 배막안(복막강) Peritoneal cavity
(17) 이자(췌장) Pancreas

15 간(Liver)

간은 성인에서 약 1.3kg에 달하는, 신체에서 가장 큰 장기로서 명치부위와 오른갈비밑부위에 위치하고 가로막의 바로 밑에 놓여 있다.

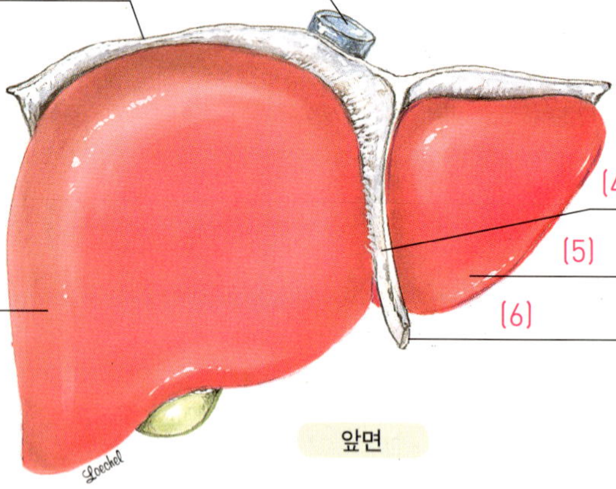

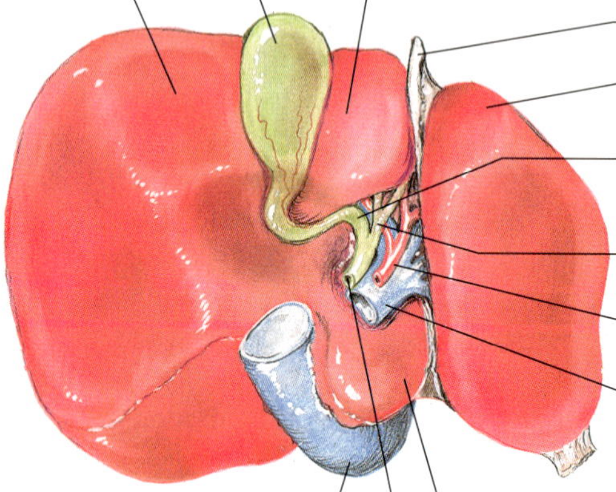

(1) 아래대정맥(하대정맥) Inferior vena cava
(2) 관상인대 Coronary ligament
(3) 오른엽(우엽) Right lobe
(4) 낫인대(겸상인대) Falciform ligament
(5) 왼엽(좌엽) Left lobe
(6) 간원인대(간원삭) Round ligament
(7) 쓸개(담낭) Gallbladder
(8) 오른엽(우엽) Right lobe
(9) 아래정맥(하대정맥) Inferior vena cava
(10) 네모엽(방형엽) Quadrate lobe
(11) 간원인대(간원삭) Round ligament
(12) 왼엽(좌엽) Left lobe
(13) 쓸개관(담낭관) Cystic duct
(14) 간관 Hepatic duct
(15) 간동맥 Hepatic artery
(16) 간문맥 Hepatic portal vein
(17) 꼬리엽(미상엽) Caudate lobe
(18) 온쓸개관(총담관) Common bile duct

16 이자와 쓸개(Pancreas and gallbladder)

이자는 샘창자와 접해 있는 머리, 중심부 그리고 지라와 접해 있는 꼬리로 구분된다. 쓸개는 간의 아랫면에 부착되어 있어서 쓸개즙의 저장, 농축기능을 하는 주머니 모양의 장기이다. 이자관은 온쓸개관과 유합되어 샘창자유두에 열린다.

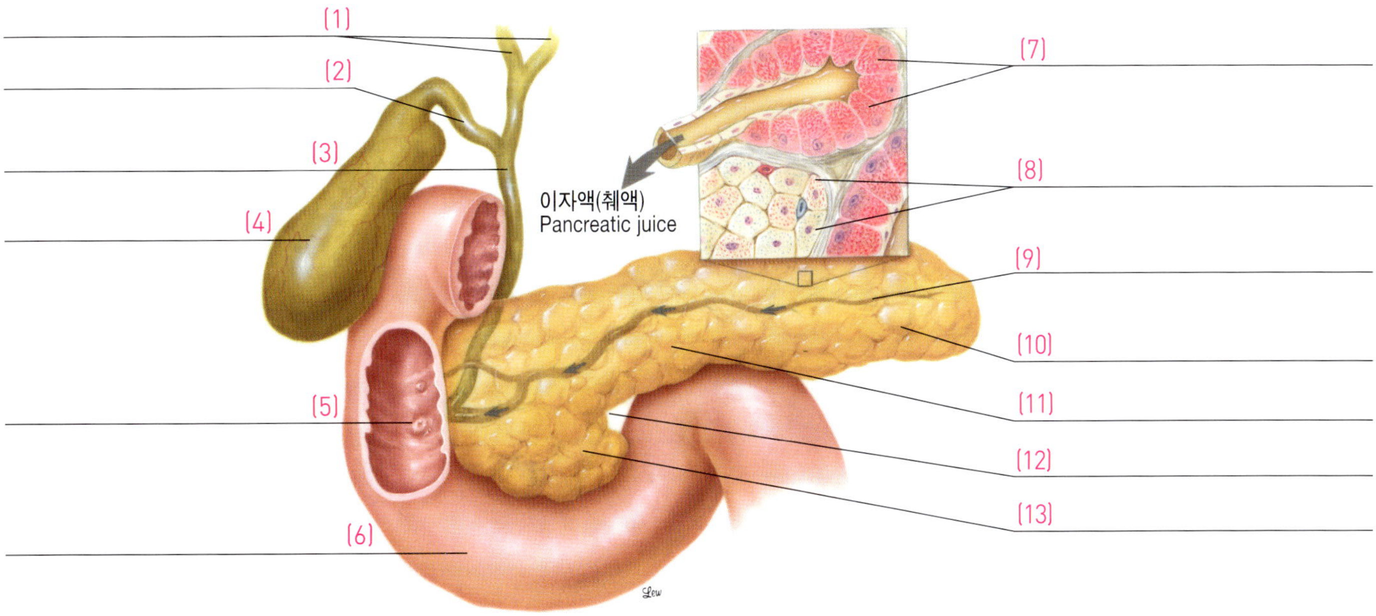

(1) 간관 Hepatic ducts

(2) 쓸개관(담낭관) Cystic duct

(3) 온쓸개관(총담관) Common bile duct

(4) 쓸개(담낭) Gallbladder

(5) 샘창자유두(십이지장유두) Duodenal papilla

(6) 샘창자(십이지장) Duodenum

(7) 이자샘꽈리세포(췌선방세포) Pancreatic acinar cells

(8) 이자섬세포(췌도세포) Pancreatic islet cells

(9) 이자관(췌관) Pancreatic duct

(10) 이자꼬리(췌미) Tail of pancreas

(11) 이자몸통(췌체) Body of pancreas

(12) 이자패임(췌절흔) Pancreatic notch

(13) 이자머리(췌두) Head of pancreas

제12장 비뇨계통

Urinary System

CHAPTER 12

01 비뇨계통(Urinary system)

한 쌍의 콩팥과 요관, 방광 및 요도로 구성된다. 콩팥에서 생성된 요는 요관을 통해 방광에 저장된다.

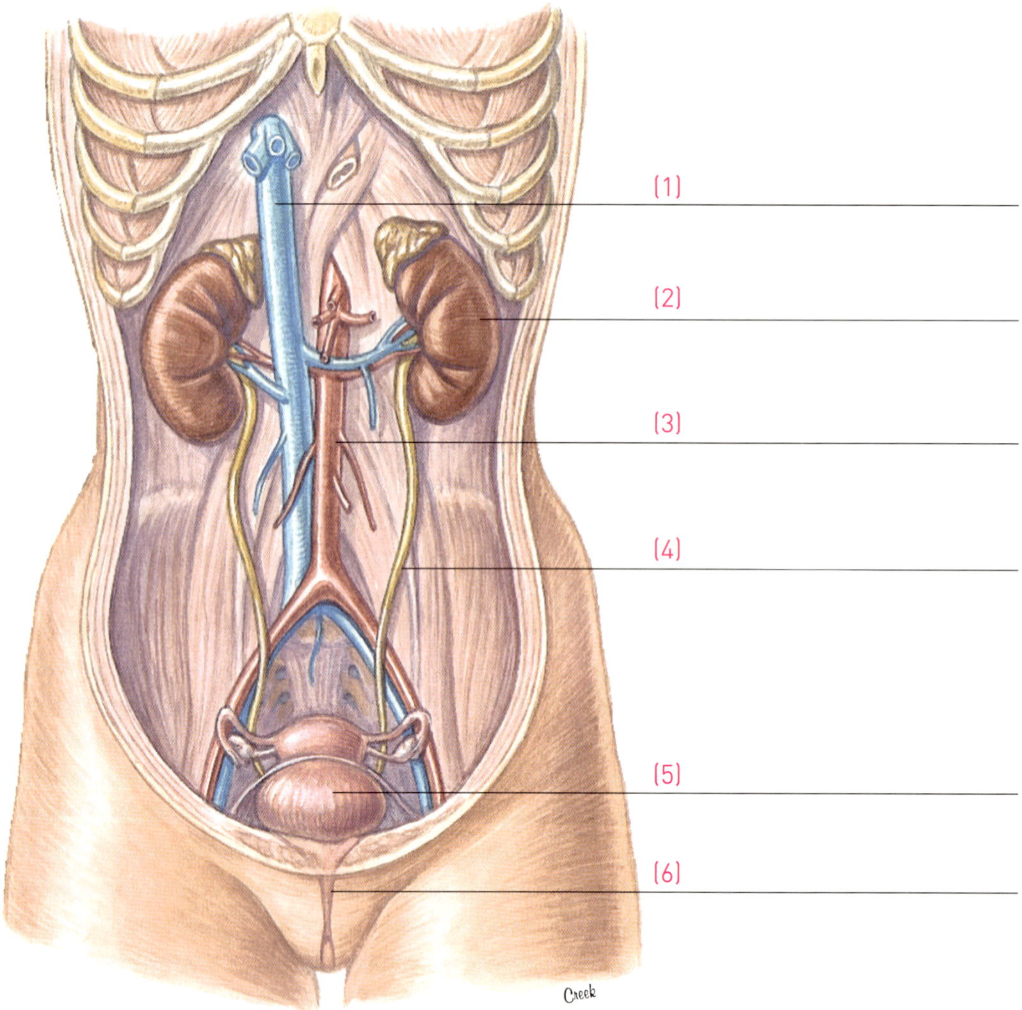

(1) 아래대정맥(하대정맥) Inferior vena cava
(2) 콩팥(신장) Kidney
(3) 배대동맥(복부대동맥) Abdominal aorta
(4) 요관 Ureter
(5) 방광 Urinary bladder
(6) 요도 Urethra

02 콩팥의 방사선 사진(Kidney radiograpy)

콩팥은 복강 내 뒤배벽에 매몰되어 있으며, 열두째등뼈에서 셋째허리뼈 사이의 높이에 위치해 있다. 오른쪽 콩팥은 간에 의해 왼쪽콩팥보다 약 1.5cm 낮게 위치한다.

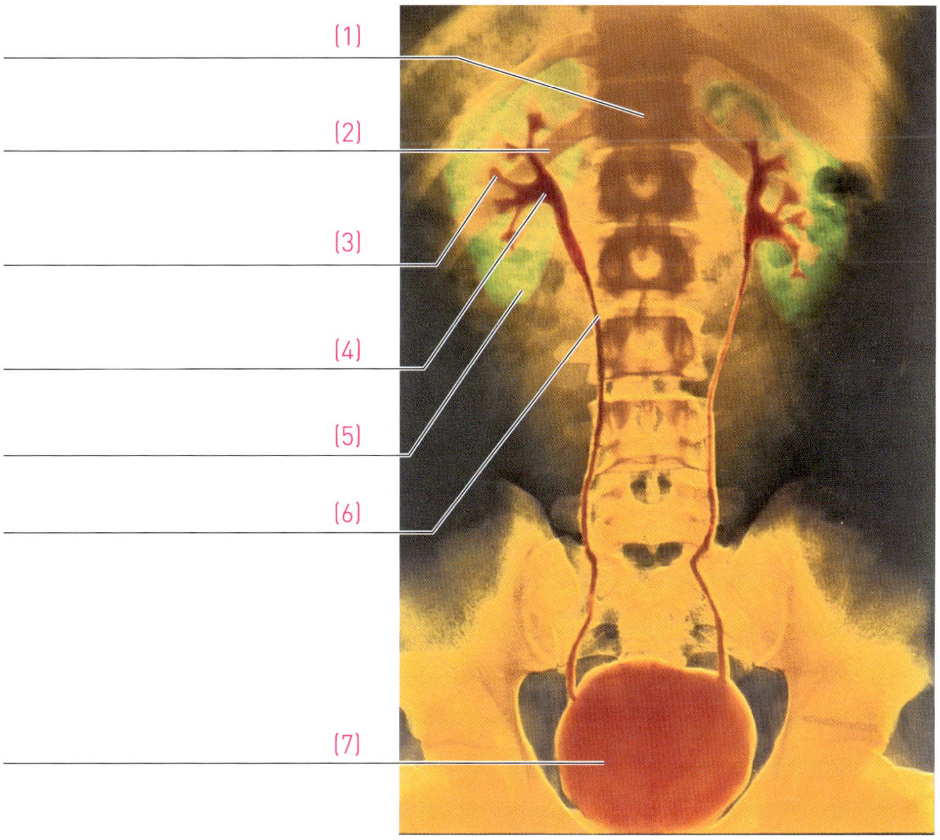

방사선 사진

(1) 열두째등뼈(제12흉추) Twelfth thoracic vertebra
(2) 열두째갈비뼈(제12늑골) Twelfth rib
(3) 작은콩팥잔(소신배) Minor calyx
(4) 콩팥깔때기(신우) Renal pelvis
(5) 콩팥(신장) Kidney
(6) 요관 Ureter
(7) 방광 Urinary bladder

03 콩팥의 단면구조(Longitudinal plane of kidney)

콩팥의 겉질과 속질 영역 및 주요 공간들이 관찰된다. 겉질은 모세혈관이 잘 발달되어 있고, 속질은 더 어둡게 보이며 콩팥세관과 혈관의 배열상으로 인해 선상으로 보인다.

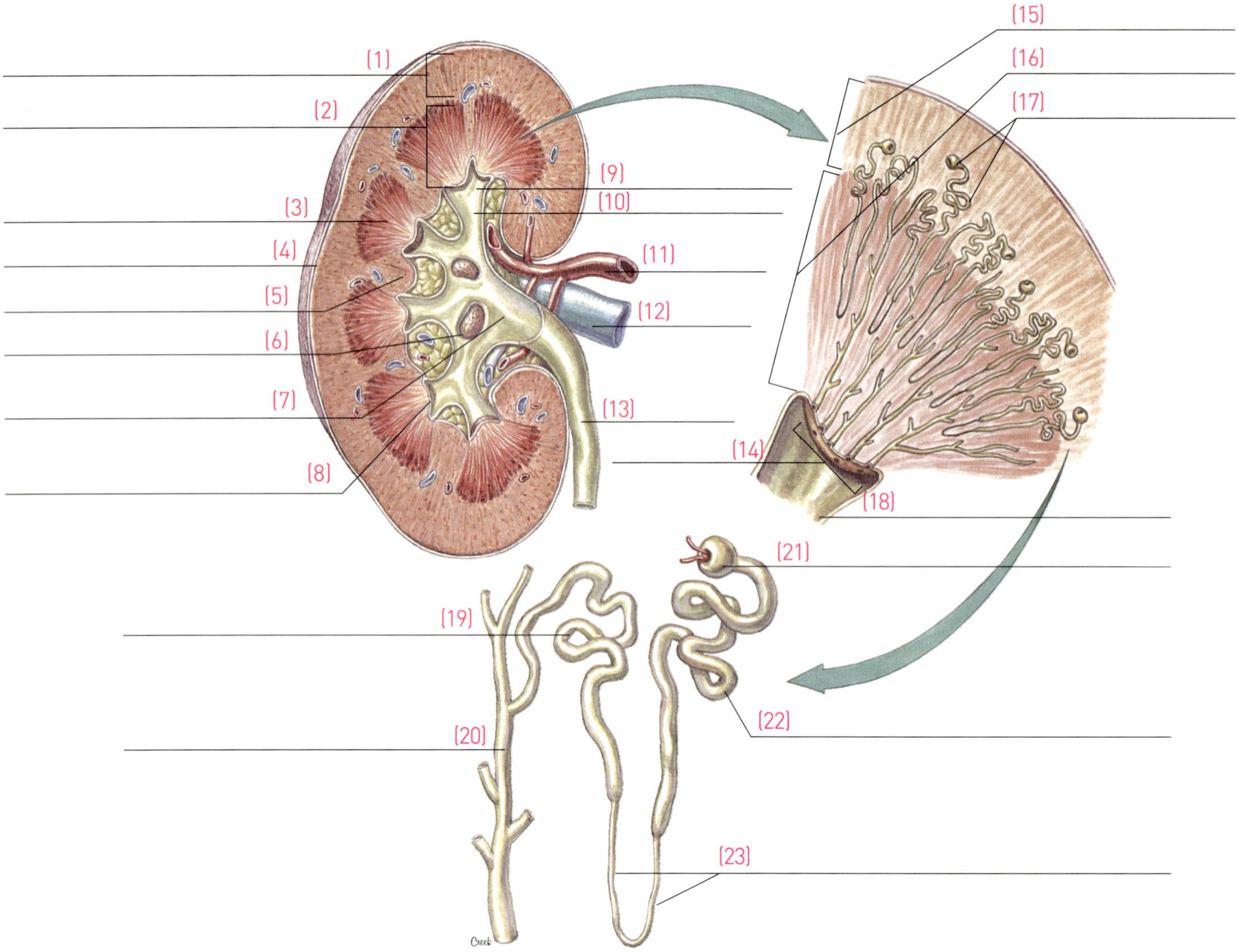

(1) 콩팥겉질(신피질) Renal cortex
(2) 콩팥속질(신수질) Renal medulla
(3) 콩팥피라밋(신추체) Renal pyramid
(4) 콩팥피막(신피막) Renal capsule
(5) 콩팥기둥(신주) Renal column
(6) 콩팥잔의 콩팥깔때기(신배의 신우) 열림부위 Opening of renal calyx into renal pelvis
(7) 콩팥깔때기(신우) Renal pelvis
(8) 콩팥유두(신유두) Renal papilla
(9) 작은콩팥잔(소신배) Minor calyx
(10) 큰콩팥잔(대신배) Major calyx
(11) 콩팥동맥 Renal artery
(12) 콩팥정맥 Renal vein
(13) 요관 Ureter
(14) 콩팥(신)유두 Renal papilla
(15) 콩팥겉질(신피질) Renal cortex
(16) 콩팥속질(신수질) Renal medulla
(17) 콩팥단위(신원) Nephron
(18) 작은콩팥잔(소신배) Minor calyx
(19) 먼쪽곱슬세관(원위곡세뇨관) Distal convoluted tubule
(20) 유두관 Papillary duct
(21) 토리주머니(사구체낭) Glomerular capsule
(22) 토리쪽곱슬세관(근위곡세뇨관) Proximal convoluted tubule
(23) 콩팥세관고리(신원고리) Nephron loop

04 콩팥의 혈관(Renal vessel)

콩팥에는 많은 양의 혈액을 끊임없이 여과하고 혈액성분을 조정하기 위한 혈관이 광범위하게 분포되어 있다.

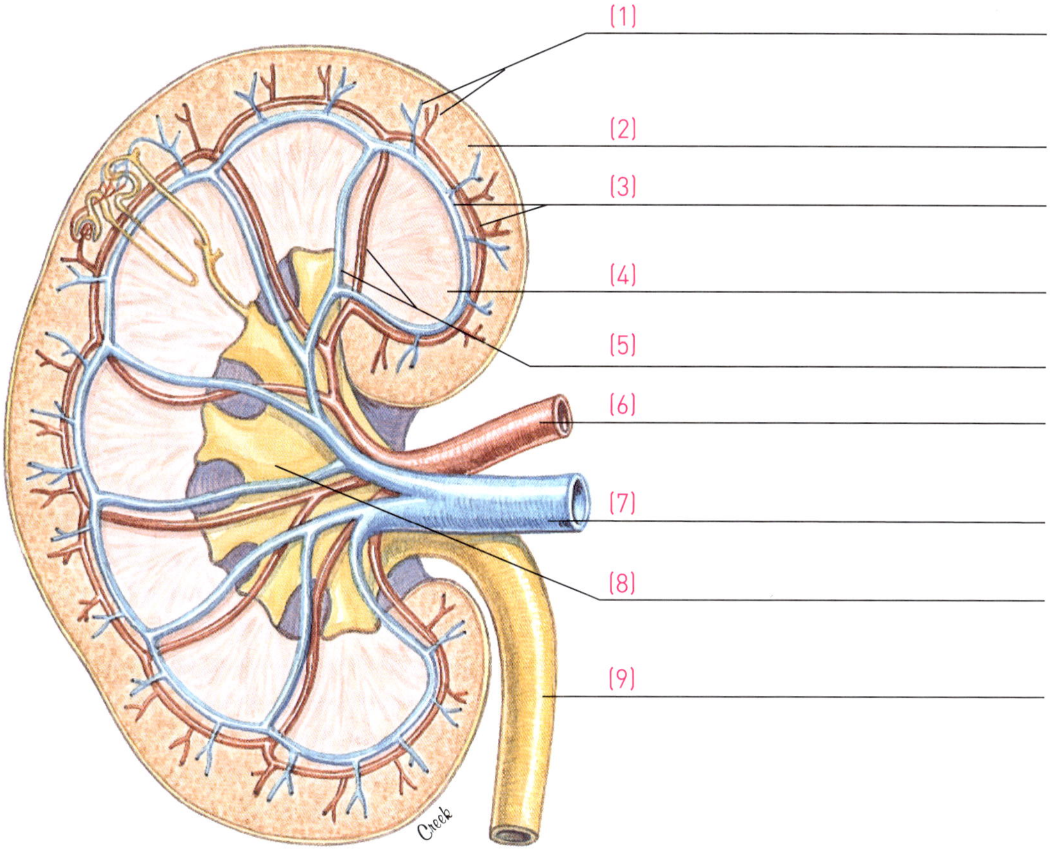

(1) 소엽사이동·정맥(소엽간동·정맥)
Interlobular artery and vein

(2) 콩팥겉질(신피질) Renal cortex

(3) 활꼴동·정맥(궁상동·정맥)
Arcuate artery and vein

(4) 콩팥속질(신수질) Renal medulla

(5) 엽사이동·정맥(엽간동·정맥)
Interlobar artery and vein

(6) 콩팥동맥(신동맥) Renal artery

(7) 콩팥정맥(신정맥) Renal vein

(8) 콩팥깔때기(신우) Renal pelvis

(9) 요관 Ureter

05 콩팥단위(Nephron)

요를 생산하는 기능적 단위로 콩팥소체와 콩팥세관으로 구성된다. 콩팥세관은 토리쪽곱슬세관, 헨레고리, 먼쪽곱슬세관으로 구성된다.

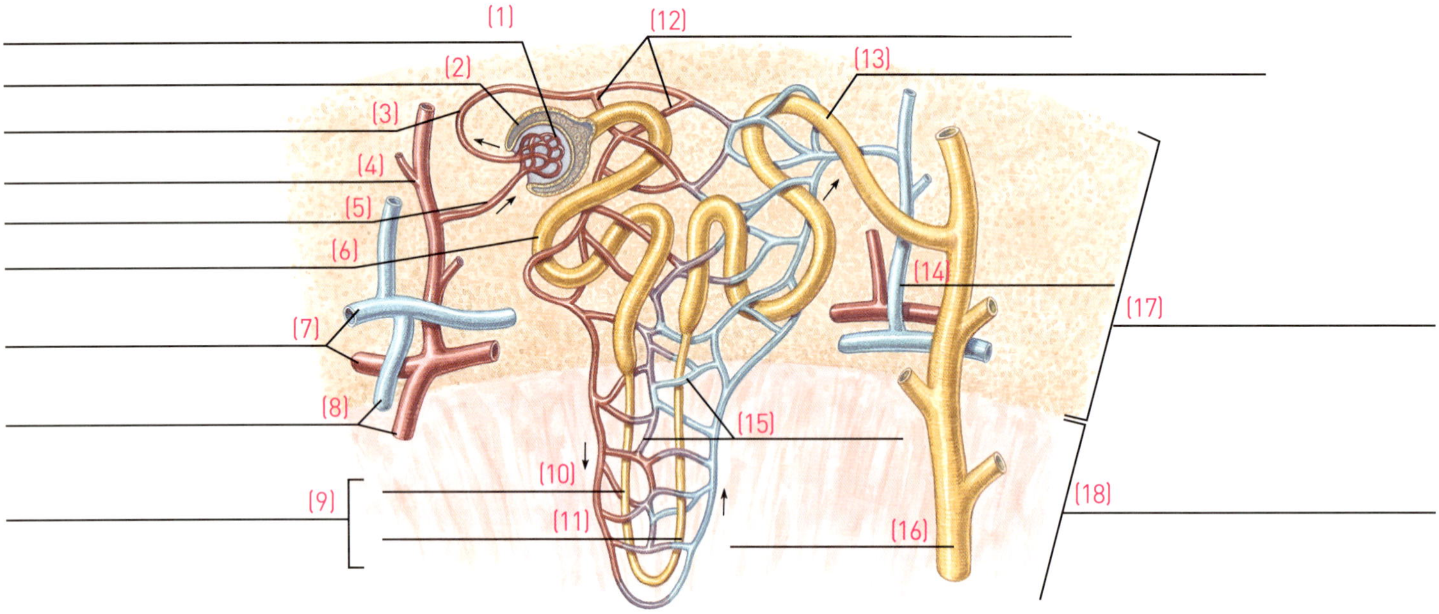

(1) 토리(사구체) Glomerulus
(2) 토리주머니(사구체낭) Glomerular capsule
(3) 날(수출)세동맥 Efferent arteriole
(4) 소엽사이동맥 Interlobular artery
(5) 들(수입)세동맥 Afferent arteriole
(6) 토리쪽곱슬세관(근위곡세뇨관) Proximal convoluted tubule
(7) 활꼴동·정맥(궁상동·정맥) Arcuate artery and vein
(8) 엽사이동·정맥 Interlobar artery and vein
(9) 헨레고리 Nephron loop
(10) 내림가지(하행지) Descending limb
(11) 오름가지(상행지) Ascending limb
(12) 세뇨관주위모세혈관 Peritubular capillaries
(13) 먼쪽곱슬세관(원위곡세뇨관) Distal convoluted tubule
(14) 소엽사이정맥(소엽간정맥) Interlobular vein
(15) 곧은혈관(직혈관) Vasa recta
(16) 유두관 Papillary duct
(17) 콩팥겉질(신피질) Renal cortex
(18) 콩팥속질(신수질) Renal medulla

06 골반의 시상절단면(Sagittal plane of pelvis)

방광은 요를 저장하는 주머니와 같은 장기로 두덩결합 바로 뒤쪽에 위치한다. 남성에게는 곧창자 앞쪽에 위치하며, 여성에서는 자궁과 질의 옆쪽에 밀착되어 있다.

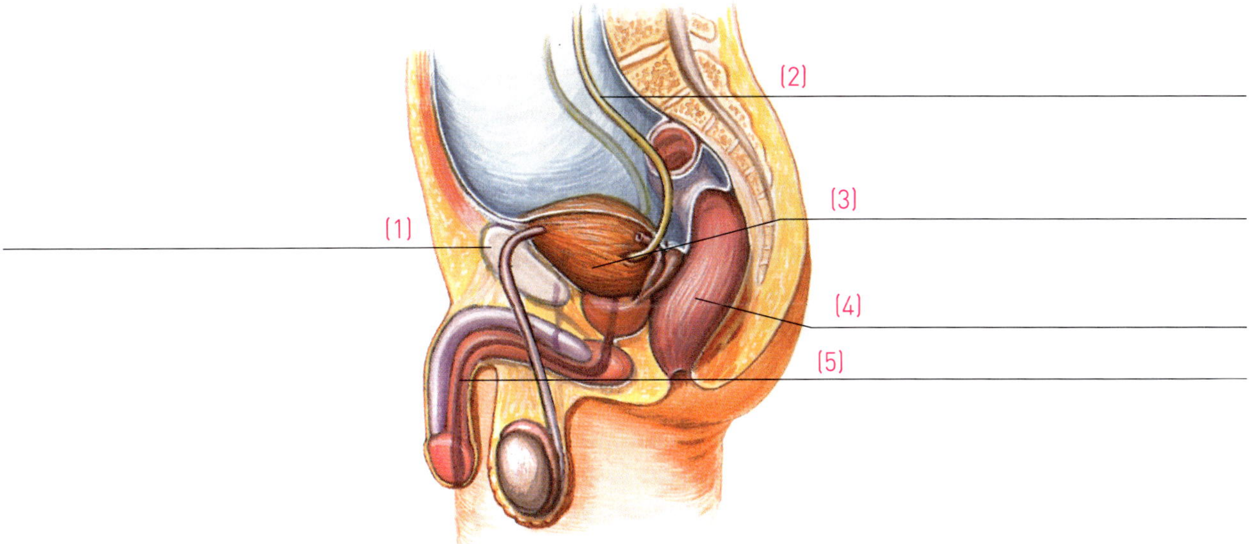

남성

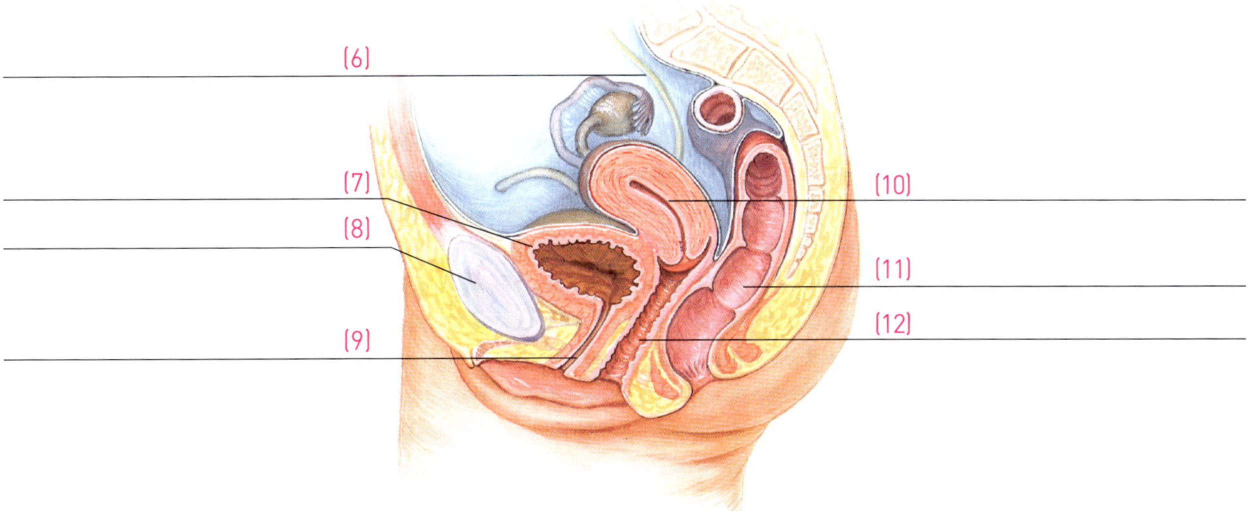

여성

(1) 두덩결합(치골결합) Symphysis pubis
(2) 요관 Ureter
(3) 방광 Urinary bladder
(4) 곧창자(직장) Rectum
(5) 요도 Urethra
(6) 요관 Ureter
(7) 방광 Urinary bladder
(8) 두덩결합(치골결합) Symphysis pubis
(9) 요도 Urethra
(10) 자궁 Uterus
(11) 곧창자(직장) Rectum
(12) 질 Vagina

07 방광과 요도 절단면 (Longitudianl plane of urniary bladder & urethra)

요도의 벽은 점막으로 둘러싸여 있으며, 점막의 바깥에 비교적 두터운 민무늬근육층이 요도의 길이 방향으로 발달되어 있다.

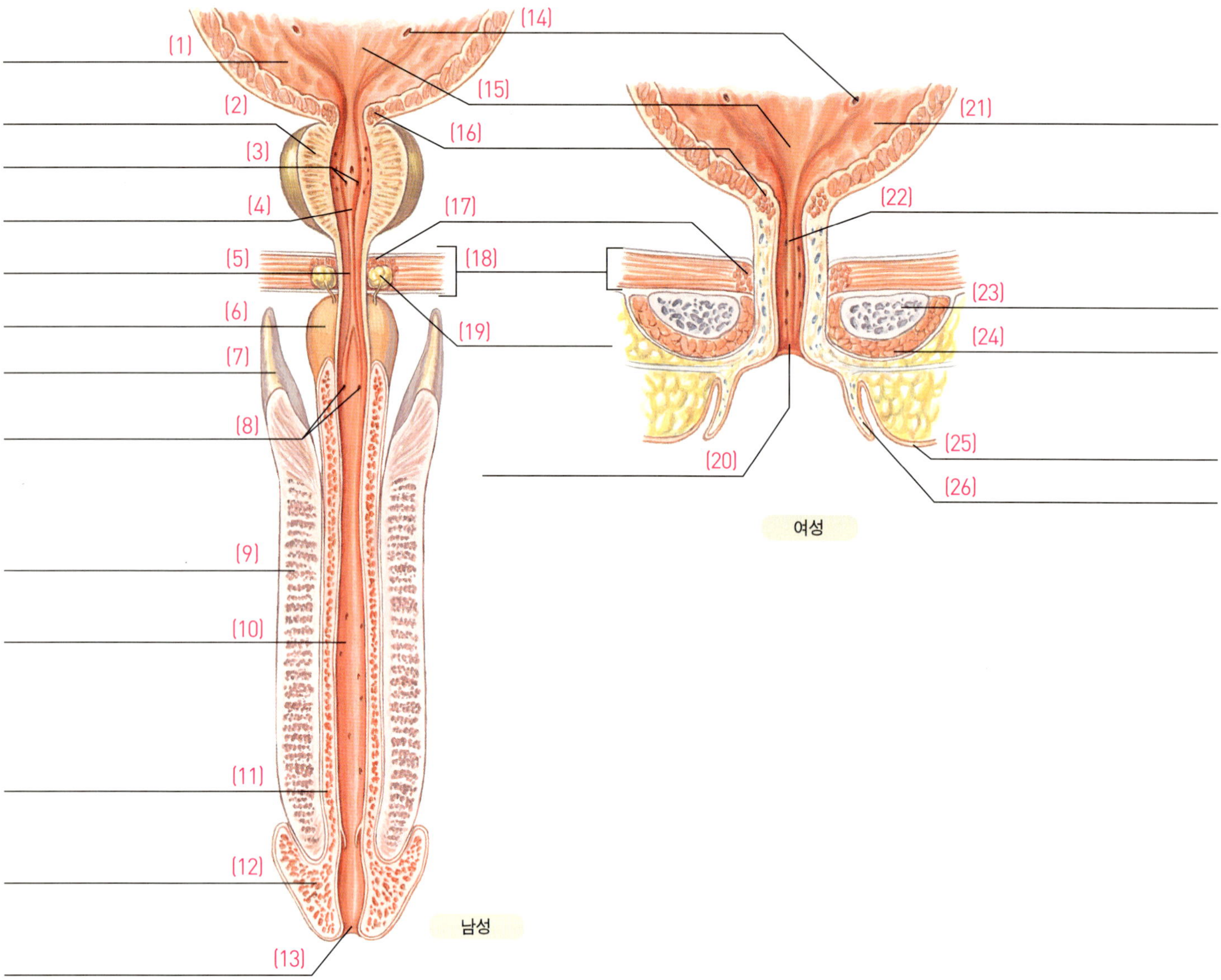

(1) 방광 Urinary bladder
(2) 전립샘(전립선) Prostate
(3) 사정관 열림부위 Openings of ejaculatory ducts
(4) 요도 전립샘부분 Prostatic part of urethra
(5) 요도 막부분 Membranous part of urethra
(6) 음경망울(음경구) Bulb of penis
(7) 음경다리(음경각) Crus of penis
(8) 망울요도샘관(요도구선관) 열림부위 Openings of bulbourethral ducts
(9) 음경해면체 Corpus cavernosum penis
(10) 요도해면체부분 Spongy part of urethra
(11) 요도해면체 Corpus spongiosum penis
(12) 음경귀두 Glans penis
(13) 요도구멍(요도구) Urethral orifice
(14) 요관 열림부위 Ureteral openings
(15) 방광삼각 Trigone of urinary bladder
(16) 속요도조임근 Internal urethral sphincter
(17) 바깥요도조임근(외요도괄약근) External urethral sphincter
(18) 비뇨생식가로막(요생식격막) Urogenital diaphragm
(19) 망울요도샘(요도구선) Bulbourethral gland
(20) 요도구멍(요도구) Urethral orifice
(21) 방광 Urinary bladder
(22) 요도 Urethra
(23) 어귀망울(전정구) Vestibular bulb
(24) 망울해면체근(구해면체근) Bulbospongiosus muscle
(25) 대음순 Labium major
(26) 소음순 Labium minor

제13장 생식계통

Genital Systems

CHAPTER 13

01 남성 생식계통(Male reproductive system)

남성 생식기관은 정자를 생산, 보호, 운반하는 데 필수적인 기관으로 정세관, 수송관, 부속샘 등이 여기에 속한다.

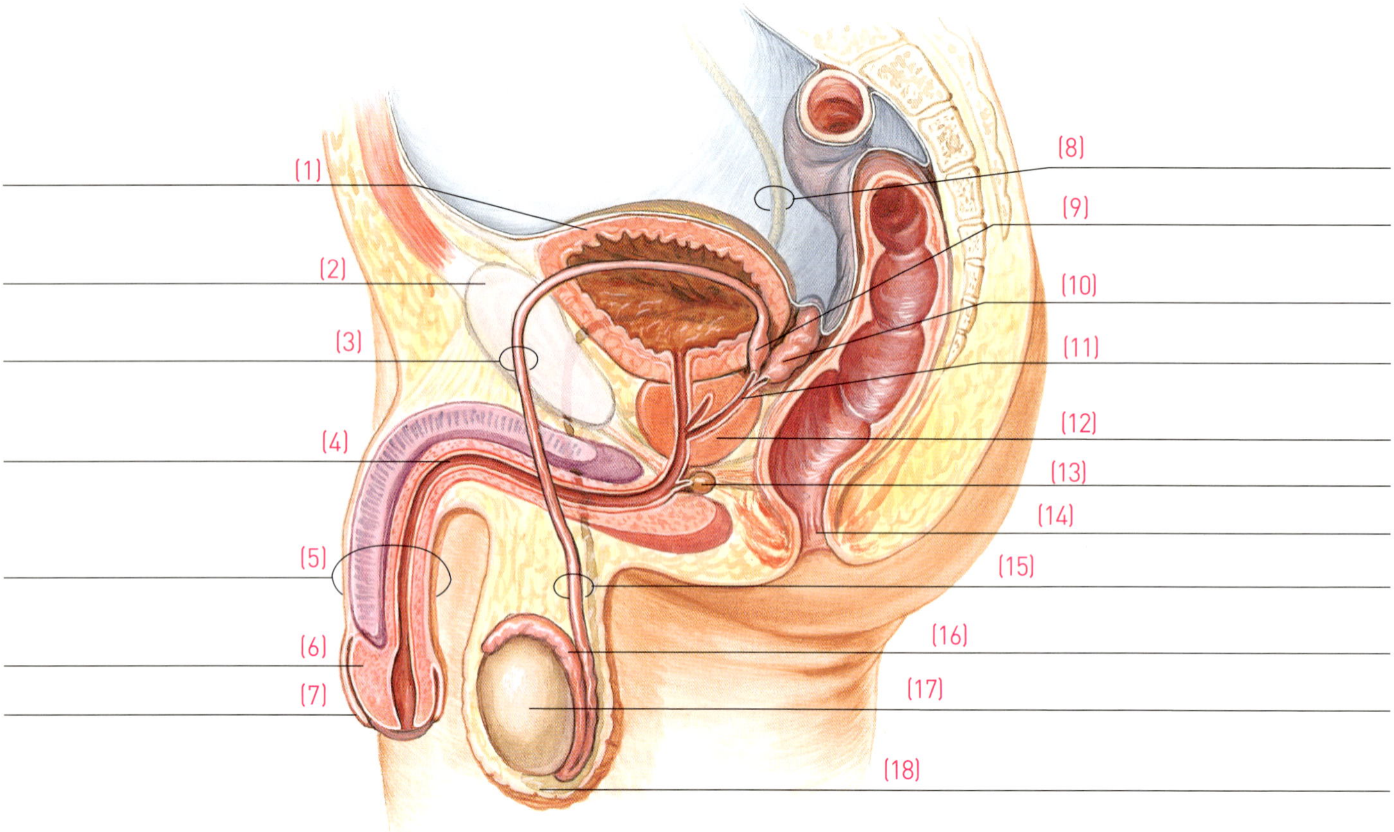

시상면

(1) 방광 Urinary bladder
(2) 두덩결합(치골결합) Symphysis pubis
(3) 정관 Ductus deferens
(4) 요도 Urethra
(5) 음경 Penis
(6) 음경귀두 Glans penis
(7) 음경꺼풀(포피) Prepuce
(8) 요관 Ureter
(9) 정관팽대부 Ampulla of ductus deferens
(10) 정낭 Seminal vesicle
(11) 정관의 사정관 Ejaculatory duct of ductus deferens
(12) 전립샘(전립선) Prostate
(13) 망울요도샘(요도구선) Bulbourethral gland
(14) 항문 Anus
(15) 정관 Ductus deferens
(16) 부고환 Epididymis
(17) 고환 Testis
(18) 음낭 Scrotum

02 샅(Perineum)

샅은 두덩결합과 꼬리뼈 사이의 다이아몬드 모양의 부위로 골반출구의 근육부위이다. 샅은 앞쪽의 비뇨생식삼각과 뒤쪽의 항문삼각으로 나뉜다.

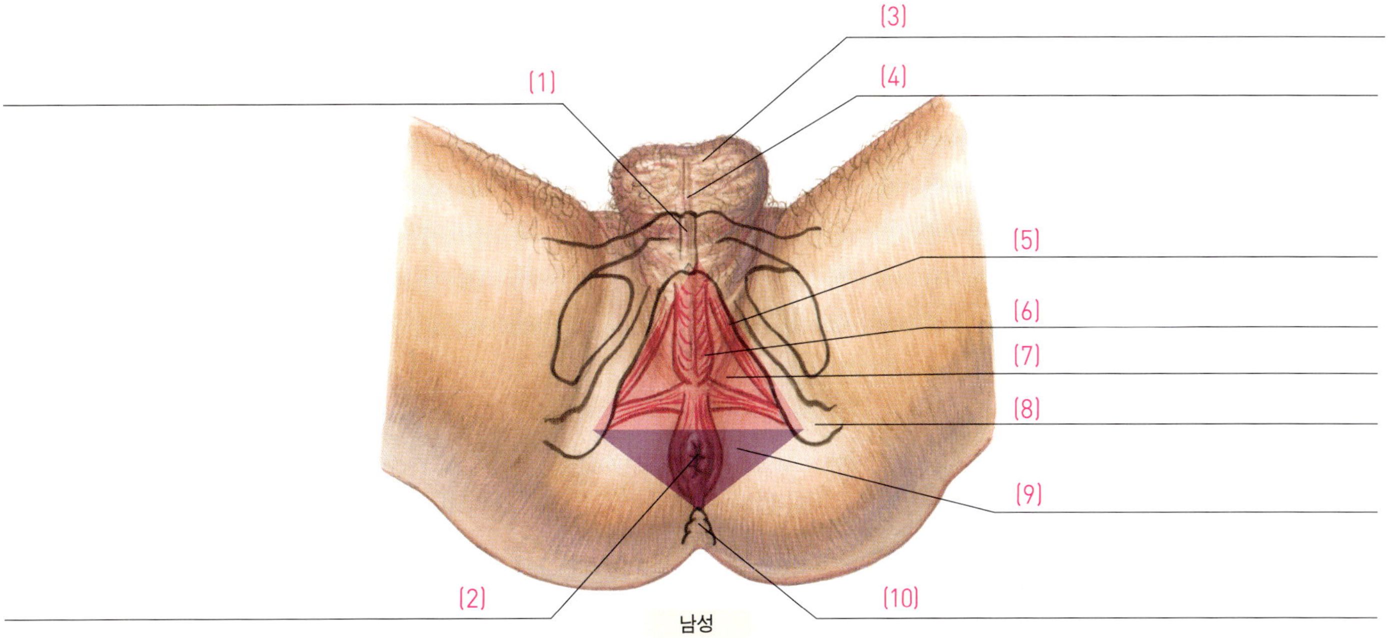

남성

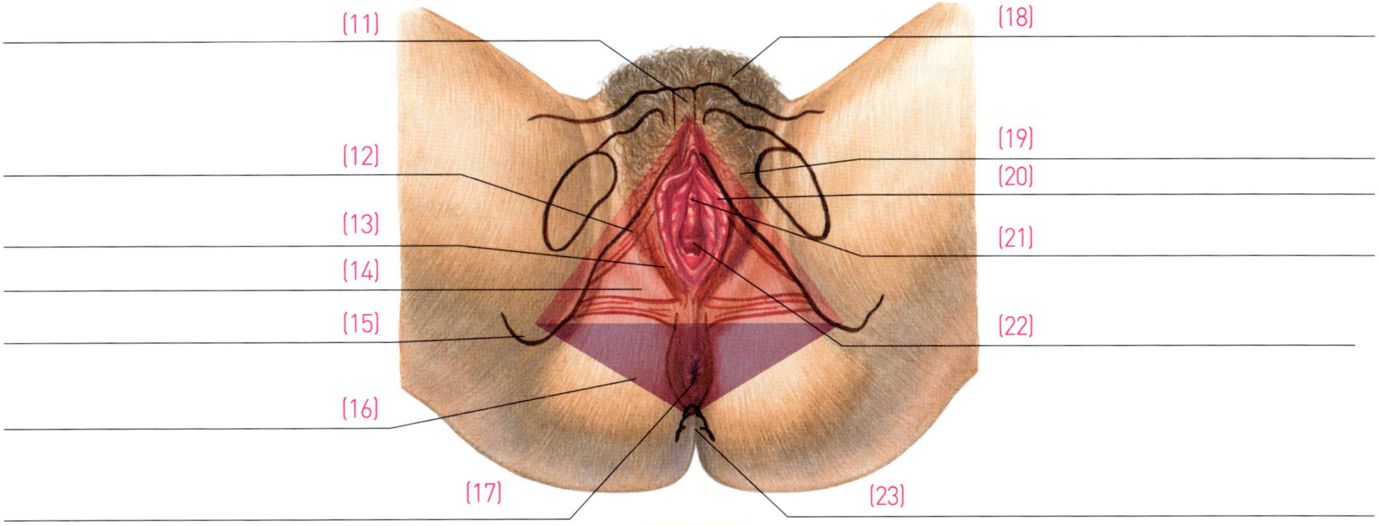

여성

(1) 두덩결합(치골결합) Symphysis pubis
(2) 항문 Anus
(3) 음낭 Scrotum
(4) 샅솔기(회음봉선) Perineal raphe
(5) 궁둥해면체근(좌골해면체근) Ischiocavernosus muscle
(6) 망울해면체근(구해면체근) Bulbospongiosus muscle
(7) 비뇨생식삼각(요생식삼각) Urogenital triangle
(8) 궁둥뼈결절(좌골결절) Ischial tuberosity
(9) 항문삼각 Anal triangle
(10) 꼬리뼈(미골) Coccyx
(11) 두덩결합(치골결합) Symphysis pubis
(12) 궁둥해면체근(좌골해면체근) Ischiocavernosus muscle
(13) 망울해면체근(구해면체근) Bulbospongiosus muscle
(14) 비뇨생식삼각(요생식삼각) Urogenital triangle
(15) 궁둥뼈결절(좌골결절) Ischial tuberosity
(16) 항문삼각 Anal triangle
(17) 항문 Anus
(18) 불두덩(치구) Mons pubis
(19) 대음순 Labium major
(20) 소음순 Labium minor
(21) 요도구멍(요도구) Urethral orifice
(22) 질구멍(질구) Vaginal orifice
(23) 꼬리뼈(미골) Coccyx

03 음낭과 고환(Scrotum & testis)

주머니처럼 생긴 음낭은 음경의 바닥부위 바로 뒤에 달려 있다. 음낭은 고환을 지지하고 보호하며, 골반부위에서 고환의 위치를 조정하는 기능을 담당한다.

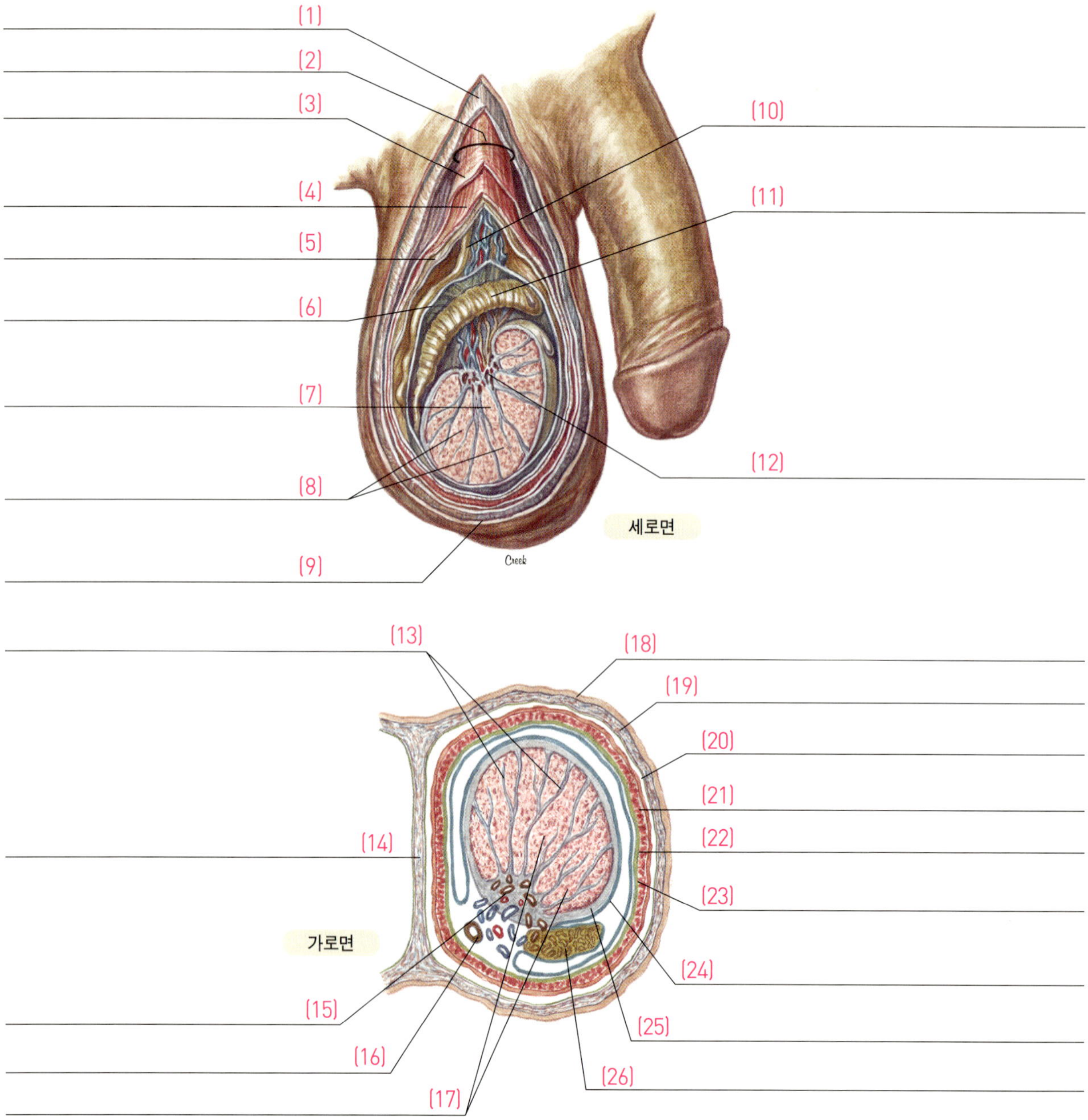

(1) 얕은근막(천층근막) Superficial fascia
(2) 정삭 Spermatic cord
(3) 바깥정삭근막(외정삭근막) External spermatic fascia
(4) 고환올림근(고환거근) Cremaster muscle
(5) 속정삭근막(내정삭근막) Internal spermatic fascia
(6) 고환집막의 벽쪽층(고환초막의 벽측판) Parietal layer of tunica vaginalis
(7) 고환 Testis(cut)
(8) 고환소엽 Lobules of testis
(9) 음낭 Scrotum
(10) 정관 Ductus deferens
(11) 부고환 Epididymis
(12) 고환그물(고환망) Rete testis
(13) 사이막(고환중격) Septa of testis
(14) 음낭사이막(음낭중격) Scrotal septum
(15) 고환그물(고환망) Rete testis
(16) 정관 Ductus deferens
(17) 고환소엽 Lobules of testis
(18) 음낭 Scrotum
(19) 얕은근막(천층근막) Superficial fascia
(20) 바깥정삭근막(외정삭근막) External spermatic fascia
(21) 고환올림근(고환거근) Cremaster muscle
(22) 속정삭근막(내정삭근막) Internal spermatic fascia
(23) 고환집막의 벽쪽층(고환초막의 벽측판) Parietal layer of tunica vaginalis
(24) 고환집막의 고환쪽층 Visceral layer of tunica vaginalis
(25) 백색막(백막) Tunica albuginea
(26) 부고환 Epididymis

04 음경(Penis)

해면체요도를 포함하고 느슨한 피부로 둘러싸여 있으며 3개의 기둥 모양의 발기성 조직으로 특수화되어 있다.

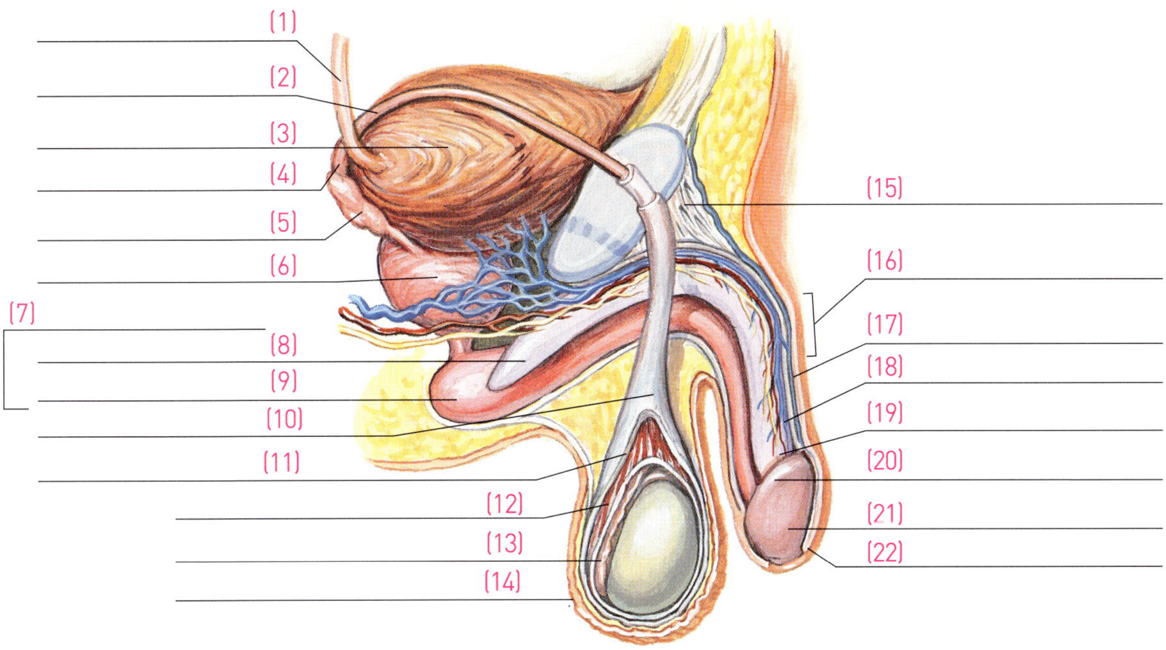

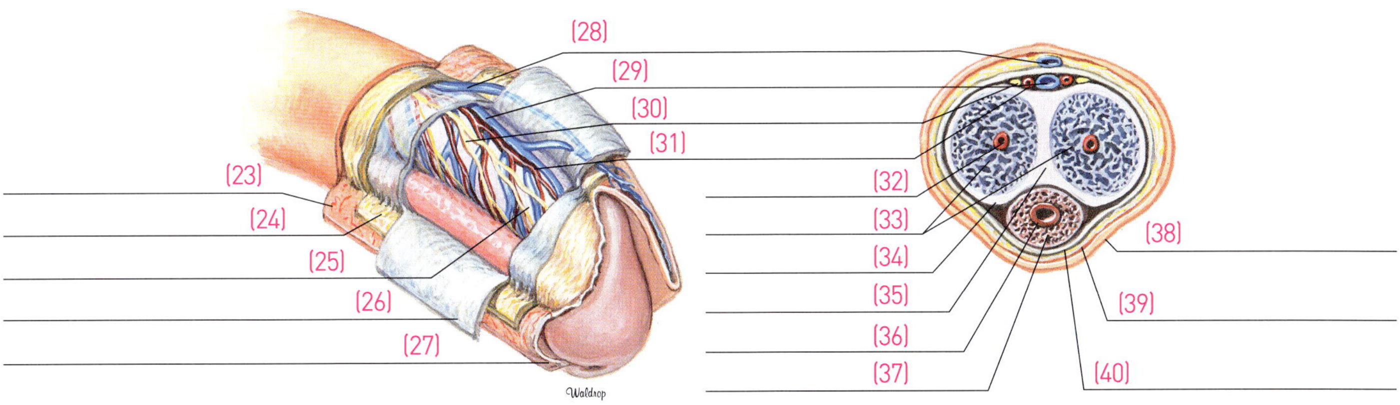

(1) 요관 Ureter
(2) 정관 Ductus deferens
(3) 방광 Urinary bladder
(4) 정관의 팽대부 Ampulla of ductus deferens
(5) 정낭 Seminal vesicle
(6) 전립샘(전립선) Prostate
(7) 음경뿌리(음경근) Root of the penis
(8) 음경다리(음경각) Crus of penis
(9) 음경망울(음경구) Bulb of penis
(10) 정삭 Spermatic cord
(11) 바깥정삭근막(외정삭근막) External spermatic fascia
(12) 고환올림근(고환거근) Cremasteric muscle
(13) 부고환 Epididymis
(14) 음낭 Scrotum
(15) 음경걸이인대(음경제인대) Suspensory ligament of penis
(16) 음경의 몸통(음경의 체부) Body of penis
(17) 음경등정맥(음경배정맥) Dorsal vein of penis
(18) 음경등동맥(음경배동맥) Dorsal artery of penis
(19) 음경등신경(음경배신경) Dorsal nerve of penis
(20) 귀두관 Corona glandis
(21) 음경귀두 Glans penis
(22) 음경꺼풀(포피) Prepuce
(23) 피부 Skin
(24) 성긴조직 Areolar tissue
(25) 백색막 Tunica albuginea
(26) 깊은음경근막(심음경근막) Deep fascia
(27) 음경꺼풀주름띠(포피소대) Frenulum of penis
(28) 음경등정맥(음경배정맥) Dorsal vein of penis
(29) 깊은음경등정맥(심음경배정맥) Deep dorsal vein of penis
(30) 음경등신경(음경배신경) Dorsal nerve of penis
(31) 음경등동맥(음경배동맥) Dorsal artery of penis
(32) 깊은음경동맥(음경심동맥) Deep artery of penis
(33) 음경해면체 Corpora cavernosa penis
(34) 백색막(백막) Tunica albuginea
(35) 음경사이막(음경중격) Septum penis
(36) 요도 Urethra
(37) 요도해면체 Corpus spongiosum penis
(38) 피부 Skin
(39) 성긴결합조직(소성결합조직) Loose connective tissue
(40) 깊은음경근막(심음경근막) Deep fascia

05 여성 생식계통(Femal reproductive system)

여성 생식계통은 난자를 생산하고, 성호르몬을 분비하며 정자를 받아들여 수정의 장소와 포배의 착상 장소를 제공한다. 질은 정자를 받아들이며, 분만 시 신생아가 통과하는 통로가 되고 바깥생식기는 질 구멍을 보호한다.

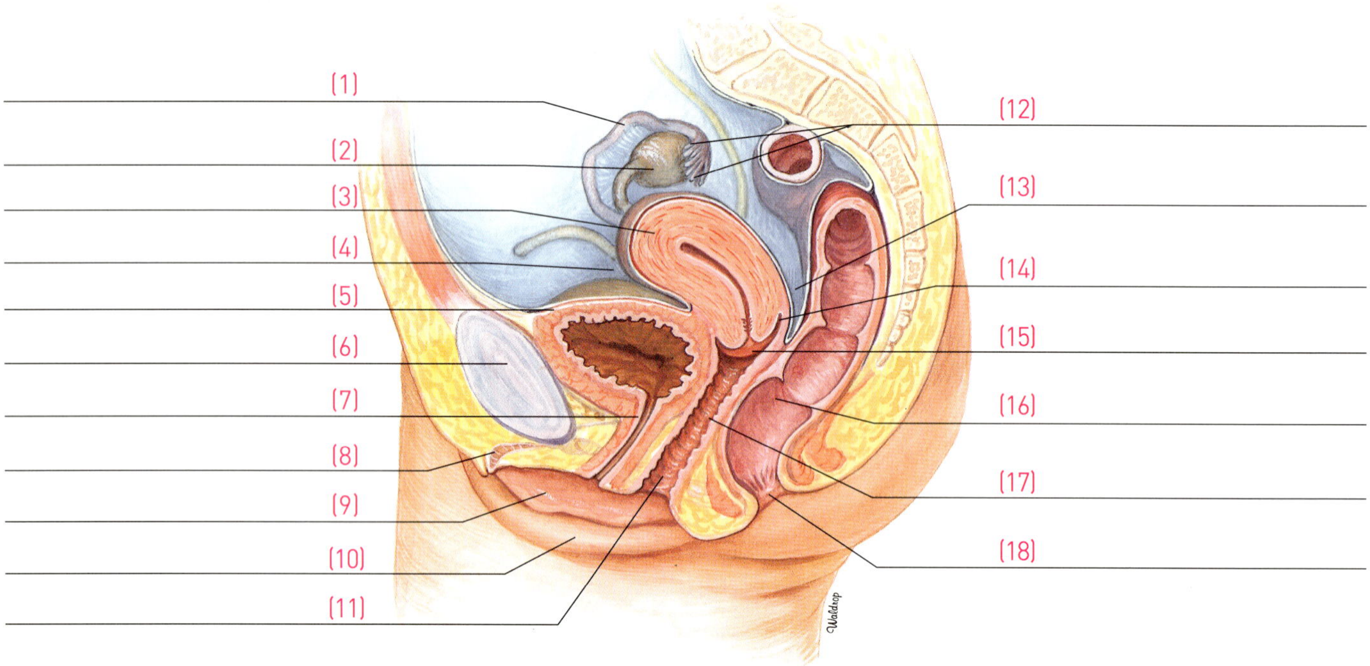

(1) 자궁관(난관) Uterine tube
(2) 난소 Ovary
(3) 자궁 Uterus
(4) 방광자궁오목(방광자궁와) Vesicouterine pouch
(5) 방광 Urinary bladder
(6) 두덩결합(치골결합) Symphysis pubis
(7) 요도 Urethra
(8) 음핵 Clitoris
(9) 소음순 Labium minor
(10) 대음순 Labium major
(11) 질구멍(질구) Vaginal orifice
(12) 자궁관술(난관채) Fimbriae of uterine tube
(13) 곧창자자궁오목(직장자궁와) Rectouterine pouch
(14) 질천장 뒤부위(질원개후부) Posterior portion of vaginal fornix
(15) 자궁목(자궁경부) Cervix of uterus
(16) 곧창자(직장) Rectum
(17) 질 Vagina
(18) 항문 Anus

06 여성 생식기관(Female genital organ)

여성 생식기관으로는 난소, 자궁관, 자궁, 질을 볼 수 있다. 자궁관은 접합자를 자궁으로 운반하며 일반적으로 자궁벽의 자궁속막에서 착상이 일어난다.

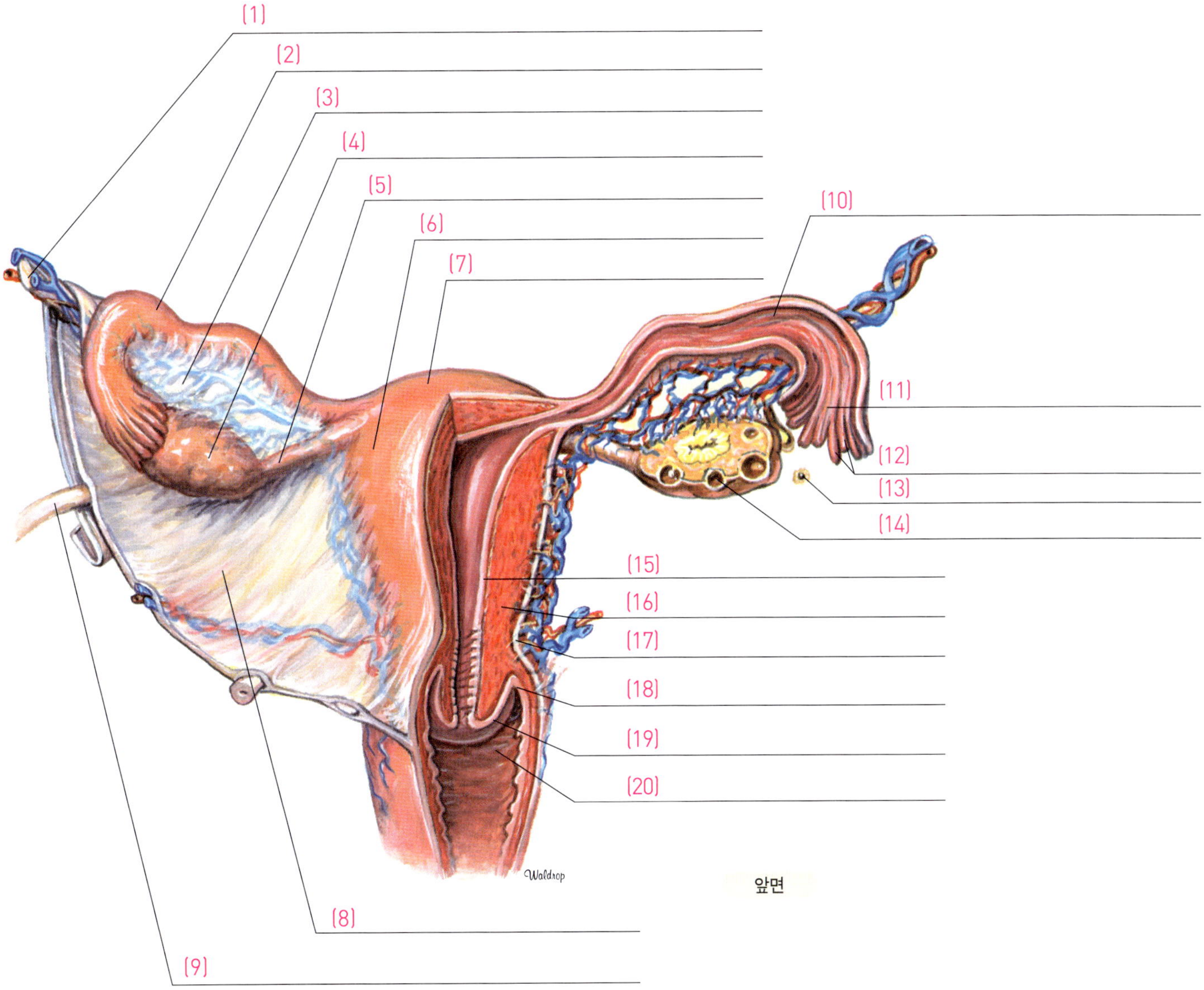

(1) 난소걸이인대(제인대) Suspensory ligament of ovary
(2) 자궁관(난관) Uterine tube
(3) 난소간막 Mesovarium
(4) 난소 Ovary
(5) 난소인대 Ovarian ligament
(6) 자궁몸통(자궁체) Body of uterus
(7) 자궁바닥(자궁저) Fundus of uterus
(8) 자궁넓은인대(자궁광인대) Broad ligament of uterus
(9) 자궁원인대(자궁원삭) Round ligament
(10) 자궁관팽대(난관팽대부) Ampulla of uterine tube
(11) 자궁관깔때기(난관누두) Infundibulum of uterine tube
(12) 자궁관술(난관채) Fimbriae
(13) 난자 Egg cell
(14) 난포 Follicle
(15) 자궁속막(자궁내막) Endometrium
(16) 자궁근육층(자궁근층) Myometrium
(17) 자궁바깥막(자궁외막) Perimetrium
(18) 질천정(질원개) Fornix of vagina
(19) 자궁목(자궁경부) Cervix of uterus
(20) 질 Vagina

07 자궁(Uterus)

자궁의 해부학적 구조는 자궁관이 들어가는 부위보다 위쪽인 돔 모양 부위를 자궁바닥이라고 부르며, 중간부위를 자궁몸통, 아래쪽을 자궁목이라고 부른다.

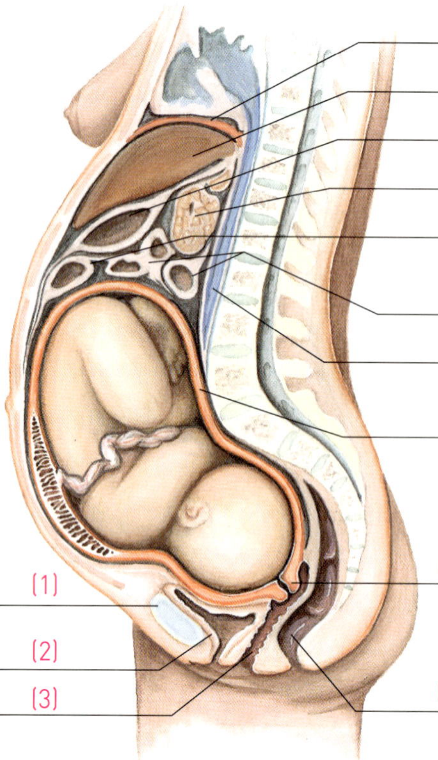

(1) 두덩결합(치골결합) Symphysis pubis
(2) 방광 Urinary bladder
(3) 질 Vagina
(4) 가로막(횡격막) Diaphragm
(5) 간 Liver
(6) 위 Stomach
(7) 이자(췌장) Pancreas
(8) 가로[잘록]창자(횡행결장) Transverse colon
(9) 작은창자(소장) Small intestine
(10) 아래대정맥(하대정맥) Inferior vena cava
(11) 자궁 Uterus
(12) 자궁목(자궁경부) Cervix of uterus
(13) 곧창자(직장) Rectum

08 여성의 바깥생식기(Vulva)

질구멍을 둘러싸고 있는 음부의 구조로 불두덩, 대음순, 소음순, 음핵, 질어귀, 질어귀망울, 질어귀샘 등이 있다.

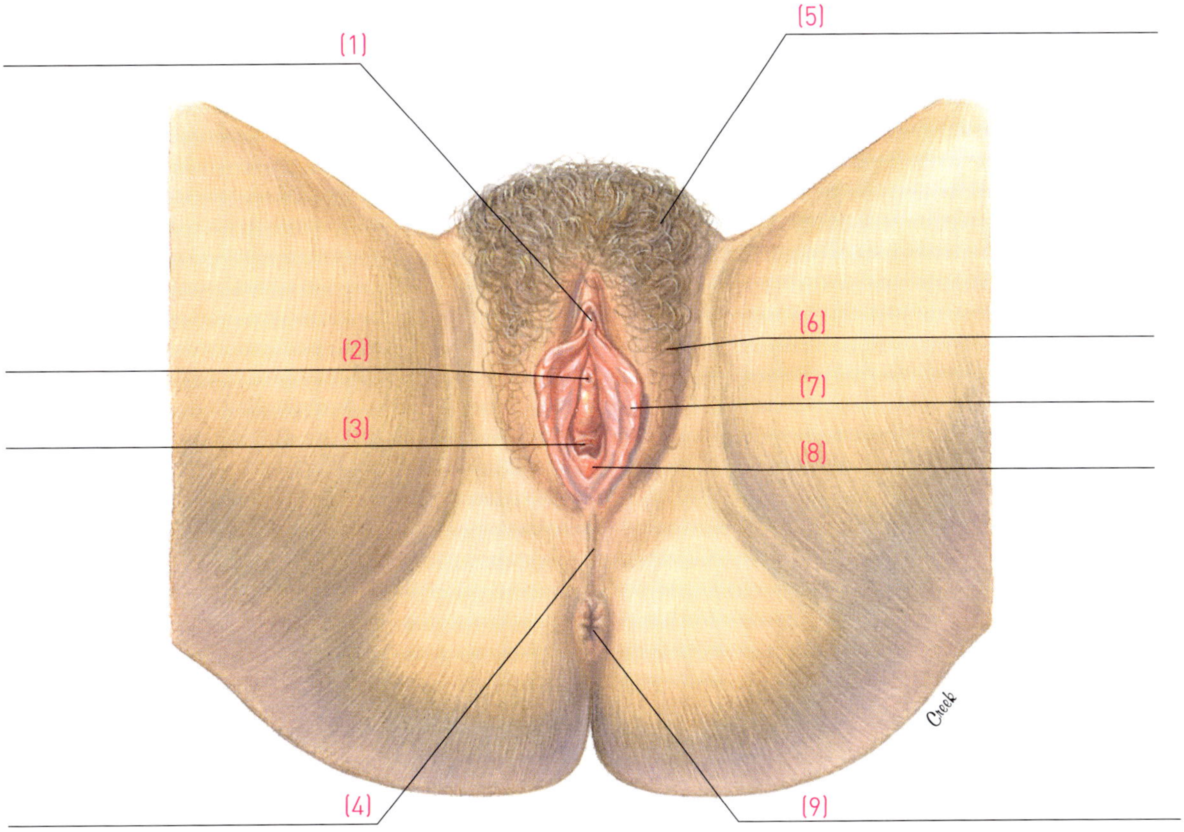

(1) 음핵 Clitoris
(2) 요도구멍(요도구) Urethral orifice
(3) 질구멍(질구) Vaginal orifice
(4) 샅(회음) Perineum
(5) 불두덩(치구) Mons pubis
(6) 대음순 Labium major
(7) 소음순 Labium minor
(8) 처녀막 Hymen
(9) 항문 Anus

09 젖샘(Mammary glands)

각 젖샘은 15~20개의 엽으로 구성되어 있다. 각 엽은 몸 밖으로의 배출경로를 갖고 있는데, 각 엽들은 다양한 양의 지방조직에 의해서 분리된다.

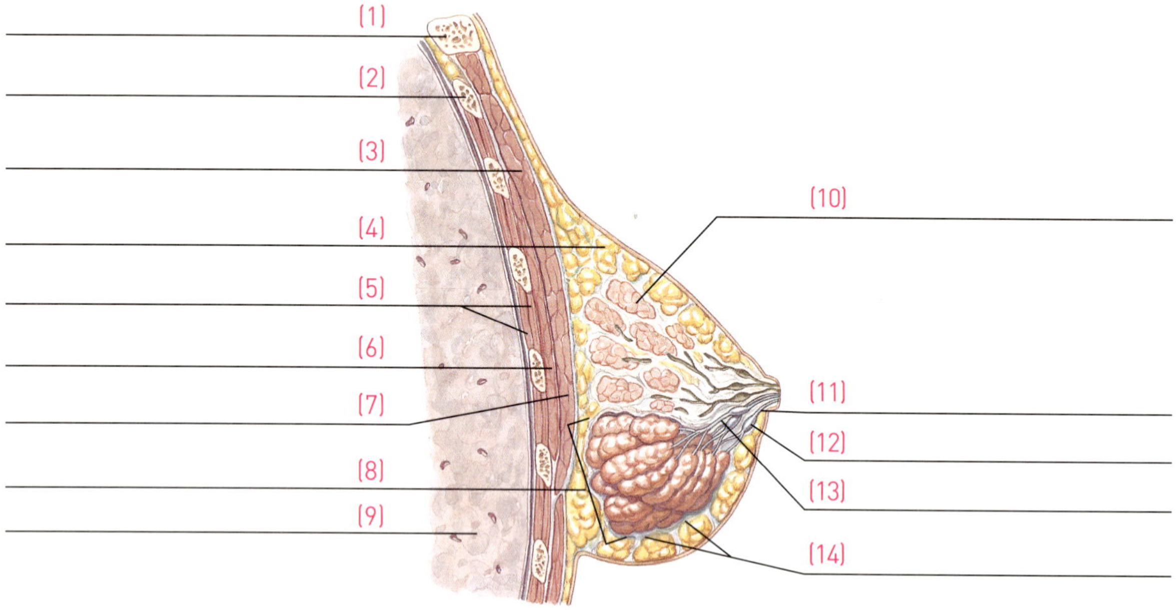

시상면

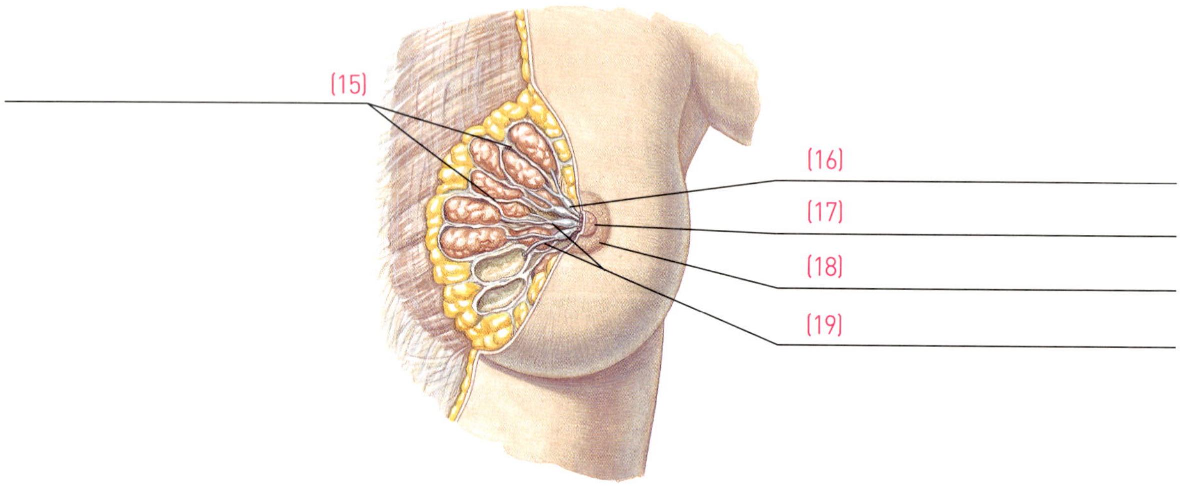

앞면

(1) 빗장뼈(쇄골) Clavicle
(2) 첫째갈비뼈(첫째늑골) 1st rib
(3) 큰가슴근(대흉근) Pectoralis major muscle
(4) 지방조직 Adipose tissue
(5) 갈비사이근(늑간근) Intercostal muscles
(6) 작은가슴근(소흉근) Pectoralis minor muscle
(7) 가슴근막(흉근막) Pectoral fascia
(8) 엽 Lobe
(9) 허파(폐) Lung
(10) 소엽 Lobule
(11) 젖샘관(유관) Lactiferous duct
(12) 젖샘관팽대(유관동) Lactiferous sinus
(13) 젖샘관(유선관) Mammary ducts
(14) 걸이인대(제인대) Suspensory ligaments
(15) 걸이인대(제인대) Suspensory ligaments
(16) 젖샘관팽대(유관동) Lactiferous sinus
(17) 젖꼭지(유두) Nipple
(18) 젖꽃판(유륜) Areola
(19) 젖샘관(유선관) Mammary duct

10 젖샘의 림프배출 (Lymph emission of mammary glands)

유방 안의 림프 배출과 림프절의 위치는 유방암의 빈도와 전이의 높은 빈도 때문에 임상적으로 매우 중요하다. 림프의 약 75%는 젖의 겨드랑돌기를 통하여 가슴림프절 속으로 배출된다.

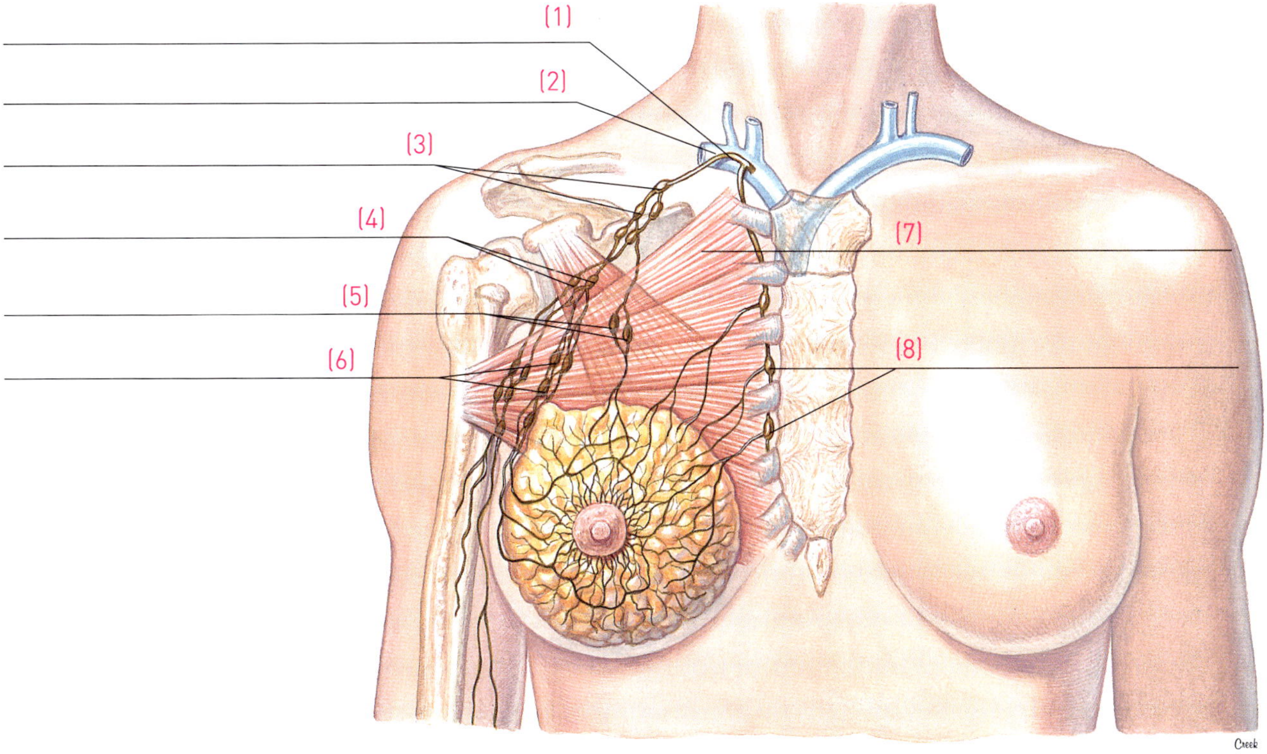

(1) 오른림프관(우림프관) Right lymphatic duct
(2) 오른빗장밑정맥(우쇄골하정맥) Right subclavian vein
(3) 꼭대기림프절(첨림프절) Apical lymph nodes
(4) 중심림프절 Central lymph nodes
(5) 가슴사이림프절(흉근간림프절) Interpectoral lymph nodes
(6) 가슴림프절(흉근림프절) Pectoral lymph nodes
(7) 큰가슴근(대흉근) Pectoralis major m.
(8) 속가슴림프절(내흉림프절) Internal thoracic lymph nodes

[저자소개]

김구환 교수

- 대구대학교 사범대학 생물교육과 졸업
- 동 대학원에서 '전자현미경을 이용한 미세구조 연구'로 이학석사 및 이학박사 취득
- 일본 히로시마대학교에서 객원연구원 수행
- 두레장학재단에서 과학기술분과 연구원, 교무위원 역임
- 현재 대구보건대학교 방사선과 부교수로 재직, 인체해부학과 인체생리학을 강의

도성탁 교수

- 영남대학교 약학대학 제약학과 졸업
- 동 대학원 화학과에서 '분자궤도함수론을 이용한 생체분자의 반응성 연구'로 이학석사 및 이학박사학위 취득
- 현재 대구보건대학교 임상병리과 교수로 재직, 인체해부학과 인체생리학을 강의

| 인체해부학 실습 |

발행일 2014년 2월 15일 1판 발행
2015년 1월 20일 1판 2쇄
저 자 김구환 · 도성탁
발행자 김재민
발행처 JMK
서울특별시 마포구 백범로 104, 봉화빌딩 4층
출판등록 2011년 1월 19일 제313-2011-35호
전 화 02)713-0421~3
팩 스 02)704-6265
전자우편 jungmunk@unitel.co.kr
홈페이지 www.jungmunkag.co.kr

정 가 25,000원

ISBN 979-11-85210-14-8 93510